Wolfgang Raab

Nagelerkrankungen in der dermatologischen Praxis

Wolfgang Raab

Nagel-erkrankungen in der dermatologischen Praxis

Mit 178 Abbildungen und 24 Tabellen

Springer

Univ.-Prof. Dr. med. Wolfgang Raab
Dr. Emil Raab Str. 11
2500 Baden
Österreich

ISBN-13 978-3-642-24183-3 Springer-Verlag Berlin Heidelberg New York

Bibliografische Information der Deutschen Nationalbibliothek
Die Deutsche Nationalbibliothek verzeichnet diese Publikation in der Deutschen Nationalbibliografie; detaillierte bibliografische Daten sind im Internet über http://dnb.d-nb.de abrufbar.

Springer Medizin
Springer-Verlag GmbH
ein Unternehmen von Springer Science+Business Media

springer.de

Planung: Dr. Klaus Richter, Heidelberg
Projektmanagement: Hiltrud Wilbertz, Heidelberg
Lektorat: Karin Dembowsky, München
Coverabbildung links: © Martin Lladó – Getty Images/iStockphoto
Coverabbildung rechts: © stocksnapper – Getty Images/iStockphoto
Umschlaggestaltung: deblik, Berlin
Satz: TypoStudio Tobias Schaedla, Heidelberg

SPIN: 80084729

Gedruckt auf säurefreiem Papier 106/2111 wi – 5 4 3 2 1 0

Vorwort

Wichtige Kriterien für die Beurteilung eines Menschen sind der Zustand seiner Haut, seiner Haare und seiner Nägel: ob gepflegt oder ungepflegt, ob jung oder alt, ob gesund oder krank, wird bewusst oder unbewusst von der Umgebung aufgenommen und entscheidet über die Zuordnung sympathisch oder unsympathisch. Krankhafte Veränderungen von Haut, Haaren oder Nägeln beeinträchtigen aus diesem Grund das Selbstwertgefühl des Menschen.

Der Zustand der Nägel wird zwar nicht auf den ersten Blick wahrgenommen, aber doch auch in die optische Beurteilung eines Menschen einbezogen. Krankhaft veränderte Fingernägel lassen sich zwar in der Öffentlichkeit durch Handschuhe verdecken, aber spätestens beim Essen muss dieser Sichtschutz entfernt werden. Kranke Zehennägel fallen im täglichen Leben kaum auf, sie sind höchstens im Schwimmbad oder in der Sauna den Blicken der Umwelt ausgesetzt. Für den Betroffenen selbst bedeuten krankhaft veränderte Finger- und/oder Zehennägel eine Verunsicherung im Hinblick auf seine äußere Erscheinung. Handschuhe kann man nicht in allen Situationen tragen, bei der täglichen Arbeit nur in den wenigsten Fällen. Und vor einem neuen Partner seine missgebildeten, fleckigen, dunklen Zehennägel vorweisen zu müssen, schafft eine massive Verunsicherung. Da er niemanden mit diesen »Kleinigkeiten« belästigen will, sucht der Kranke erst nach Überwindung seiner Hemmungen seinen Arzt auf und weist die Nagelveränderungen vor.

Für den Arzt ist die Beurteilung von Nagelveränderungen nicht einfach. Bei einer Reihe von Hautkrankheiten erfolgt eine Mitbeteiligung der Nägel – oder die Nagelveränderungen eilen den Veränderungen an der Haut sogar voraus. Gefäßstörungen und Allgemeinkrankheiten zeigen sich oft als erstes Symptom an den Nägeln. Der informierte Arzt kann die Ursache der Nagelveränderungen erkennen und danach die Behandlung der vom Patienten in der Regel nur als erscheinungsmedizinische Störung wahrgenommenen Veränderungen einleiten. Pigmentierte Stellen an den Nägeln erfordern eine besonders genaue Untersuchung. Bei längerem Bestehen haben Nagelveränderungen eine immer schlechter werdende Prognose. Rasch einsetzendes ärztliches Handeln ist deshalb besonders wichtig.

Grundsätzlich gehört zu jeder Untersuchung eines Patienten ein Blick auf die Fingernägel, auch sollte eine Frage nach etwaigen Veränderungen der Zehennägel gestellt werden.

Das vorliegende Buch, ein Kompendium der Onychologie, gibt Auskunft über die verschiedenen Arten von Nagelstörungen und zeigt Wege zur Erkennung der Ursachen. Aufgrund ihrer Häufigkeit erfolgt eine besonders ausführliche Besprechung der Nagelpilzerkrankungen. Liegen unheilbare Nagelzerstörungen vor, gibt es die Möglichkeit der Camouflage. Auch darüber soll die Ärzteschaft Bescheid wissen. Wenn sich der praktische Arzt bzw. der Dermatologe intensiver mit der Diagnostik von Nagelveränderungen beschäftigt und Freude mit seinen Behandlungserfolgen hat, ist der Zweck dieses Buches erfüllt.

Die Abbildungen stammen zum Großteil aus der Sammlung DermQuest der Fa. Galderma sowie aus den Ärzteinformationen zum Thema Amorolfin. Weitere Abbildungen kommen aus der Diathek der Fa. Cassella-Riedel und aus den Informationsbroschüren der Fa. Sanofi-Aventis zum Thema Ciclopirox. Den genannten Firmen sei für die Erlaubnis zur Reproduktion der Abbildungen gedankt. Die dermatoskopischen Abbildungen in Kapitel 11 wurden dem »Farbatlas der Dermatoskopie« (Blackwell 2002) entnommen. Aus den Werken »Dermatologie und Venerologie für das Studium« von Peter Fritsch (Springer-Verlag 2009) und »Operative Dermatologie« von Johannes Petres und Rainer Rompel (Springer-Verlag 2007) stammen einige instruktive Abbildungen.

Baden bei Wien, im Winter 2011 — Wolfgang Raab

Inhaltsverzeichnis

1 Entwicklung, Anatomie und Wachstum des Nagels 1
1.1 Entwicklung und biologische Bedeutung 2
1.2 Anatomie 2
1.2.1 Makroskopischer Aufbau 2
1.2.2 Mikroskopischer Aufbau 4
1.2.3 Farbe 4
1.3 Wachstum 4
1.3.1 Normales Wachstum 4
1.3.2 Störungen des Nagelwachstums 5
1.3.3 Nachweis von Fremdsubstanzen 6

2 Morphologische Veränderungen der Nägel ... 7
2.1 Onychoschisis 8
2.2 Onychorrhexis 8
2.3 Onycholyse 9
2.4 Onychodystrophie, Nagelverlust 10
2.5 Onychoatrophie 11
2.6 Tüpfelnägel (Fingerhutnägel, Onychia punctata) .. 11
2.7 Trachyonychie 12
2.8 Formveränderungen der Nagelplatte 12
2.8.1 Nied- oder Neidnägel 12
2.8.2 Uhrglasnägel 12
2.8.3 Tennisschlägernägel (Brachyonychie, Kurznägel) .. 14
2.8.4 Löffelnägel (Koilonychie) 14
2.8.5 Hakennägel 14
2.8.6 Kantennägel 14
2.8.7 Röhrennägel 15
2.8.8 Langnägel 15
2.8.9 Zick-Zack-Nägel 15
2.9 Onychogrypose 16
2.10 Isolierte angeborene Nagelstörungen 16

3 Farbänderungen der Nägel 17
3.1 Innere Ursachen 18
3.1.1 Weiße Verfärbung (Leukonychie) 18
3.1.2 Braune Verfärbung 19
3.1.3 Gelbe Verfärbung 21
3.1.4 Blaurote Verfärbung 21
3.1.5 Blaue Verfärbung 22
3.1.6 Rote Verfärbung 22
3.1.7 Halb-und-Halb-Nägel (Terry-Nägel) 22
3.2 Äußere Ursachen 22
3.2.1 Kontakt mit Farbstoffen 22

4 Angeborene Nagelveränderungen 25
4.1 Isolierte angeborene Nagelstörungen 26
4.1.1 Leukonychien 26
4.1.2 Tennisschlägernägel 26
4.1.3 Löffelnägel (Koilonychie, Hohlnägel) 26
4.1.4 Finger- und Nagelrudimente 27
4.1.5 Großzehennageldystrophie 27
4.1.6 Kongenitale Onychodysplasie 27
4.1.7 Anonychie und Mikroonychie 27
4.1.8 Twenty-nail-Syndrom 27
4.1.9 Pterygium inversum unguis 28
4.1.10 Onychogrypose 28
4.1.11 Kongenitaler Nagelschiefstand 28
4.1.12 Onychomadese 29
4.2 Nagelveränderungen als Teilsymptome ektodermaler Störungen 29
4.2.1 Ektodermale Dysplasien 29
4.2.2 Pachyonychia congenita 29
4.2.3 Ichthyosen 29
4.2.4 Nagel-Patella-Syndrom 30
4.2.5 Tuberöse Hirnsklerose 30
4.2.6 Trichothiodystrophien 30
4.2.7 Huriez-Syndrom 30
4.2.8 KID-Syndrom 31
4.2.9 Incontinentia pigmenti 31
4.2.10 Dyskeratosis follicularis Darier 31
4.2.11 Hermaphroditismus verus 31

5 Trophische Nagelstörungen 33
5.1 Altersnägel 34
5.2 Durchblutungsstörungen 35
5.3 Uhrglasnägel 35
5.4 Neurovaskuläre Störungen 35

6 Nagelveränderungen bei Stoffwechselstörungen und Allgemeinerkrankungen 37
6.1 Diabetes mellitus 38
6.2 Nierenkrankheiten 38
6.3 Leberzirrhose 39
6.4 Magen-Darm-Erkrankungen 39
6.5 Ernährungsdefizite und Mangelkrankheiten 39
6.5.1 Hypovitaminosen 39
6.5.2 Sauerstoffmangel 39
6.5.3 Eisenmangel 40
6.5.4 Zinkmangel 40
6.6 Infektionskrankheiten 40
6.6.1 Herpes zoster 40
6.6.2 Masern 41
6.6.3 AIDS 41
6.6.4 Maul- und Klauenseuche 41

6.7 Schwere konsumierende Erkrankungen 41
6.8 Thyreotoxikose und Hypothyreose 42
6.9 Morbus Addison 42
6.10 Raynaud-Syndrom 42
6.11 Sympathische Reflexdystrophie 42
6.12 Polyarthritis rheumatica 42
6.13 Akroosteolyse bei Hyperparathyreoidismus und Karpaltunnelsyndrom 43
6.14 Vaskulitiden 43
6.15 Sarkoidose 43
6.16 Arzneimitteleruptionen 43

7 Nagelveränderungen bei Hautkrankheiten 45
7.1 Psoriasis vulgaris 46
7.1.1 Formen der Nagelpsoriasis 47
7.1.2 Verfahren zur Dokumentation des Nagelzustands 50
7.1.3 Behandlung 50
7.2 Acrodermatitis continua suppurativa Hallopeau 51
7.3 Pityriasis rubra pilaris 51
7.4 Lichen ruber planus 51
7.5 Lichen striatus 53
7.6 Ekzem 53
7.7 Alopecia areata 54
7.8 Blasenbildende Dermatosen 55
7.9 Morbus Reiter 55
7.10 Morbus Darier 56
7.11 Acrokeratosis paraneoplastica (Bazex-Syndrom) .. 56
7.12 Immundermatosen 56
7.13 Progressive diffuse Sklerodermie 57
7.14 Sezary-Syndrom 58
7.15 Scabies 58
7.16 Amyloidose 58

8 Pilzinfektionen der Nägel 59
8.1 Häufigkeit und Übertragung 61
8.2 Formen der Fußmykosen 63
8.3 Onychomykosen 64
8.3.1 Inzidenz 64
8.3.2 Pathogenese 65
8.3.3 Begünstigende Faktoren 66
8.3.4 Klinisches Bild 67
8.3.5 Diagnose 72
8.3.6 Differenzialdiagnose 74
8.3.7 Eingeschränkte Lebensqualität 76
8.3.8 Gefahren durch Onychomykosen 77
8.3.9 Behandlung 78
8.4 Empfohlener Algorithmus bei Verdacht auf Onychomykose 89
8.5 Zusammenfassung 89

9 Bakterielle Infektionen des Nagels 91
9.1 Chloronychien 92
9.2 Paronychien 93
9.3 Subunguale Abszesse 94
9.4 Unguis incarnatus und Granuloma pyogenicum 94

10 Nagelveränderungen durch physikalische und chemische Einwirkungen 95
10.1 Mechanisch bedingte Nagelveränderungen 96
10.2 Temperaturbedingte Nagelveränderungen 99
10.3 Strahlungsbedingte Nagelveränderungen 99
10.4 Chemisch bedingte Nagelveränderungen 102
10.5 Artefakte 102

11 Tumoren des Nagelbetts 105
11.1 Benigne Geschwülste 106
11.1.1 Naevi pigmentosi 106
11.1.2 Lentigo der Nagelmatrix 106
11.1.3 Fibrome 106
11.1.4 Exostosen und Osteochondrome 107
11.1.5 Glomustumoren 107
11.1.6 Hämangiome 107
11.1.7 Papillome 107
11.1.8 Mukoide Fingerdorsalzysten (myxoide Pseudozysten) 107
11.1.9 Granuloma pyogenicum 108
11.1.10 Seltenere benigne Tumoren 108
11.2 Virusbedingte Tumoren: Warzen 108
11.3 Maligne Tumoren 109
11.3.1 Melanome 109
11.3.2 Plattenepithelkarzinome 113
11.3.3 Kutane Lymphome 113

12 Arzneimittelinduzierte Nagelveränderungen 115
12.1 Zytostatika (Chemotherapie) 116
12.2 Retinoide 118
12.3 Inhibitoren des VEGF-Rezeptors 118
12.4 Nukleosidanaloga 118
12.5 Weitere Arzneimittelgruppen 118

13 Pflege, Reinigung und Schutz der Nägel 121
13.1 Basispflege 122
13.2 Nagelpflegeprodukte 123
13.2.1 Nagellacke 124
13.2.2 Nagellackentferner 126
13.2.3 Künstliche Nägel 126
13.3 Nagelschutz 127
13.4 Verbesserung des Nagelwachstums 127

14 Chirurgische Eingriffe am Nagel und am Nagelbett 129
14.1 Indikationen und Durchführung 130
14.2 Nagelstörungen 130
14.2.1 Unguis incarnatus 130
14.2.2 Weitere Nagelstörungen 131
14.3 Nagelextraktion 131
14.4 Tumoren des Nagelbetts 133
14.5 Longitudinale Matrixexzision 134

15 Krallen-, Klauen- und Hufveränderungen .. 135
15.1 Katzenkrallen 136
15.2 Hundekrallen 136
15.3 Vogelkrallen 137
15.4 Klauenkrankheiten und Hufkrankheiten der Pferde 137

16 Schlussbetrachtungen 139

17 Nagelveränderungen – Hinweise für Patienten, Ärzte und Fußpfleger 141
17.1 Hinweise für Patienten 142
17.2 Spezielle Hinweise für Ärzte 142
17.3 Hinweise für Medizinische Fußpfleger (Podologen) 142

Stichwortverzeichnis 143

Glossar für Nichtdermatologen, Podologen und interessierte Laien

Acrodermatitis enteropathica: Zinkresorptionsstörung

Acrylnägel: Am Nagelbett geformte Kunstnägel

AIDS (*acquired immune deficiency symdrome*): Erworbenes Immundefektsyndrom durch Infektion mit dem humanen Immundefizienzvirus (HIV)

Alopecia areata: Kreisförmiger Haarausfall

Amorolfin: Wirkstoff zur Nagelpilzbehandlung

Anonychie: Fehlende Nagelbildung

Argyrose: Durch die Einnahme von Silbersalzen verursachte blaugraue Verfärbung der Lunula

Atopie: Konstitutionelles Ekzem

Avulsio unguis: Kompletter Nagelverlust

Bazex-Syndrom: Acrokeratosis paraneoplastica, schuppende Knötchen bei internen Neoplasmen

Beau-Reil-Querlinien: Querlinien am Nagel

Brachyonychie: ► Tennisschlägernägel

Brittle-nail-Syndrom: Dünne, brüchige Nägel, meist im Alter

Chevron nails: ► Zick-Zack-Nägel

Ciclopiroxol: Zur Lokalbehandlung von Nagelpilz eingesetzter Wirkstoff

Chloronychie: Nagelverfärbung durch Mikroorganismen in onycholytischen Spalten

Erythronychie: Rotfärbung der Nägel, meist durch Gefäßerweiterungen

Exostose: Oberflächliche Knochenwucherung

Fluconazol: Oral verabreichtes Mittel gegen Nagelpilz

Glomustumor: Subunguale Wucherung kleiner Gefäße

Granuloma pyogenicum: Blaurote, bakteriell verursachte Knötchen am Nagelwall

Griseofulvin: Gegen Dermatophyten wirksames, systemisch eingesetztes Pharmakon

Hakennägel: Krümmung der Nagelplatte nach unten

Halb-und-Halb-Nägel: Proximale Nagelanteile weiß, distale Nagelanteile rotbraun verfärbt

Hämangiome: Blutgefäßgeschwülste

Hutchinson-Zeichen: Pigmentierung des Nagelwalls

Ichthyose: Fischschuppenkrankheit

Immundermatosen: Durch Störungen des Immunsystems verursachte Hautkrankheiten

Itraconazol: Systemisch einsetzbares Mittel zur Behandlung von Nagelpilz

Jogger-Nägel: Subunguale Blutungen als Folge von schuhbedingten Nageltraumen

Kantennägel: Gerade Längskanten auf den Nagelplatten

Koilonychie: ► Löffelnägel

Krallennägel: Vogelklauenartig verformte Nägel

Langnägel: Auffallend lang wirkende Fingernägel als Folge bestimmter Maniküregewohnheiten

Leukonychie: Weiße Verfärbung der Nagelplatte

Leukopathie: Weißfärbung des subungualen Gewebes

Lichen ruber planus: Knötchenflechte

Löffelnägel: Aufbiegung der freien Nagelenden

Lupus erythematodes (LE): Schmetterlingsflechte

Mees-Streifen: Weiße Querstreifen am Nagel

Melanome: Maligne, von den Pigmentzellen ausgehende Tumoren

Melanonychie: Dunkle Verfärbung der Nagelplatte

Mikroonychie: Bildung abnorm kleiner Nägel

Mokassinmykose: Trockene Pilzinfektion im Fußgewölbe

Morbus Addison: Nebenniereninsuffizienz

Morbus Darier: Genetisch bedingte keratotische, krustenbedeckte Knötchen an der Haut

Morbus Raynaud: Anfallsartige Gefäßkrämpfe

Muehrcke- Bänder: Eingezogene Querbänder am Nagel

Mykosen: Pilzerkrankungen

Myzeten: Pilze

Naevus pigmentosus: Pigmentmal

NAPSI-, NAPPA-, NPQLS-Score: Indikatoren für die Schwere einer Nagelpsoriasis

Nied-/Neidnägel: Abhebung des Nagelhäutchens von der Nagelplatte

Ölflecke: Subunguale Parakeratosen bei Psoriasis vulgaris

Onychia punctata: ► Tüpfelnägel

Onychoatrophie: Entstehung kleiner, missgebildeter Nägel

Onychoauxis: Druckbedingte Verdickung des Nagels

Onychodysplasie: Fehlbildung der Nägel

Onychodystrophie: Zerstörung des Nagels

Onychogrypose: Krallennägel

Onychologie: Lehre von den Nägeln

Onycholyse: Ablösung der Nagelplatte vom Nagelbett

Onychomadese: Kompletter Nagelverlust

Onychomalazie: Erweichung der Nagelplatte durch Alkalien oder Detergenzien

Onychomykose: Nagelpilz

Onychorhexis: Längseinrisse in der Nagelplatte

Onychoschisis: Queraufspaltung des Nagels

Pachyonychie: Nagelverdickung

Papageienschnabelnägel: Krümmung der Nagelplatte nach unten

Paronychie: Entzündung des Nagelwalls

Pincer nails: ► Zwicknägel

Platyonychie: Flache Nagelplatte
Poliernägel: Glatte, glänzende Nageloberflächen durch ständiges Reiben der Fingerkuppen
Pseudo-Hutchinson-Zeichen: Pigmentierung des Nagelwalls ohne vorhandenes Melanom
Psoriasis vulgaris: Schuppenflechte
Pterygium: Hautfalte
PUVA: Photochemotherapie (Psoralen plus UVA)
Racket nails: ► Tennisschlägernägel
Raunägel: Raue, aus sich abschuppenden Hornlamellen aufgebaute Nageloberfläche
Red nail: Verstärkte Durchblutung des proximalen Nagelanteils
Röhrennägel: Zunehmende Querverbiegung der Nägel
Skabies: Krätze
Sklerodermie: Hautverhärtung
Skleronychie: Nagelverhärtung
SSS: Durch Staphylokokkentoxine verursachtes Syndrom der verbrühten Haut
Streak: Streifen von dicht gepackten Pilzen im Nagel
TEN (toxische epidermale Nekrolyse, Lyell-Syndrom): Maximalvariante des erythematobullösen Arzneimittelexanthems
Tennisschlägernägel: Kurze, quergestellte Nagelplatten
Terbinafin: Lokal und systemisch einsetzbares Pilzmittel
Terry-Nägel: ► Halb-und-Halb-Nägel
Tinea: Hautpilz
Trachyonychie: ► Raunägel
Trapeznägel: Übergroße, nur zum Teil vom Nagelwall bedeckte Großzehennägel
Trichothiodystrophie: Angeborener Schwefelmangel in Nägeln und Haaren
Trommelschlegelfinger: Schwellung der Endphalangen
Trompetennägel: ► Röhrennägel
Tüpfelnägel: Kleine, eingezogene Defekte der Nagelplatte
Turmnägel: Maximale Ausbildung von Röhrennägeln
Twenty-nail-syndrom: Angeborene oder erworbene Veränderungen aller Nägel
Uhrglasnägel: Große, runde Nagelplatten
Unguis des Hippokrates: ► Uhrglasnägel
Unguis incarnatus: Eingewachsener Nagel
Vaskulitis: Gefäßentzündung
Verrucae vulgares: Warzen
Vinson-Nagel: Nagel bei Eisenmangel
Worn-down-nail-Syndrom: Verdünnung der Nagelplatten und Entzündung des distalen Nagelbetts
Yellow-nail-Syndrom: ► Skleronychie
Zick-Zack-Nägel: Fischgrätenartige Furchenzeichnung auf der Nageloberfläche
Zwicknägel: ► Röhrennägel
Zyste, mukoide: Schleimgefüllte Zyste

Entwicklung, Anatomie und Wachstum des Nagels

1.1 Entwicklung und biologische Bedeutung – 2

1.2 Anatomie – 2
1.2.1 Makroskopischer Aufbau – 2
1.2.2 Mikroskopischer Aufbau – 4
1.2.3 Farbe – 4

1.3 Wachstum – 4
1.3.1 Normales Wachstum – 4
1.3.2 Störungen des Nagelwachstums – 5
1.3.3 Nachweis von Fremdsubstanzen – 6

Die **Onychologie** (griech. *onyx*: der Nagel), ein Spezialgebiet der Dermatologie, beschäftigt sich mit allen Veränderungen der Nägel, mit Entwicklungsstörungen, mit Infektionen und mit den Folgen von äußeren Einwirkungen oder von Defiziten der Versorgung. Auch nervöse und psychische Störungen, ebenso wie Durchblutungsstörungen, Mangelernährung und Erkrankungen innerer Organe, beeinträchtigen die normale Entwicklung der Nägel.

Ein gesunder Nagel zeigt eine glatte, glänzende Oberfläche, die Nagelplatte ist durchscheinend und frei von unregelmäßigen Veränderungen (Flecken, Wülsten, Einziehungen). Umrahmt wird der Nagel von gesunden Nagelwällen, sowohl proximal als auch lateral. Das Verhältnis von Länge zu Breite soll dem Normalmaß entsprechen. Die Formen der Fingernägel unterscheiden sich voneinander, Finger- und Zehennägel zeigen völlig divergente Bilder.

Krankhafte Veränderungen der Nägel, insbesondere der Fingernägel, schmerzen und verursachen eine Unsicherheit beim Anfassen von Gegenständen. Das Hauptproblem für den Betroffenen besteht aber in der erscheinungsmedizinischen Störung. Kranke Fingernägel lassen sich im täglichen Leben durch konsequentes Tragen von Handschuhen verdecken, allerdings kann dies zu spöttischen Kommentaren der Umwelt führen. Krankhafte Veränderungen der Zehennägel reduzieren die Lebensqualität des Betroffenen aus verschiedensten Gründen (▶ Abschn. 8.3.7) und verursachen Schmerzen beim Tragen von Schuhen. Diese erscheinungsmedizinische Störung wird – abgesehen von privaten Situationen – nur im Schwimmbad oder in der Sauna zur Belastung.

Nicht zu verdeckende Störungen des Nagelbildes können das Selbstwertgefühl des Betroffenen mindern und psychische Probleme verursachen. Häufig kommt es als Folge der erscheinungsmedizinischen Beeinträchtigung in vermehrtem Maß zu Ängstlichkeit und zu depressiven Verstimmungen. Von den Betroffenen selbst werden die Nagelveränderungen oft als viel störender empfunden als von der Umgebung oder auch von den untersuchenden Ärzten.

1.1 Entwicklung und biologische Bedeutung

In der Embryonalzeit entwickeln sich an den Dorsalseiten der Finger- und Zehenkuppen harte Keratinplatten, die an den Endphalangen von Fingern und Zehen vom proximalen Nagelfalz nach vorne wachsen und distal am freien Fingerrand enden. Die Bildung der proximalen Nagelteile erfolgt in der Nagelmatrix, die distalen, weicheren, tiefer liegenden Anteile entwickeln sich aus Hyperkeratosen des Nagelbetts. Zwischen den beiden Schichten kann als Folge von mechanischen Verletzungen oder von chemischen Einwirkungen eine Spaltung des Nagels in der Längsrichtung eintreten (**Onychoschisis**).

Während bei vielen Tieren die Krallen für die Verteidigung, für das Schlagen von Beutetieren und für das Klettern notwendig sind, besteht beim Menschen die Aufgabe der Nägel in einem mechanischen Schutz der hochempfindlichen Fingerkuppen und einer Verbesserung der Greiffunktion. Nicht übersehen werden darf die Funktion der Nägel für das Kratzen. Die Möglichkeit einer sofortigen Beantwortung einer Juckreizsensation hat biologischen Sinn: Parasiten können entfernt werden, Verteidigungsreaktionen der Haut werden gestartet.

1.2 Anatomie

1.2.1 Makroskopischer Aufbau

Die annähernd rechteckigen, leicht konvex gebogenen **Nagelplatten** sind fest mit dem **Nagelbett** verwachsen. Am Nagelbett fehlt die dritte Hautschicht, die Subkutis; unter den Keratinplatten finden sich nur Epidermis und Korium. Das Korium des Nagelbetts ist mit der distalen Fingerphalanx fest verbunden und enthält zahlreiche Gefäße und Nervenendigungen. Die Rete-Zapfen und die mit den Rete-Zapfen verzahnten dermalen Papillen stehen linear in der Längsrichtung des Nagels. Diese Form der Anordnung unterscheidet sich von allen anderen Hautstellen, wo eine netzartige Anordnung vorliegt. Das Nagelbett besteht aus in der Längsrichtung des Nagels verlaufenden Leisten, die an ein Wellblech erinnern. Gleichartige Leisten finden sich an der Unterseite der Nagelplatte. Die Verzahnung in der Längsrichtung ergibt einen guten Schutz gegen eine seitliche Verschiebung. Ein Schutz gegen das Ausziehen wie bei den Haaren ist bei den Nägeln nicht vorhanden und, da die Nagelplatten in ihrer gesamten Länge am Hyponychium befestigt sind, auch nicht notwendig. Drei bis vier Wochen nach dem Tod lassen sich die Nägel leicht vom distalen Fingerende entfernen.

Die Nagelplatten weisen eine Längs- und eine Querwölbung auf. Dies ergibt eine gute Stabilität. Seitlich und proximal ist der Nagel in den **Nagelwall** eingebettet. Der seitliche und der proximale Nagelwall ergeben zusammen das Perionychium, dessen Aufgabe in einem Schutz der Nagelplatte an den Stellen besteht, an denen sie die Fingerhaut verlässt. Als **Nagelfalz** oder Nagelfurche wird die Furche bezeichnet, in der Nagelplatte und Nagelwall zusammenstoßen. Seitlich taucht die Nagelplatte in eine Hautduplikatur, den seitlichen Nagelfalz ein, der gewissermaßen als Schiene für den wachsenden Nagel dient.

Der proximale Nagelfalz (Eponychium) erreicht eine Tiefe von etwa 5 mm und enthält die **Nagelmatrix**. Die Nagelmatrix liegt am Boden des proximalen Nagelfalzes und ist außen von der Kutikula, dem Nagelhäutchen, überzogen. Die epidermale Kutikula liegt der Nagelplatte locker auf und verschließt die proximale Nageltasche als Schutz für die Matrix.

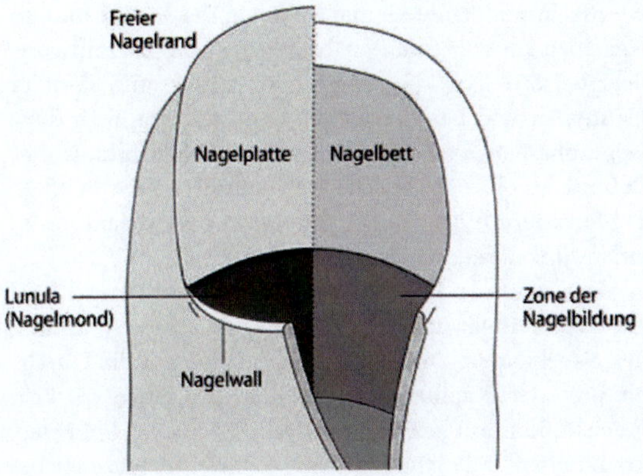

Abb. 1.1 Anatomie des Nagels und des Nagelbetts (schematisch). (Aus Raab-Kindl, mit freundlicher Genehmigung)

Beschädigungen der Kutikula können zu Störungen des Nagelwachstums führen, weshalb Verletzungen dieser Struktur bei der kosmetischen Nagelbehandlung unbedingt vermieden werden sollten.

Die Nagelmatrix ist zum größten Teil durch den proximalen Nagelwall verdeckt, sichtbar ist nur die **Lunula**, der »kleine Mond«, der halbmond- oder sichelförmig ausgebildete, durchscheinende Anteil der proximalen Nagelplatte (Abb. 1.1). Der genaue Aufbau des Nagelbetts mit allen relevanten Strukturen findet sich in Abb. 1.2.

Veränderungen der Lunula in Form, Größe und Farbe weisen auf systemische Erkrankungen hin.

Der Abstand zwischen der Nagelmatrix und dem Knochen der Endphalanx beträgt proximal weniger als 1 mm und vergrößert sich nach distal auf 2–3 mm. Der Knochen nimmt aufgrund dieser Nähe entscheidenden Einfluss auf die Form des Nagels.

Am freien Ende schützt das **Sohlenhorn**, eine aus Keratin aufgebaute Struktur, den Nagel vor der Ablösung

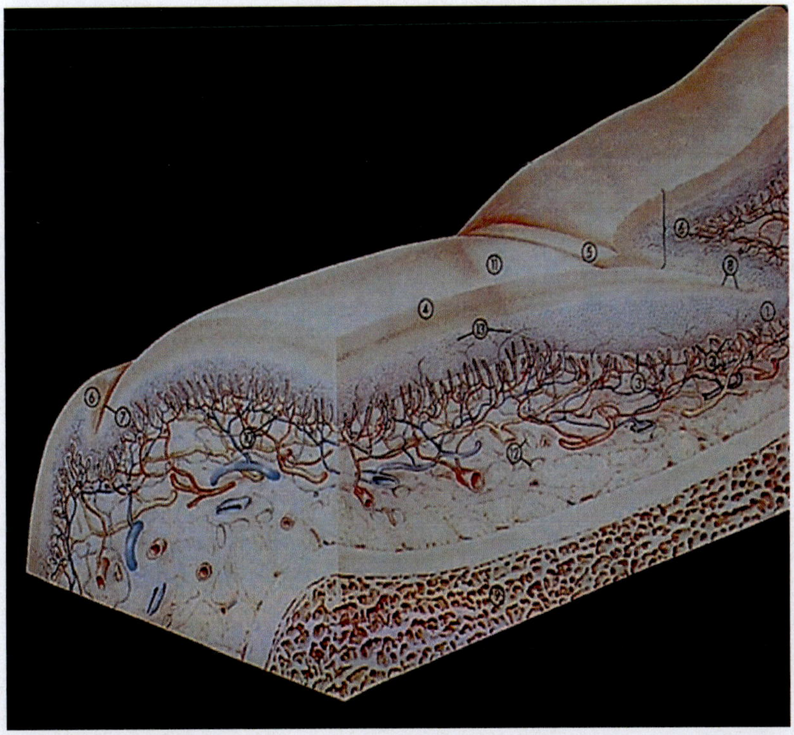

Abb. 1.2 Längsschnitt durch den Nagel. *1* Matrix: Mutterboden des Nagels, *2* Papillarleisten mit Kapillarschlingen, *3* epidermale Keimschicht, *4* Hornschicht des Nagels, *5* Eponychium, *6* Nagelwall, *7* Nagelfalz, *8* Nagelwurzel, *9* Phalanx distalis, *10* arteriovenöse Anastomosen, *11* Lunula (heller Halbmond), *12* Vater-Pacini-Druckrezeptoren, *13* freie sensible Nervenendigungen. (Mit freundlicher Genehmigung von Sanofi-Aventis)

vom Nagelbett. Auch verhindert dieser Verschluss das Eindringen von Keimen unter die Nagelplatte.

1.2.2 Mikroskopischer Aufbau

Der feingewebliche Aufbau der 0,5–0,7 mm dicken Nagelplatten ähnelt dem der Hornschicht. Zahlreiche kernlose Keratozyten sind mit einer Lipidsubstanz fest aneinander gekittet und bauen in 100–150 unregelmäßig gestalteten Schichten die Nagelplatte auf. Bei etwa 20% aller Menschen ist die interzelluläre Adhäsion der die Nagelplatte aufbauenden Korneozyten gestört, was bei Frauen häufiger vorkommt als bei Männern. Dies führt zum Symptom der **brüchigen Nägel**. Die immer wieder entstehenden Spaltbildungen (Onychoschisis, Onychorrhexis) stören bei vielen Beschäftigungen, verursachen Schmerzen und stellen darüber hinaus für die Betroffenen ein erscheinungsmedizinisches Problem dar.

Die **Interfilamentmatrix**, wie die Kittsubstanz zwischen den Keratinfilamenten bezeichnet wird, enthält Proteine mit einen hohen Anteil an schwefelhaltigen Aminosäuren, in erster Linie Cystin; in der chemischen Zusammensetzung besteht somit ein deutlicher Unterschied gegenüber dem Hautkeratin und nur ein geringer gegenüber dem Haarkeratin. Das Nagelkeratin ist hart, viel härter als das Keratin der Haut. Die gesunde Nagelsubstanz ist so fest, dass keine Infektion mit Mikroorganismen erfolgen kann. Selbst im Experiment gelingt es nicht, eine Mykose zu erzeugen. Deshalb sei bereits an dieser Stelle betont, dass für die so häufig auftretenden Nagelmykosen eine gestörte Bildung des Nagelkeratins unabdingbare Voraussetzung ist. Im Nagelkeratin ist kein Kalk enthalten.

> **Nägel sind empfindlich. Ihre Form wird normalerweise von der Form der Endphalanx bestimmt, unter pathologischen Bedingungen auch von der Einwirkung mechanischer Kräfte von außen, wie z. B. vom Schuhdruck. Orthopädische Störungen des Fußskeletts verursachen krankhafte Formveränderungen der Nägel und eine erhöhte Anfälligkeit des krankhaften Nagelkeratins gegen Infektionen wie beispielsweise durch Pilze.**

1.2.3 Farbe

Die **Farbe** der Nägel hängt von drei Komponenten ab:
1. Durchblutung des Nagelbetts,
2. Anwesenheit und Aktivität der Pigmentzellen,
3. Farbe der Nagelplatte.

Das Nagelbett enthält ein Netzwerk feinster Kapillaren, was unter normalen Umständen den zartrosa Farbton ergibt. Nur die Lunula ist weiß als Folge des dickeren Gewebes, in dem zahlreiche Mitosen für die Bildung des oberflächlichen Nagelteils ablaufen. Gefäßstörungen verschiedenster Art verursachen Änderungen des Farbtons, z. B. eine Zyanose bei Sauerstoffmangel oder eine Rötung bei Weitstellung der Gefäße oder bei Gefäßtumoren.

Melaninbildende Pigmentzellen in der Matrix und im Nagelbett sind für einen zartbraunen Farbton verantwortlich, bei 50% der Angehörigen schwarzer und dunkler Hauttypen und bei 20% der Japaner gehören auch dunkelbraune Längsstreifen zum normalen Nagelbild. Dieser Befund ist ohne praktische Bedeutung (► Abschn. 3.1.2). Bei Eurasiern führen nur Pigmentnävi und Melanome zu einer dunkelbraunen Nagelverfärbung.

Das gesunde Nagelkeratin ist durchscheinend und verursacht unter normalen Umständen keine Färbung der Nagelplatten. Die zartrosa Farbe geht auf die Durchblutung der Kapillaren unter dem Nagelbett zurück. Wachstumsstörungen verschiedenster Ursache, bei Hautkrankheiten, bei orthopädischen Fehlstellungen oder bei Altersnägeln führen zu einem gelben bis gelbbraunen Farbton als Folge von dicken, unregelmäßig ausgebildeten Keratinstrukturen. Derartige Verfärbungen sind im distalen Nagelanteil besonders deutlich, da die Dicke der Nägel zum freien Ende hin zunimmt.

Die Nagelplatten sind transparent und lassen etwa 10–20% des sichtbaren Lichts penetrieren. Die Transparenz von Nagelplatte und Nagelbett ermöglicht die Untersuchung der darunterliegenden Gefäße mittels Kapillarmikroskopie. Bei Psoriasis vulgaris, bestimmten Gefäßkrankheiten und einigen Immundermatosen lassen sich mit dieser Methode diagnostisch wertvolle Befunde erheben. UVB-Strahlen durchdringen die Nagelplatte nur zu 3%, UVA-Strahlen zu 20%. Dies erklärt die Entwicklung einer phototoxischen Onycholyse bei Patienten unter bestimmten Medikamenten. Beispielsweise wandeln Tetrazykline einfallende UVA-Strahlen in Wärme um und lösen damit auch an den Nägeln phototoxische Reaktionen aus (► Abschn. 10.3).

1.3 Wachstum

1.3.1 Normales Wachstum

Die Nägel des Menschen wachsen gleichmäßig. Das Haarwachstum hingegen erfolgt in Zyklen: Über eine kurze Zwischenphase (Katagen) folgt auf die Phase der aktiven Haarbildung (Anagen) eine kurze Ruhephase (Telogen), dann fällt das Haar aus, und eine neue Anagenphase beginnt. Bei den Nägeln gibt es keine Unterbrechung

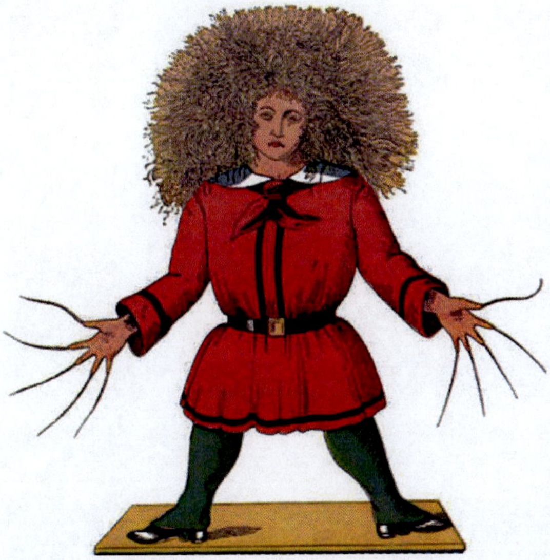

Abb. 1.3 Struwwelpeter (Dr. Heinrich Hoffmann, 1845)

Tab. 1.1 Beeinflussung des Nagelwachstums

Schnelleres Wachstum	Langsameres Wachstum
Mittelfinger, Führungshand	Daumen und kleiner Finger
Mann	Frau
Jugend, geringe Traumen	Alter, Erkrankungen, Nahrungsmangel
Schwangerschaft	Laktation
Tag	Nacht
Wärme	Kälte
Psoriasis vulgaris	Onychomykosen, Lichen ruber planus, Yellow-nail-Syndrom, Brittle-nail-Syndrom

des Wachstums. Man denke nur an die Zeichnung vom Struwwelpeter mit seinen ungepflegten 30 cm langen Nägeln (Abb. 1.3). Beim Menschen wurden Nagellängen von über 80 cm erreicht; allerdings sind so lange Nägel stark gebogen und zu nichts anderem zu gebrauchen als für einen Eintrag in das Guinness Buch der Rekorde. Bei Tieren nutzen sich die Krallen ab, der »moderne« Mensch muss seine Nägel schneiden.

Das Nagelwachstum weist starke individuelle Unterschiede auf; selbst bei ein und demselben Menschen liegen bei den Fingernägeln Wachstumsgeschwindigkeiten zwischen 0,3 und 0,8 mm pro Woche vor. Das durchschnittliche monatliche Wachstum beträgt 3 mm, verringert sich aber im Alter etwa auf die Hälfte. Beim Rechtshänder wachsen die Fingernägel der rechten Hand schneller als die Nägel der linken Hand. Bei Linkshändern dürfte es umgekehrt sein. Das Nagelwachstum hängt von der Benutzung bzw. der Durchblutung der Hand ab. Die Nägel der Mittelfinger wachsen schneller als die übrigen Fingernägel. Nagelschneiden und Nagelbeißen regt das Wachstum des Nagels an, ebenso wie kleine Verletzungen. Die Zehennägel wachsen langsamer als die Fingernägel, nur etwa 1 mm pro Monat.

Bei gesunden Kindern und Erwachsenen erfolgt innerhalb 4–6 Monaten eine völlige Erneuerung der Fingernägel, bei den Zehennägeln dauert es dreimal so lang. In der Schwangerschaft tritt eine Beschleunigung des Nagelwachstums ein.

Im Alter verlangsamt sich das Nagelwachstum, auch werden die Nagelplatten dünner und brüchig (Brittle-nail-Syndrom). Ab dem 25. Lebensjahr verringert sich das Nagelwachstum jährlich um 0,5%. Das Wachstum der Zehennägel ist aufgrund der schlechteren Blutversorgung besonders stark reduziert, die Erneuerung des Großzehennagels kann bis zu 2 Jahre dauern; im höheren Alter kann unter ungünstigen Bedingungen auch ein Stillstand des Wachstums der Zehennägel erfolgen. Da bei verminderter Durchblutung pathologisches Keratin gebildet wird, kommt es bei alten Menschen häufig zu Verfärbungen der Nägel und zu Pilzinfektionen der Zehennägel.

Faktoren, die das Nagelwachstum beeinflussen, sind in Tab. 1.1 zusammengestellt.

1.3.2 Störungen des Nagelwachstums

Hauterkrankungen verändern die Wachstumsgeschwindigkeit der Nägel; beispielsweise erfolgt bei Psoriasis vulgaris eine Steigerung, bei Lichen ruber planus eine Verlangsamung des Nagelwachstums. Ein abnorm verlangsamtes Wachstum liegt bei Onychomykosen der Zehen vor und dürfte hier von kausaler Bedeutung für die Infektion sein. Über welchen Mechanismus einige Pharmaka eine Beschleunigung des Nagelwachstums hervorrufen, ist nicht bekannt (▶ Kap. 13).

Mit Störungen des Nagelwuchses verbundene Krankheiten

- Verschiedene Dermatosen
- Systemische Erkrankungen
- Durchblutungsstörungen
- Knochenveränderungen
- Myzetische und bakterielle Infektionen
- Medikamentöse Behandlungen

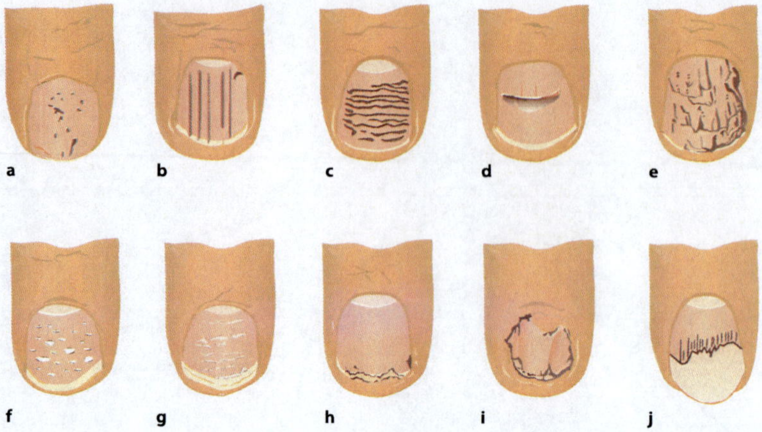

Abb. 1.4 Die häufigsten Nagelwachstumsstörungen. **a** Tüpfelnagel, **b** Langsriefelung, **c** Querriefelung, **d** Beau-Reil-Querlinie, **e** Trachyonychie, **f** Leukonychia punctata, **g** Leukonychia linearis, **h** Onychoschisis, **i** Lichen-ruber-Nagel (mit Pterygium unguis), **j** Onycholysis semilunaris. (Aus Fritsch 2009)

Eine Übersicht über die häufigsten Nagelwuchsstörungen gibt Abb. 1.4. Ein kurzfristiges Aufhören des Nagelwachstums erfolgt bei lokal bedingten Störungen der Matrix, bei konsumierenden Erkrankungen und bei Chemotherapie.

Auch stressinduzierte Wachstumsstörungen sind erkennbar an den auftretenden Querfurchen der Nagelplatte, den sog. Beau-Reil-Querlinien bzw. -Streifen (Abb. 1.4d; ▶ Abschn. 3.1.1), Hier öffnet sich der Paläodermatologie ein interessantes Gebiet. So finden sich an einem Fingernagel des Eismanns »Ötzi«, der vor 20 Jahren entdeckten Gletscherleiche, drei derartige Streifen, was als Zeichen einer durchgemachten schweren Erkrankung oder einer Stressphase anzusehen ist. Nagelveränderungen erlauben also bei einem bereits vor 5000 Jahren Verstorbenen Rückschlüsse auf seine damaligen Lebensumstände.

1.3.3 Nachweis von Fremdsubstanzen

Viele im Blut zirkulierende Substanzen werden in den Nagel eingebaut und im Nagelkeratin gespeichert. Sie bleiben dort noch viele Monate nachweisbar. Untersuchungen der Nägel haben deshalb genauso einen festen Platz in der **forensischen Medizin** wie Untersuchungen der Haare (Nachweis von Dopingsubstanzen). Im Gegensatz zu den leicht entfernbaren Haaren (Ganzkörperrasur) bleiben Nägel monatelang erhalten, da kaum jemand dazu bereit ist, sich alle Nägel ziehen zu lassen.

Im Nagelgewebe nachweisbare Substanzen

- **Arzneimittel:** Chloroquin, Spasmolytika, Amphetamine, Benzodiazepine, Ketoconazol, Neuroleptika, Indinavir und die beiden systemisch verabreichten Antimyzetika Fluconazol und Itraconazol (▶ Abschn. 8.3.9)
- **Rauschgift:** Cannabis- und Morphinderivate, Kokain
- **Nikotin**
- **Dopingmittel:** Clenbuterol, Kortikosteroide, Ephedrin, Methenolon, Nandrolon-Metaboliten, Salbutamol, Stanozolol, Testosteron
- **Metalle:** Arsen, Thallium, Blei; Nickel und Kobalt bei Industriearbeitern

Der Nachweis gelingt nur, wenn kein zu langes Zeitintervall zwischen der Einnahme z. B. von Arsen und der Untersuchung verstrichen ist. Aber immerhin lässt sich durch die Untersuchung der Nägel noch 4–6 Monate lang die Aufnahme von Arsen in den Organismus nachweisen.

Diagnostische Bedeutung besitzt in manchen Fällen von Stoffwechselstörungen der Nachweis von Alkoholdehydrogenase, von Hepatitis-B-Virus-DNA bei Lebererkrankungen und von Porphyrinen bei Porphyria cutanea tarda im Nagelgewebe.

Die Identifizierung der DNA eines Angreifers in Hautspuren unter den Nägeln einer sich verteidigenden Person kann an der zu geringen DNA-Menge scheitern. Mithilfe der Polymerase-Kettenreaktion kann diese DNA unter Umständen vermehrt werden.

Morphologische Veränderungen der Nägel

2.1 Onychoschisis – 8

2.2 Onychorrhexis – 8

2.3 Onycholyse – 9

2.4 Onychodystrophie, Nagelverlust – 10

2.5 Onychoatrophie – 11

2.6 Tüpfelnägel (Fingerhutnägel, Onychia punctata) – 11

2.7 Trachyonychie – 12

2.8 Formveränderungen der Nagelplatte – 12
2.8.1 Nied- oder Neidnägel – 12
2.8.2 Uhrglasnägel – 12
2.8.3 Tennisschlägernägel (Brachyonychie, Kurznägel) – 14
2.8.4 Löffelnägel (Koilonychie) – 14
2.8.5 Hakennägel – 14
2.8.6 Kantennägel – 14
2.8.7 Röhrennägel – 15
2.8.8 Langnägel – 15
2.8.9 Zick-Zack-Nägel – 15

2.9 Onychogrypose – 16

2.10 Isolierte angeborene Nagelstörungen – 16

Die Nägel können verschiedenste Störungen in Form und Farbe erfahren, wobei diese im Einzelfall keinen sicheren Rückschluss auf die Ursache zulassen. In diesem Kapitel werden zunächst die morphologischen, klinisch erkennbaren Veränderungen der Nägel aufgeführt. Kapitel 3 beschäftigt sich mit den möglichen Farbänderungen. In weiteren Kapiteln werden diejenigen allgemeinen und lokalen Störungen besprochen, die als Ursachen derartiger Veränderungen infrage kommen.

2.1 Onychoschisis

Unter Onychoschisis (lamellosa) wird die Aufspaltung des Nagels in horizontale, übereinanderliegende Platten verstanden (◘ Abb. 2.1). Meist erfolgt die Spaltbildung an der Kontaktstelle zwischen der vom Eponychium gebildeten tieferen und der aus der Nagelmatrix stammenden oberflächlichen Schicht. An dieser Kontaktstelle ist die verminderte interzelluläre Adhäsion der Korneozyten besonders schwach. In schweren Fällen weist eine Onychoschisis auch mehrere horizontale Spalten auf, der Nagel löst sich in Lamellen ab (◘ Abb. 2.2). Oft betrifft die lamellare Spaltbildung auch nur einzelne Zellschichten. Im dermatoskopischen Bild des freien Nagelrandes ist dies deutlich zu sehen. Eine Onychoschisis beginnt am freien Rand.

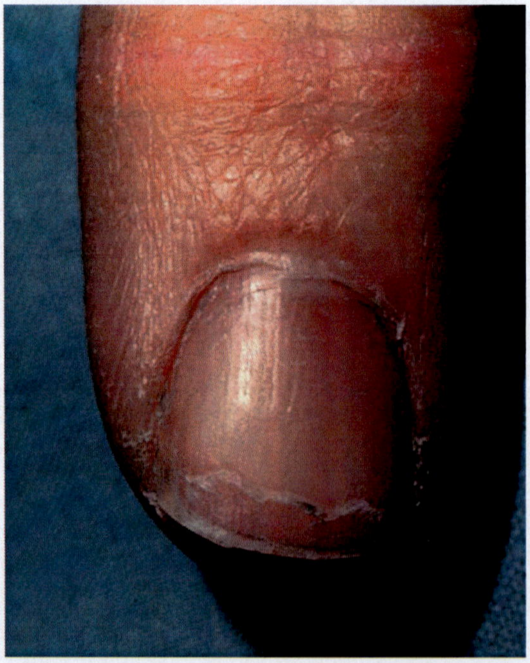

◘ Abb. 2.1 Onychoschisis. (Mit freundlicher Genehmigung von Galderma/DermQuest.com)

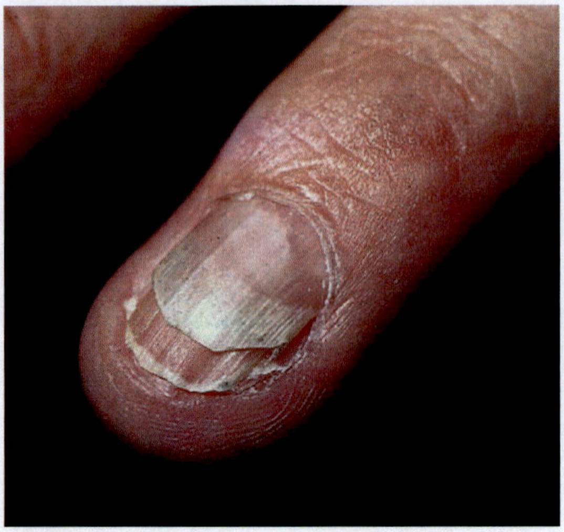

◘ Abb. 2.2 Onychoschisis lamellosa. (Aus Fritsch 2009)

Ursachen für eine Onychoschisis

- Eine angeborene Störung, die in einer ungenügenden Verbindung zwischen Ober- und Unterschicht der Nagelplatte besteht
- Traumen, die auf den Nagel einwirken wie z. B. das Spielen von Saiteninstrumenten
- Vibrationen wie bei beruflichen Klavierspielern
- Überstarke Entfettung der Nägel durch Detergenzien oder Nagellackentferner; auch häufiges Waschen mit heißem Wasser und konzentrierten Detergenzien kann zu einer Onychoschisis führen
- Eisenmangel (»Vinson-Nagel«, ▶ Abschn. 6.5.3)

Bei einer Onychoschisis sollten die Nägel nicht mehr geschnitten, sondern nur gefeilt werden. Eine Pflege der Nagelplatten mit Ölen oder Fettsalben ist zu empfehlen.

2.2 Onychorrhexis

Als Onychorrhexis wird eine abnorme Brüchigkeit der Nägel als Folge einer verringerten interzellulären Adhäsion der die Nagelplatte aufbauenden Korneozyten bezeichnet. Vom freien Ende her kommt es zu Spaltenbildung, Einrissen oder Aufsplitterung der Nagelplatte in der Längsrichtung (◘ Abb. 2.3).

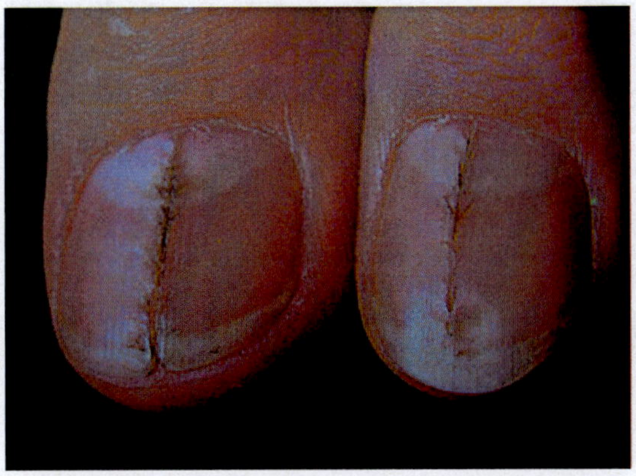

■ **Abb. 2.3** Onychorrhexis. (Mit freundlicher Genehmigung von Galderma/DermQuest.com)

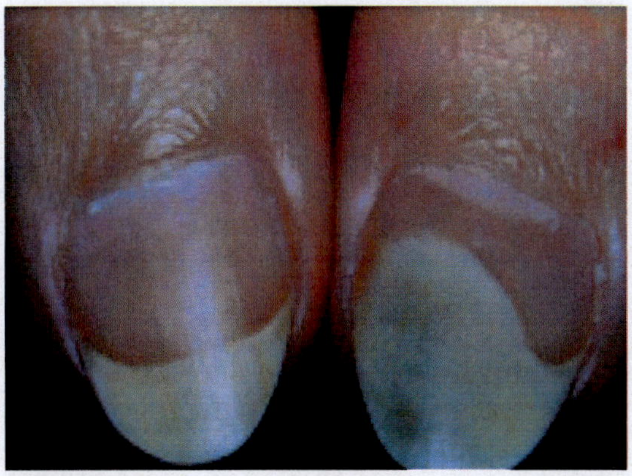

■ **Abb. 2.4** Onycholyse. (Mit freundlicher Genehmigung von Galderma/DermQuest.com)

Ursachen für eine Onychorrhexis

- Genetische Faktoren
- Langes Arbeiten in feuchtem Milieu, häufige Anwendungen von Detergenzien
- Intensives Maniküren, oftmaliges Aufbringen von Nagellackentfernern
- Innere Erkrankungen
- Hyperthyreose
- Vitaminmangel (► Abschn. 6.5)
- Eisenmangel
- Kalziummangel

Onychoschisis und Onychorrhexis sind die typischen Erscheinungen des Brittle-nail-Syndrom (► Kap. 1). Bei älteren Frauen beträgt die Inzidenz 20%, bei älteren Männern tritt dieses Syndrom etwas seltener auf. Das Nagelwachstum ist verlangsamt.

Neben einer Verbesserung der Durchblutung ist eine äußerliche Nagelpflege mit Salben oder Ölen zu empfehlen. Die lokale Anwendung von 0,1%igem Tazaroten-Gel bringt keine überzeugenden Resultate.

Als **Spaltnägel** werden Nägel mit traumatisch bedingten Längsspalten bezeichnet. Als Folge einer Verletzung der Matrix unterbleibt die Ausbildung von Nagelgewebe in dem zugeordneten Abschnitt, die Nagelplatte ist in ihrer ganzen Länge unterbrochen und wirkt damit gespalten. Dieser Defekt kann nur operativ behoben werden (► Abschn. 14.2.2).

2.3 Onycholyse

Unter Onycholyse wird die Ablösung der Nagelplatte vom Nagelbett verstanden; dies kann partiell oder total (Onychomadese) erfolgen. Die **Onychochomalazie** hingegen ist die Erweichung der gesamten Nagelplatte als Folge der Einwirkung chemischer Substanzen von außen (► Abschn. 10.4).

Die häufigste Form einer partiellen Onycholyse ist die **Onycholysis semilunaris**, die halbmondförmige Ablösung des distalen Nagelteils. Der abgehobene Nagelteil erscheint weiß (■ Abb. 2.4). Dieses Bild entsteht bei mechanischer Belastung (früher »Wäscherinnennägel« durch die Waschrumpel oder das Waschbrett) oder bei häufiger, länger dauernder Einwirkung von Seife und Wasser. Auch intensive Nagelreinigung kann mit der Zeit zu einer Onycholysis semilunaris führen. In den Spalt zwischen freiem Nagelende und Nagelbett dringt Flüssigkeit ein und rinnt infolge der kapillaren Saugwirkung nicht spontan ab. Der Spalt enthält Feuchtigkeit, Hornzellen und Zelldetritus; dieses Milieu begünstigt mikrobielle Infektionen. Die sich entwickelnde Mazeration verursacht eine sich ständig vergrößernde Ablösungsfläche. Nach einer Chemotherapie findet sich oft eine Onycholysis semilunaris aller Fingernägel, die Abstoßungslinien sind jeweils gleich weit von der Matrix entfernt.

Traumen und überlange angeklebte künstliche Nägel führen oft zu einer **distalen** Onycholyse (► Kap. 13); Nagelprothesen können über eine Hebelwirkung die distalen Nagelanteile ablösen. Im Spalt zwischen abgehobener Nagelplatte und Nagelbett siedeln sich regelmäßig Bakterien an und rufen durch die von ihnen produzierten blauen oder grünen Pigmente Verfärbungen hervor (► Kap. 8);

2

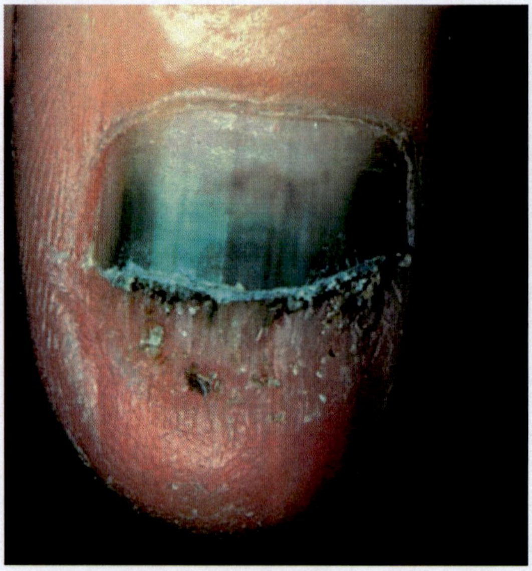

Abb. 2.5 Onycholyse mit bakterieller Besiedelung. (Mit freundlicher Genehmigung von Galderma/DermQuest.com)

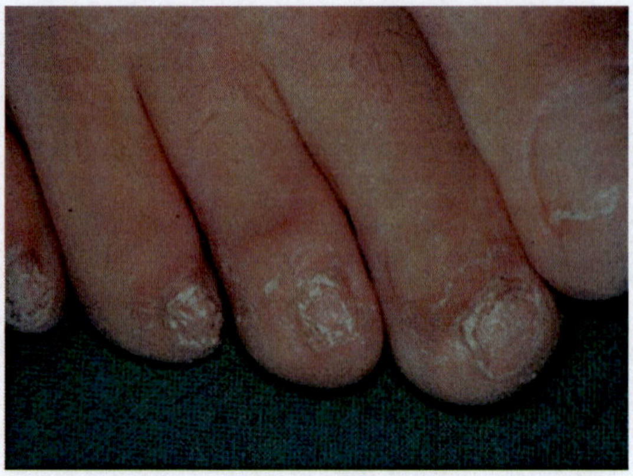

Abb. 2.6 Onychodystrophie an allen Zehennägeln. (Mit freundlicher Genehmigung von Galderma/DermQuest.com)

bei Anhebung der freien Nagelenden lässt sich deutlich ein dichter Rasen farbstoffbildender Bakterien erkennen (Abb. 2.5 und Abb. 13.9).

Bei einer traumatisch bedingten Onycholyse im **proximalen** Nagelanteil entsteht im Spalt zwischen Nagelbett und Nagelplatte ein Bluterguss, der mit dem Nagelwachstum nach vorne wächst und sich schließlich am freien Rand entleert (▶ Abschn. 10.1).

Viele Hautkrankheiten führen zur Onycholyse, am häufigsten ist dies bei Psoriasis vulgaris der Fall, wenn subunguale Hyperkeratosen die distalen Anteile der Nagelplatten abheben (▶ Abschn. 7.1). Auch Onychomykosen können eine Onycholyse verursachen (▶ Abschn. 8.3). Diagnostisch hilfreich ist in vielen Fällen die histologische und mikrobiologische Untersuchung abgeschnittener, vom Nagelbett abgehobener Nagelteile. Die Onycholyse bei Zytostatikabehandlung wird in ▶ Abschn. 12.1 besprochen.

Als **Onychomadese** (Onycholysis totalis) oder totaler Nagelverlust wird eine proximal beginnende totale Abhebung der Nagelplatte vom Nagelbett bezeichnet. Als Ursachen sind hier Traumen, Entzündungen (Paronychien) und Infektionskrankheiten (Scharlach) zu nennen. Eine bei Erythrodermien, bei toxischer epidermaler Nekrolyse (Morbus Lyell), bei Alopecia areata oder bei Lichen ruber planus auftretende Onychomadese wird auf immunologische Prozesse zurückgeführt (▶ Abschn. 7.4, ▶ Abschn. 7.7 und ▶ Abschn. 7.12). Eine Sonderform der totalen Nagelabhebung entsteht im Rahmen phototoxischer Reaktionen, z. B. als Folge von Sonnenbestrahlungen der Nägel von Patienten unter Tetrazyklinen (▶ Abschn. 10.3). Eine genetisch bedingte Onychomadese findet sich nur sehr selten.

2.4 Onychodystrophie, Nagelverlust

Der Begriff Onychodystrophie bezeichnet die Zerstörung der gesamten Nagelplatte (Abb. 2.6 und Abb. 2.7). Dies kann angeboren sein oder im Rahmen von Dermatosen (Lichen ruber planus) oder Systemerkrankungen auftreten. Betrifft eine Onychodystrophie alle Nägel, spricht man vom **Twenty-nail-Syndrom** (▶ Abschn. 4.1.8). Die Onychodystrophie mündet oft in eine Onychoatrophie (▶ Abschn. 2.5) und kann nur durch einen chirurgischen Eingriff, eine Extraktion des gesamten Nagels, behoben werden (▶ Abschn. 14.3).

Bei der **Onychodystrophia mediana canaliformis** liegt auf der Nagelplatte eine Grube oder sogar ein Kanal vor, der von der Matrix zum freien Nagelende verläuft. Am häufigsten findet sich diese Störung am Daumen. Entweder handelt es sich hier um einen angeborenen Defekt oder um den Folgezustand nach einer traumatischen Läsion der Matrix.

Ein kompletter **Nagelverlust** (Avulsio unguis, *nail degloving*) kann die Folge von Traumen – der Patient geriet z. B. mit der Hand in eine Maschine –, einer toxischen epidermalen Nekrolyse, einer Ischämie bei Embolien oder Vaskulitis, von diabetischen Gefäßveränderungen, intravasaler Blutgerinnung oder Neoplasmen sein. Auch an Dermatosen, in erster Linie Lichen ruber planus, ist als Folge eines kompletten Nagelverlusts zu denken.

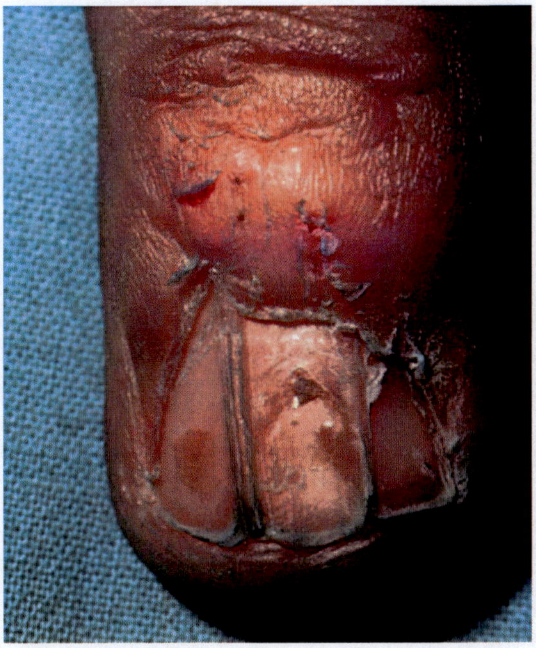

Abb. 2.7 Dystrophie des Daumennagels bei Lichen ruber planus. (Mit freundlicher Genehmigung von Galderma/DermQuest.com)

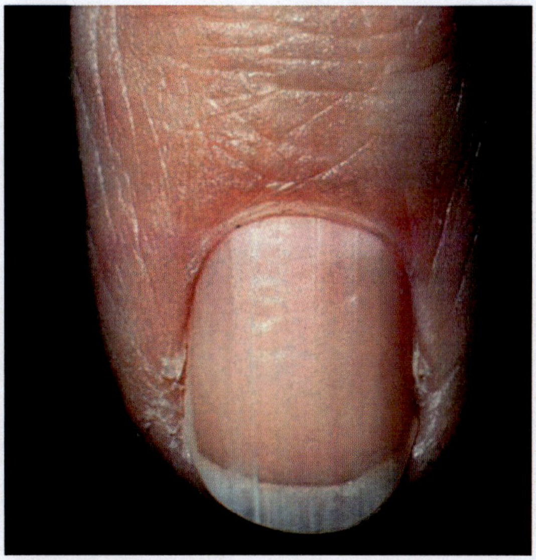

Abb. 2.8 Tüpfelnägel in leichter Ausprägung; s. auch Abb. 7.1. (Mit freundlicher Genehmigung von Galderma/DermQuest.com)

Nagelverlust – Mechanismen

1. Der Nagelverlust kann bei Beteiligung der distalen Anteile des Fingers unter Mitnahme des gesamten Nagels und der seitlichen Hautanteile erfolgen, was das Bild des »verlorenen Fingerhuts« ergibt (Beispiel: Trauma)
2. Der Nagelverlust kann die geschädigte Nagelplatte und die daran anschließenden Teile von Nagelbett und Perionychium betreffen (Beispiel: Arzneimitteleruption, ► Abschn. 6.16 und ► Kap. 12)
3. Der Nagelverlust kann unter Aussparung des distalen Perionychiums zu einer Abstoßung von Matrix, Nagelbett, Hyponychium und ventralem Anteil der proximalen Nagelfalte vonstatten gehen (Beispiel: Lichen ruber planus)

2.5 Onychoatrophie

Unter dem Begriff der Onychoatrophie wird die Bildung missgebildeter, kleiner, dünner Nägel verstanden. Solche Veränderungen können angeboren sein, z. B. beim Netherton-Syndrom (s. Ichthyosis vulgaris, ► Abschn. 4.2.3), oder sie entstehen als Folge von Durchblutungsstörungen (Morbus Raynaud, Thrombangitis obliterans, Nervenleiden). Verschiedene Hautkrankheiten wie Psoriasis vulgaris oder Onychomykosen (► Kap. 8) können über das Stadium der Onychodystrophie zur Onychoatrophie führen.

Onycholyse und Onychomadese (Onycholysis totalis, ► Abschn. 2.3) aus verschiedensten Ursachen führen häufig zu einem Verlust der gesamten Nagelplatte; zunächst bildet sich ein Spalt unter dem proximalen Teil des Nagels, dann fällt zusätzlich zum distalen onycholytischen Teil auch dieser proximale Teil ab. Damit entsteht eine erworbene Anonychie, das Wachstum des Nagels sistiert.

Auch die systemische Gabe von Retinoiden kann eine Onychoatrophie verursachen.

Bei der Onychoatrophie war bereits ein Nagel vorhanden, bei der kongenitalen **Anonychie** unterbleibt die Entwicklung des Nagels überhaupt. Unter einer **Mikroonychie** wird die anlagebedingte Ausbildung kleiner, nur etwa die Hälfte der Endphalangen bedeckender Nagelplatten verstanden (► Abschn. 4.1.7).

2.6 Tüpfelnägel (Fingerhutnägel, Onychia punctata)

Bei Tüpfelnägeln kommt es zur Ausbildung kleiner eingezogener Defekte auf der Nagelplatte (Abb. 2.8). Diese in klassischer Weise bei Psoriasis vulgaris auftretenden Defekte beruhen auf Ansammlungen parakeratotischer

Zellen, die von der Matrix gebildet werden. Die Gruppen parakeratotischer Zellen an der Nageloberfläche zerfallen und hinterlassen kleine Grübchen. Liegen zahlreiche, eng stehende Tüpfel vor, spricht man von Fingerhutnägeln. Außer bei Psoriasis vulgaris sind Tüpfelnägel auch bei Ekzemen der Fingerendglieder und als Begleitsymptom der Alopecia areata anzutreffen. Ist die gesamte Matrix von der zugrunde liegenden Schädigung befallen, kommt es zu zahlreichen Einziehungen. Die glatte Oberflächenstruktur des Nagels geht verloren, und es entwickeln sich Raunägel, eine **Trachyonychie**.

2.7 Trachyonychie

Bei der Trachyonychie (Raunägel) liegt eine raue, aus abschuppenden Hornlamellen aufgebaute Oberfläche der Nagelplatten vor (◘ Abb. 2.9). Die Nägel sind meist grau verfärbt, der freie Rand ist aufgesplittert. Ursache sind meist dicht stehende Grübchen (Tüpfel). Diese Störung kann alle zwanzig Nägel befallen oder sich nur auf einzelne Nägel beschränken.

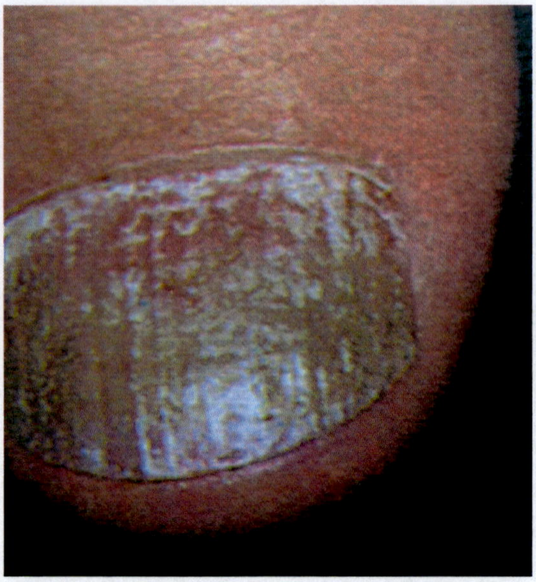

◘ **Abb. 2.9** Trachyonychie. (Mit freundlicher Genehmigung von Galderma/DermQuest.com)

Ursachen von Trachyonychien

- Verschiedene Hauterkrankungen wie Psoriasis vulgaris, Lichen ruber planus, Alopecia areata; die genannten Nagelveränderungen entwickeln sich unter Umständen schon vor den Hautsymptomen (▶ Abschn. 7.1, ▶ Abschn. 7.4 und ▶ Abschn. 7.7).
- Störungen des vegetativen Nervensystems können an den Nägeln der betroffenen Gliedmaße zu einer Trachyonychie führen.
- Ein idiopathisches Auftreten von Trachyonychien ist selten, muss aber in die Differenzialdiagnose einbezogen werden.

Die Möglichkeiten der Behandlung von Trachyonychien und Tüpfelnägeln sind unbefriedigend. Versucht werden äußerliche Glukokortikoid-Anwendungen, vorzugsweise unter Okklusion über Nacht. Die Anwendung von Nagellack bessert das kosmetische Bild.

> **Nagellackentferner müssen mit äußerster Zurückhaltung eingesetzt werden, um die Rauigkeit der Nageloberflächen nicht noch weiter zu verstärken. Regelmäßige Nagelfräsungen und anschließendes Aufbringen eines (farblosen) Nagellacks bringen eine Glättung der Oberfläche und damit ein ansprechendes Erscheinungsbild.**

Eine spontane Abheilung von Raunägeln ist selten.

2.8 Formveränderungen der Nagelplatte

2.8.1 Nied- oder Neidnägel

Beim Nied- oder Neidnagel heben sich Teile des Nagelhäutchens von der Nagelplatte ab. Die Bezeichnung stammt aus dem Niederdeutschen: man blickt voll »Neid« auf eine ungewöhnliche Veränderung. Damit soll ausgedrückt werden, dass diese Nagelform unangenehmes Interesse erregt. Der entstehende Riss zwischen dem festsitzenden und dem gelockerten Anteil des Nagelhäutchens setzt sich in den Nagelfalz fort und schmerzt. Außerdem kann dieser Riss als Eintrittspforte für bakterielle (Paronychie) oder virale Infektionen (Verrucae vulgares) dienen. Atopiker sind hier besonders gefährdet.

> **Zur Behandlung der Niednägel wird das Rückschieben und Abschneiden des Nagelhäutchens empfohlen, anschließend soll mit Lipiden gepflegt werden. Ein Pflasterverband schützt die empfindlichen Stellen.**

2.8.2 Uhrglasnägel

Uhrglasnägel werden auch als **hippokratische Nägel** bezeichnet, da bereits Hippokrates 400 v. Chr. derartige Nagelverformungen bei Patienten mit Lungenemphysem beschrieben hat.

Uhrglasnägel sind die Folge von Trommelschlegelfingern, Auftreibungen der Endphalangen im Rahmen einer hypertrophen Osteoarthropathie. Zu unterscheiden sind die primäre und die sekundäre Form:

- Bei der **primären hypertrophen Osteoarthropathie** handelt es sich um eine autosomal-dominante Genodermatose. Neben Nagelveränderungen an den Fingern bestehen bei sonst gesunden Kindern Periostitis, Hautverdickungen am Kopf und im Gesicht, Hyperhidrose und Seborrhö. Bei den inkompletten Formen dieser Erbkrankheit sind mitunter ausschließlich die Endphalangen betroffen. Es liegen keine pulmonalen oder vaskulären Störungen vor.
- Eine **sekundäre hypertrophe Osteoarthropathie** ist die Folge einer peripheren Hypoxie als Folge von pulmonalen Veränderungen, Systemkrankheiten oder lokalen Zirkulationsstörungen wie z. B. bei arteriovenösen Fisteln. Unilaterale Uhrglasnägel weisen auf neurologische oder vaskuläre Störungen hin, bilaterale sind meist die Folge von Lungenveränderungen, z. B. eines Lungenkarzinoms. Für die Entstehung von Trommelschlegelfingern und Uhrglasnägeln bei einer sekundären hypertrophischen Osteoarthropathie können systemische oder lokale Faktoren verantwortlich sein. Die häufigsten Ursachen sind Erkrankungen der Lungen und des Herz-Kreislauf-Systems. Seltenere Ursachen sind inkretorische und neurologische Störungen, Leberkrankheiten, Morbus Crohn und Kolitis ulzerosa.

Jede Hypoxie der Nagelmatrix regt Wachstumsfaktoren an, unter deren Einwirkung transversale und longitudinale Rundungen der Nägel entstehen. Die Nagelplatten erscheinen vergrößert, kreisrund und wie ein Uhrglas in allen Richtungen konvex gebogen. Außerdem kommt es als Folge von peripherem Sauerstoffmangel zu Schwellungen der Endphalangen, was zu einem trommelschlegelartigen Aussehen der Fingerendglieder führt (◘ Abb. 2.10 und ◘ Abb. 2.11). Bei stärkerer Ausprägung entwickeln sich an den Fingerspitzen Veränderungen nach Art eines inversen Pterygiums. Der Ausdruck Pterygium stammt aus dem Griechischen (*pteryx*: Flügel) und bezeichnet in der Medizin die Bildung von flughautähnlichen Hautfalten. Unter einem inversen Pterygium an den Fingern wird eine Wucherung des hyponychialen Gewebes unter den freien Nagelenden verstanden, oft mit einem Übergreifen der Hypertrophie auf die Fingerkuppen. Bei Uhrglasnägeln gehen die Schwellungen der Endphalangen auf eine Hyperplasie des subkutanen Gewebes und der Kapillaren zurück. Knochenveränderungen fehlen in den meisten Fällen, da sie nur – wie oben erwähnt – bei Bestehen einer hypertrophen pulmonalen Osteoarthropathie auftreten.

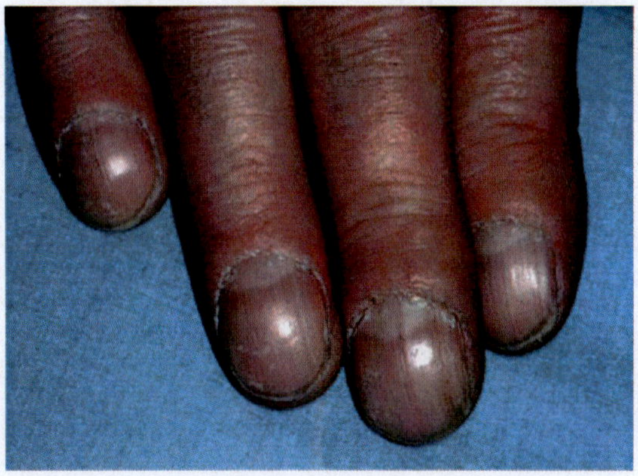

◘ **Abb. 2.10** Uhrglasnägel und Trommelschlegelfingern. (Mit freundlicher Genehmigung von Galderma/DermQuest.com)

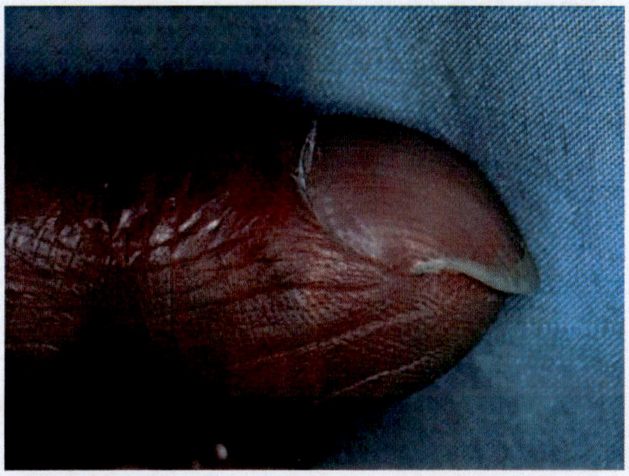

◘ **Abb. 2.11** Uhrglasnagel auf aufgetriebener Endphalanx, inverses Pterygium. (Mit freundlicher Genehmigung von Galderma/DermQuest.com)

> **Da keine konstanten Beziehungen zwischen Uhrglasnägeln und bestimmte Allgemeinstörungen vorliegen, geben diese Veränderungen höchstens Hinweise auf verschiedene Systemerkrankungen. Als Leitsymptom bestimmter Allgemeinstörungen sind Uhrglasnägel und Trommelschlegelfinger nicht anzusehen.**

Wiederholt wurde beobachtet, dass die Entwicklung von Uhrglasnägeln anderen klinischen Symptomen einer Herz-, Kreislauf- oder Lungeninsuffizienz vorauseilt.

Letztlich muss im Hinblick auf die diagnostische Bewertung aber festgehalten werden, dass die Entwicklung von Uhrglasnägeln auch genetisch bedingt sein kann, ohne nachweisbare Hypoxie. Damit ist eine diagnostische Bewertung dieses Symptoms oft nicht möglich.

2.8.3 Tennisschlägernägel (Brachyonychie, Kurznägel)

Tennisschlägernägel (*racket nails, nails en raquette*) sind durch verkürzte, manchmal auch gering verbreiterte Endphalangen und durch kurze, quer gestellte Nagelplatten charakterisiert (▶ Abschn. 4.1.2). Meist sind nur die Daumen von dieser kongenitalen Störung befallen. In erster Linie treten Tennisschlägernägel bei Frauen auf. Eine genetisch bedingte, schon im Alter von 10 Jahren eintretende Verknöcherung der Epiphysenfuge führt zu einem Stillstand des Längenwachstums der Endphalanx. Die Verbreiterung des Knochens schreitet jedoch durch Apposition weiter fort. Beide Mechanismen führen zu kurzen, breiten, tennisschlägerartigen Endphalangen.

> **Dieser erscheinungsmedizinisch störende Zustand kann nur operativ behoben werden (▶ Abschn. 14.2.2).**

Trapeznägel werden auffallend große, teilweise vom lateralen Nagelwall bedeckte Nägel an den beiden großen Zehen genannt. Auf Wunsch der Betroffenen wird diese lediglich erscheinungsmedizinisch relevante Veränderung durch einen chirurgischen Eingriff behoben (▶ Abschn. 14.2.2).

2.8.4 Löffelnägel (Koilonychie)

Wenn die unteren, also die tiefer gelegenen Nagelteile schneller wachsen als die oberflächlichen, zeigt das freie Nagelende nach oben und bildet gewissermaßen einen Löffel. Diese Veränderung wird als Koilonychie (griech. *koilos*: hohl) bezeichnet. Löffelnägel (*spoon nails*, Hohlnägel, Napfnägel, Eierschalennägel) sind flache Nägel mit aufgebogenen Außenrändern. In der Regel sind nur einige Nägel betroffen, in seltenen Fällen weisen alle Nägel eine Löffelform auf. An den Rändern sind die Nagelplatten verdünnt und neigen zu Aufsplitterungen (Onychorrhexis).

Eine Koilonychie kann angeboren sein oder bei Systemkrankheiten auftreten. Auch lokale Störungen können zu Löffelnägeln führen. Physiologischerweise liegen Löffelnägel an den großen Zehen von Kleinkindern vor, sie verschwinden spontan.

Ursachen für eine im späteren Leben auftretende, »erworbene« Koilonychie

- Ernährungsstörungen
- Eisenmangel (hypochrome Anämie); Löffelnägel gehören auch zum Plummer-Vinson-Syndrom, den trophischen Störungen bei Eisenmangel, hier als »Vinson-Nägel« bezeichnet

▼

- Avitaminosen
- Durchblutungsstörungen (Raynaud-Syndrom, ▶ Abschn. 6.10)
- Schilddrüsenstörungen, Morbus Hashimoto (chronische Autoimmunthyreoiditis), Thyreotoxikose
- Pellagra
- Einheimische Sprue, glutensensitive Enteropathie, Zöliakie; Therapie: strenge Diät
- Tropische Sprue, Malabsorptionssyndrom möglicherweise als Folge einer chronischen Dünndarminfektion; Therapie: Kompensation der Resorptionsstörung durch Gaben von Folsäure und Cobalamin
- Lokale Ernährungsstörungen bei Fingerekzemen; Therapie: Ekzembehandlung
- Berufliche Kontakte mit Zement oder Ölen; Therapie: Meiden der Kontaktstoffe

Lässt sich die Ursache einer Koilonychie erkennen und auch ausschalten, normalisiert sich die Nagelform wieder.

> **Bei genetisch bedingten Löffelnägeln kann nur symptomatisch vorgegangen werden (Fräsen, Feilen). Nagelpflege mit Ölen hemmt die Ausbildung der Einsenkungen.**

Unter **Platonychie** versteht man völlig flache, weder konvex noch konkav gebogene Nagelplatten. Möglicherweise ist die Platonychie eine Vorstufe der Koilonychie.

2.8.5 Hakennägel

Liegt ein schnelleres Wachstum der oberflächlichen Nagelteile vor, krümmt sich die Nagelplatte nach unten und bildet damit einen Haken (Papageienschnabelnagel). Hakennägel werden dem Arzt nur selten gezeigt, da die Betroffenen zur Selbsthilfe greifen und einfach die Nägel kurz halten. Die häufigsten Ursachen für Hakennägel sind lokale Versorgungsstörungen oder falsche Essgewohnheiten (Eisen- oder Koenzymmangel). Auch Durchblutungsstörungen, wie sie z. B. häufig bei Kokainabhänigkeit vorliegt (▶ Abschn. 5.2), kommt hier infrage.

2.8.6 Kantennägel

Bei älteren Menschen entstehen manchmal auf den Nagelplatten gerade Längskanten, die eine Dreiteilung des Nagels ergeben. Die Färbung von Kantennägeln ist weißgrau bis gelb. Die Bezeichnung »neapolitanische Nägel« für diese Form einer meist altersbedingten Nagelstörung geht angeblich auf die drei Streifen der neapolitanischen Eiscreme zurück.

2.8.7 Röhrennägel

Röhrennägel (Zwicknägel, Turmnägel, Unguis in turriculo, Pincer-nail-Syndrom) sind meist genetisch bedingt und entstehen im 4. oder 5. Lebensjahrzehnt durch eine zunehmende Querverbiegung des Nagels, zumeist an den Daumen oder an den großen Zehen (Abb. 2.12 und Abb. 2.13). Frauen sind öfter betroffen als Männer. Die seitlichen, nach unten gebogenen Ränder schneiden wie eine Zange (engl. *pincer*) in das Nagelbett ein und verursachen starke Schmerzen. Die transversale Verbiegung der Nagelplatten ist distal am stärksten ausgebildet und kann bis zu einer Röhrenbildung führen. Liegt eine etwa gleich starke Wölbung der Nagelplatte über die gesamte Länge vor, spricht man von einem **Trompetennagel**. Die großen Zehen und ihre Nägel weichen von der Geraden nach innen ab, die anderen Zehen zeigen eine Deviation nach außen. Die Ursache für diese Veränderung besteht in einer zunehmenden Verbreiterung der knöchernen Endphalangen. Bei längerem Bestehen führen Röhrennägel zu Knochenschwund, auch kann sich eine Entzündung der distalen Fingergelenke ausbilden.

Wenn alle Nägel vom Pincer-nail-Syndrom betroffen sind, kann das Vorliegen einer genetischen Störung angenommen werden.

Die Ursache für die Entstehung von Röhrennägeln an einzelnen Fingern oder Zehen im Verlauf des Lebens ist nicht bekannt. Am ehesten ist an eine quere Druckbelastung zu denken, was bei den Zehennägeln besser vorstellbar ist als bei Fingernägeln.

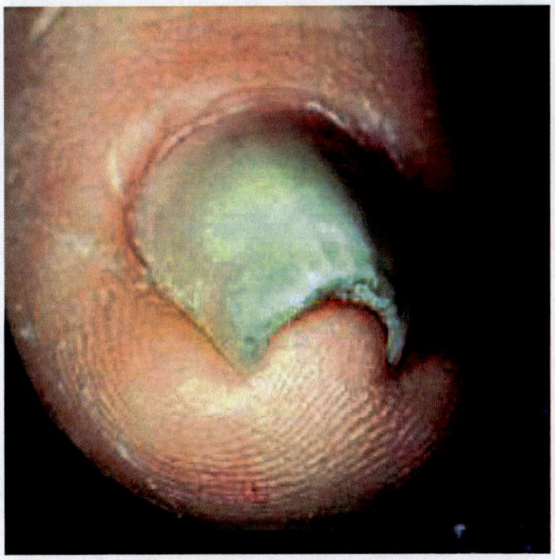

Abb. 2.12 Röhrennägel (Pincer-nail-Syndrom). (Mit freundlicher Genehmigung von Galderma/DermQuest.com)

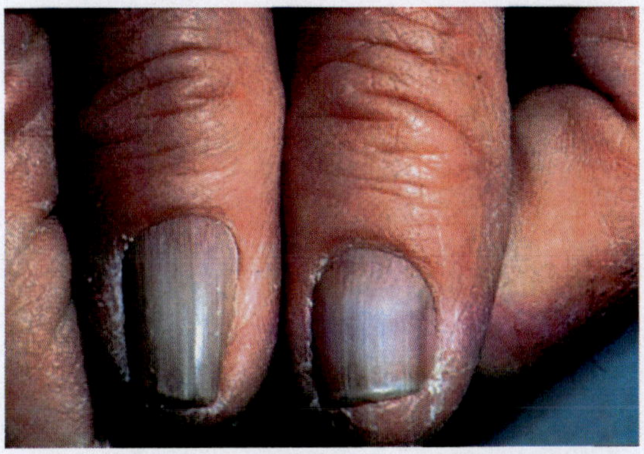

Abb. 2.13 Beginnende Röhrenbildung an mehreren Nägeln. (Mit freundlicher Genehmigung von Galderma/DermQuest.com)

Zur Behandlung von Röhrennägeln kann eine Schienung durch ein unter die zuvor der Länge nach gespaltene Nagelplatte eingeführtes Aluminiumplättchen versucht werden, in vielen Fällen hilft auch Dünnfräsen oder ein Druckverband auf dem gewölbten Nagel. In weniger stark ausgeprägten Fällen hilft eine kaustische Zerstörung der seitlichen Nagelteile, bei stark ausgebildeten Röhrennägeln muss eine Nagelbettplastik vorgenommen werden.

2.8.8 Langnägel

Als Langnägel werden auffallend lang wirkende Fingernägel bezeichnet. Diese Nagelform geht auf schädigende, Tic-artige Maniküregewohnheiten zurück. Dabei wird der Nagelwall immer weiter nach proximal geschoben, was den Eindruck eines »langen Nagels« erweckt. Dass diese Maniküretechnik auch schädigend auf das Nagelwachstum wirkt, lässt sich an den meist vorliegenden zahlreichen Querrillen an der Nagelplatte erkennen.

2.8.9 Zick-Zack-Nägel

Als Zick-Zack-Nägel (*Chevron nails*) werden die bei manchen Kindern im Rahmen des Wachstums auftretenden fischgrätenartigen Furchen bezeichnet, die von der Nagelmitte zu den Rändern ziehen. Zick-Zack-Nägel sind eine normale Entwicklungsphase als Folge stärkeren axialen Wachstums und finden sich nur an den Fingern.

Mit zunehmendem Alter verschwinden die grätenartigen Zeichnungen.

2

2.9 Onychogrypose

Bei der Onychogrypose (Onychogryposis; griech. *grypon*: die Vogelkralle), den Holz-, Krumm-, Klauen- oder Krallennägeln, entstehen schwere Verformungen der Nägel. Die auftretenden Verbiegungen erinnern oft an ein gedrehtes Widderhorn, was auch zur Bezeichnung »Widderhorn« für diese Nagelstörung führte. Im Vordergrund stehen eine Dickenzunahme und eine Änderung der Wachstumsrichtung (◘ Abb. 2.14).

Am häufigsten sind Krallennägel bei alten Menschen zu sehen. Die im Senium eintretenden Veränderungen der Knochen und die Fehlstellung bzw. Versteifung der Gelenke führen zu einer Deformierung des Fußskeletts. Die Schuhe passen nicht mehr und üben Druck auf die Nagelwurzel aus. Das Nagelbett wird muldenförmig zusammengepresst, gleichzeitig erfolgt eine Anregung der Keratozytenbildung. Der nunmehr verdickte, gelbbraune Krallennagel verlässt das Nagelbett und wächst schon von der Matrix aus schräg nach oben. Am Hyponychium entsteht eine massive, weiche Hyperkeratose, über die sich der Nagel hinwegschiebt. Als Folge des Schuhdrucks krümmt sich der Nagel sowohl in Längs- als auch in Querrichtung.

Neben Alterungsprozessen können auch Nervenläsionen, Traumen sowie subunguale psoriatische oder ekzematöse Effloreszenzen zu Krallennägeln führen. Bestimmte Grundkrankheiten wie Psoriasis vulgaris, Syphilis, Ichthyosen, Onychomykosen und Erfrierungen begünstigen die Entwicklung von Krallennägeln. Bei jungen Menschen verursachen wiederholte Traumen derartige Wachstumsstörungen, z. B. bei begeisterten Fußballspielern mit ungeeignetem Schuhwerk.

Die Behandlung der Onychogrypose an den Fußnägeln besteht in wiederholten Schleifungen mit der rotierenden Fräse, um die Normalform wiederherzustellen. Alternativ kann eine Extraktion des Nagels mit Verkauterung des Nagelbetts erfolgen. Fehlstellungen des Fußskeletts müssen korrigiert werden, um Rezidive zu verhindern.

Eine Onychogrypose entwickelt sich fast immer nur an den Zehen, und hier bevorzugt am Hallux. An den Fingern entstehen Krallennägel äußerst selten; als Ursache werden in solchen Fällen hereditäre Verhornungsstörungen angenommen, ein regelmäßig wiederkehrender Druck ist hier nicht anzunehmen.

Die angeborene oder in der Kindheit entstehende **Großzehennageldystrophie** ähnelt der Onychogrypose (► Abschn. 2.9).

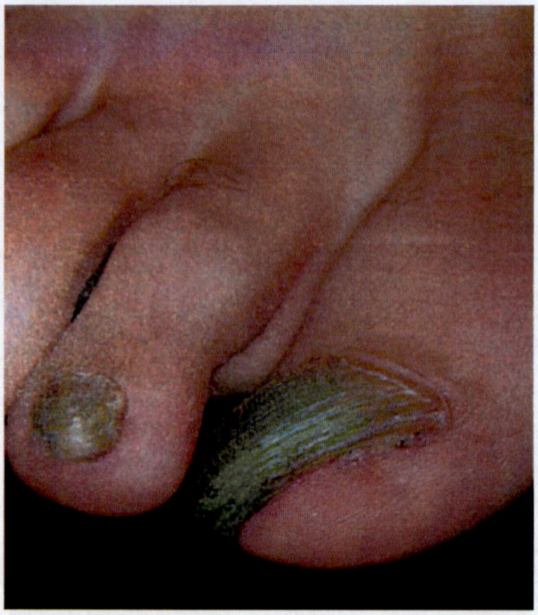

◘ **Abb. 2.14** Onychogrypose. (Mit freundlicher Genehmigung von Galderma/DermQuest.com)

Führen Druckbelastungen nur zu einer Verdickung des Nagels (Pachyonychie) ohne Verlängerung und Verkrümmung, spricht man von **Onychoauxis**.

2.10 Isolierte angeborene Nagelstörungen

Die isolierten angeborenen Nagelstörungen werden in Zusammenhang mit den Nagelveränderungen als Teilsymptome ektodermaler Entwicklungsstörungen in ► Abschn. 4.2 besprochen.

Farbänderungen der Nägel

3.1 Innere Ursachen – 18
3.1.1 Weiße Verfärbung (Leukonychie) – 18
3.1.2 Braune Verfärbung – 19
3.1.3 Gelbe Verfärbung – 21
3.1.4 Blaurote Verfärbung – 21
3.1.5 Blaue Verfärbung – 22
3.1.6 Rote Verfärbung – 22
3.1.7 Halb-und-Halb-Nägel (Terry-Nägel) – 22

3.2 Äußere Ursachen – 22
3.2.1 Kontakt mit Farbstoffen – 22

3

3.1 Innere Ursachen

3.1.1 Weiße Verfärbung (Leukonychie)

Als Leukonychien werden weiße Verfärbungen der Nagelplatten bezeichnet.

Bei dieser wohl häufigsten, aber nicht immer auffallenden Nagelverfärbung, werden unterschieden:

- die **echte Leukonychie** mit Weißfärbung der Nagelplatte (Milchglasnägel, Porzellannägel),
- die **Leukopathie** mit Verfärbung des subungualen Gewebes.

Die echte Leukonychie kann die gesamte Nagelplatte befallen (**Leukonychia totalis**) oder nur einzelne Nagelteile ergreifen (**Leukonychia partialis**). Leukonychien können punktförmig (**Leukonychia punctata**) oder streifenförmig (**Leukonychia striata**) auftreten. Die Leukonychia punctata ist durch millimetergroße Fleckchen charakterisiert, bedingt durch Lufteintritt als Folge von Mikrotraumen bei der Nagelpflege (Zurückschieben der Kutikula). Die Längsstreifen beginnen an der Lunula und zeigen sich nur in den zentralen Nagelabschnitten; die seitlichen Anteile sind frei. Ursache einer Leukonychie sind strukturelle Veränderungen des Nagelkeratins, bedingt durch Störungen der Matrix; bei Leukonychien wird die Transmission des einfallenden Lichtes vermindert.

Die angeborene, autosomal-dominant vererbte **Leukonychia totalis** betrifft sämtliche Nägel, verursacht keine Beschwerden (▶ Abschn. 4.1.1) und stellt nur einen Zufallsbefund dar. Bei dieser Störung sind die Nagelplatten außerordentlich brüchig. Echte angeborene Leukonychien sind selten, meist entstehen Leukonychien im Rahmen von Dermatosen (Alopecia areata), von Nagelinfektionen (▶ Abschn. 8.3.4) oder von Allgemeinkrankheiten (Herzinsuffizienz, Kolitis ulzerosa).

Die sog. **Leukonychia vulgaris** geht auf mechanische Traumen der Nagelplatte zurück. Diese banale, in der Praxis häufig auftretende Veränderung ist gegen eine Leukonychia trichophytica und gegen eine idiopathische, kongenitale Leukonychie abzugrenzen.

> **Als häufigste Ursachen für Leukonychien sind mechanische (Maniküre) und chemische Schäden anzuführen.**

Auch bestimmte Nagelinfektionen können zu einer Leukonychie führen (▶ Abschn. 8.3.4). Als **Pseudoleukonychie** werden die weißen Flecken am Nagel als Folge einer oberflächlichen Infektion mit Dermatophyten bezeichnet.

Eine **Leukopathie** findet sich in typischer Weise bei Patienten mit Leberzirrhose. Bei dieser Erkrankung sind die Nägel opak, völlig undurchsichtig; die Lunula ist nicht mehr zu sehen. Nur am freien Rand findet sich ein etwa 2–3 mm breites, rosafarbenes Band. Dieses Bild wird als Terry-Nagel bezeichnet und entspricht dem bei Urämie auftretenden Halb-und-Halb-Nagel (▶ Abschn. 6.3).

Mees-Streifen (Leukonychia transversa)

Mees-Streifen sind Folgen einer toxischen Schädigung der Matrix und reichen im Gegensatz zur Leukonychia striata quer über den gesamten Nagel. Die Farbe der Streifen ist zartrosa, so wie die Farbe der Lunula. Wenn keine neuerliche Schädigung der Matrix erfolgt, wachsen die Mees-Streifen aus, eine erneute Bildung unterbleibt. Die erste Beschreibung von Mees-Streifen erfolgte bei Arsenvergiftung (erhöhter Arsengehalt des Nagels), später dann auch bei Thalliumvergiftung. Bei einigen Infektionskrankheiten wie Scharlach, Masern oder Typhus können ebenfalls Mees-Streifen auftreten. Mees-Streifen betreffen ebenso wie Beau-Reil-Querlinien (s. unten) alle Nägel und wandern nach der Schädigung mit dem Wachstum der Nagelplatte nach distal. Bei Arsenvergiftung lässt sich durch die Beobachtung der Leukonychia transversa der Zeitpunkt der Gifteinnahme relativ genau feststellen.

Beau-Reil-Querlinien

Beau-Reil-Querlinien oder -rillen entstehen als Folge eines kurzfristigen Sistierens der Nagelbildung, z. B. bei schweren konsumierenden Erkrankungen oder bei einer starken toxischen Schädigung der Nagelmatrix, in klassischer Weise bei einer Chemotherapie. Auch akute Infektionen können zu einer Entstehung von Beau-Reil-Querlinien führen (◘ Abb. 3.1). Derartige Linien entstehen an allen Nägeln gleichzeitig. Aus der Lokalisation von Beau-Reil-Querlinien lassen sich Rückschlüsse auf den Zeitpunkt der toxischen Schädigung der Nagelbildung ziehen.

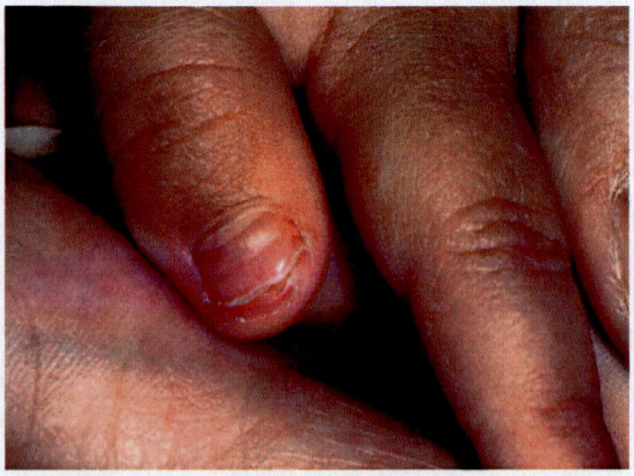

◘ **Abb. 3.1** Querfurchen nach schwerer Erkrankung mit Arretierung des Nagelwachstums. (Mit freundlicher Genehmigung von Galderma/DermQuest.com)

An den Nägeln ägyptischer Mumien wurden transversale Querlinien (Beau-Reil-Querlinien) festgestellt. Als Ursache vermuten die Paläodermatologen Arsenvergiftungen und infektionsbedingte Anämien.

Muehrcke-Bänder

Es handelt sich um paarweise über die Nagelplatte ziehende weiße und rosafarbene Streifen. Muehrcke-Bänder treten in klassischer Weise bei Eiweißmangel (Hypoalbuminämie) auf (▶ Abschn. 6.5). Auch Chemotherapeutika können zu weißen Querfurchen an den Nagelplatten führen, wobei die Zahl der einzeln angegrenzten Querfurchen der Zahl der dem Patienten verabreichten Zyklen entspricht.

3.1.2 Braune Verfärbung

Braune Verfärbungen des Nagels können verschiedene Ursachen haben. In einfacher und kostengünstiger Weise lässt sich die anatomische Lokalisation des Melanins im Nagel durch eine Dermatoskopie des freien Nagelendes feststellen.

Differenzialdiagnostisch ist es von Bedeutung, ob das Melanin von der Matrix stammt und dann in den obersten Nagelschichten liegt, oder ob das Melanin von den Zellen des Nagelbetts gebildet wird und die unteren Nagelanteile färbt.

Bei Afrikanern und Indern sind **dunkle Streifen** (Melanonychie) nicht ungewöhnlich, bei Eurasiern weist eine **flächige, streifenförmige oder punktförmige** braune Verfärbung des Nagels auf das Vorliegen aktiver Melanozyten in der Nagelmatrix hin. Entweder liegt ein pigmentierter Nävus vor (Abb. 3.2), oder es besteht ein Melanom vom akrolentiginösen Typ (Abb. 3.3 und Abb. 3.4).

Eine exakte Differenzierung ist nur durch eine Stanzbiopsie möglich. Diagnostisch hilfreich ist auch die Dermatoskopie (▶ Abschn. 11.3.1). Die Pathogenese der pigmentierten Längsstreifen an den Nägeln nach Gabe von Zytostatika ist noch ungeklärt (▶ Kap. 12).

Die Materialentnahme bei einer Stanzbiopsie darf nicht nur von der Nagelplatte erfolgen, sondern muss auch Gewebe von der Matrix enthalten.

Durch Melanin verursachte pigmentierte Längsstreifen am Nagel (**longitudinale Melanonychien**) weisen auf eine Aktivierung von Melanozyten hin; ob dies Hauttyp-bedingt ist oder auf Tumoren zurückgeht (Nävus, Melanom), muss im Einzelfall geklärt werden. Unter Umständen ist für die Stellung der Diagnose eine Biopsie notwendig. Pigmentierte Querstreifen am Nagel (**transversale Melanonychien**) weisen auf eine passagere Anre-

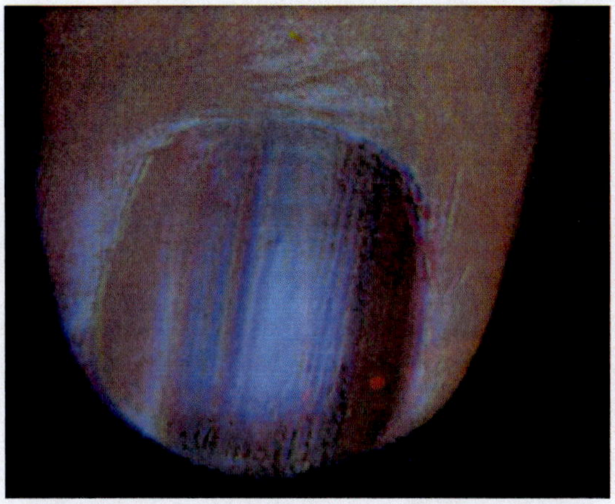

Abb. 3.2 Subungualer Naevus pigmentosus. (Mit freundlicher Genehmigung von Galderma/DermQuest.com)

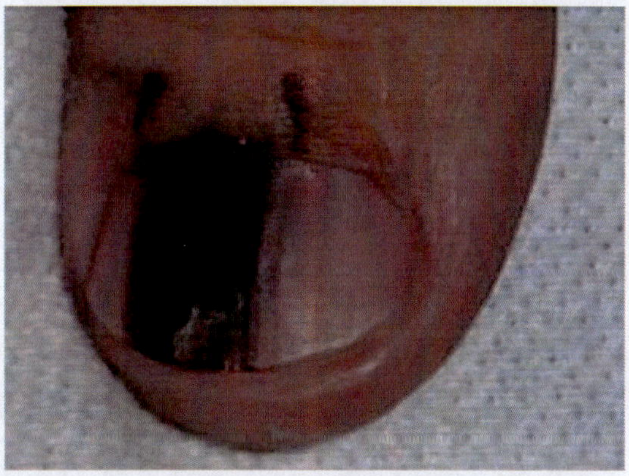

Abb. 3.3 Subunguales Melanom und Melanose des Perionychiums. (Mit freundlicher Genehmigung von Galderma/DermQuest.com)

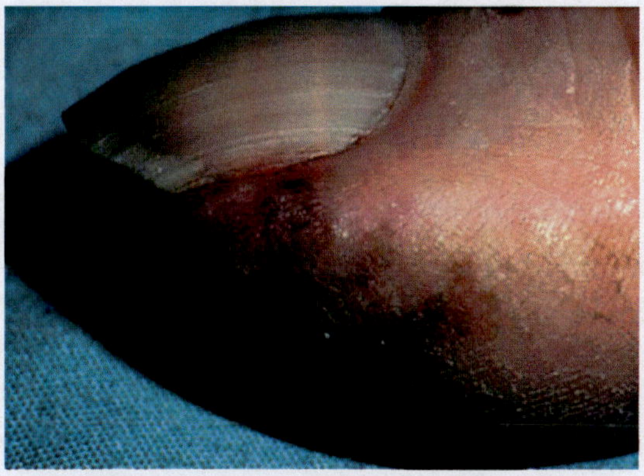

Abb. 3.4 Subunguales und periunguales Melanom und Melanose. (Mit freundlicher Genehmigung von Galderma/DermQuest.com)

gung der Melaninbildung hin, heilen aber meist mit dem Nagelwachstum aus.

Für ein Melanom ist die Pigmentierung der Umgebung des Nagels typisch, was **Hutchinson-Zeichen** genannt wird (► Abschn. 11.3.1). Beim **Pseudo-Hutchinson-Zeichen** scheint auch die stark pigmentierte Matrix durch die Kutikula durch.

Auftreten des Hutchinson-Zeichens

- Bei Menschen vom Pigmentierungstyp V und VI
- Nach Traumen und Bestrahlungen
- Bei Mangelkrankheiten
- Bei einem Nävus der Nagelmatrix
- Bei Peutz-Jeghers-Syndrom
- Bei Laugier-Hunziker-Syndrom
- Bei Hyperpigmentierungen durch Arzneimittel
- Bei Morbus Addison
- Bei AIDS-Patienten

Auch Blutungen oder Pilzinfektionen können dunkle Streifen am Nagel hervorrufen.

> **Jede longitudinale Melanonychie bei Bestehen auch einer nicht von Melanozyten ausgehenden Nagelgeschwulst muss bioptisch untersucht werden.**

▫ Tab. 3.1 gibt eine Übersicht über die verschiedenen Ursachen von longitudinalen Melanonychien.

Pigmentierte Querstreifen am Nagel (**transversale Melanonychien**) sind sehr selten und entstehen nur vereinzelt nach Bestrahlungen der Nägel (Röntgen, PUVA) oder nach Gaben von Zidovudin, einem bei AIDS verabreichten Hemmstoff der reversen Transkriptase.

Eine **diffuse Braunfärbung** der Nägel entwickelt sich bei Morbus Addison, Ochronose, Hämochromatose und perniziöser Anämie. Das gleiche Bild zeigt eine diffuse Melanose, die Aussaat eines Melanoms. Beim Morbus Wilson kommt es zur Ablagerung von Kupfersalzen im Bereich der Lunula, was zu einer blaubraunen Verfärbung nur dieses speziellen Nagelanteils führt.

Bei pigmentierten Nagelveränderungen ist die Dermatoskopie oft hilfreich:

- Ein homogenes graues Bild weist auf eine vermehrte Melaninbildung hin.
- Regelmäßige, braun gefärbte Strukturen finden sich bei benignen, melanozytären Hyperplasien.
- Regelmäßige, braun gefärbte Strukturen mit einzelnen Pigmentanhäufungen werden beim Naevus pigmentosus gesehen.
- Unregelmäßige pigmentierte Strukturen zeigt nur das Melanom.

Abbildungen hierzu finden sich in ► Abschn. 11.3. Im Zweifelsfall lässt sich auch bei entsprechender Ausrüstung intra operationem eine Dermatoskopie des verdächtigen pigmentierten Herdes vornehmen, um das weitere Vorgehen zu klären.

▫ Tab. 3.1 Die Ursachen longitudinaler Melanonychien

Ursache	Bemerkungen
Umschriebene Aktivierung von Melanozyten	Zytostatika, Azidothymidin bei AIDS-Patienten, Bestrahlungen (Röntgen, PUVA)
Endokrine Störungen	Morbus Addison, Morbus Cushing, Adrenalektomie, Hyperthyreodismus, Akromegalie, Schwangerschaft
AIDS	Pigmentierung zahlreicher Nägel, Pigmentflecken an Handtellern, Fußsohlen und Schleimhäuten (Signum mali ominis!)
Entzündliche Nagelerkrankungen	Lichen ruber planus, Onychomykose, pustulöse Psoriasis, Morbus Hallopeau, chronische Strahlendermatitis
Peutz-Jeghers-Syndrom Laugier-Hunziker-Syndrom	Auch Pigmentflecken an Schleimhäuten (s. Text)
Nichtmelanozytäre Tumoren	z. B. Morbus Bowen; Differenzierung gegen ein Melanom erforderlich!
Mangelerkrankungen	Mangel an Cobalamin (Vitamin B_{12}) oder Folsäure
Traumen	Nagelzupfen, Nagelbeißen. Schuhdruck, orthopädische Fußstörungen
Hauttyp-bedingt	Menschen vom Pigmentierungstyp V und VI
Verschiedene Autoimmunkrankheiten	Bei LE und systemischer Sklerodermie selten
Subunguale Blutungen	Färbung durch Hämoglobin (durch Teststreifen nachweisbar), nicht durch Melanin

PUVA Psoralen plus UVA, *LE* Lupus erythematodes.

Die **endobukkale Lentiginose (Peutz-Jeghers-Syndrom**, Pigmentfleckenpolypose) ist nicht nur durch pigmentierte Flecken an der Mundschleimhaut charakterisiert, sondern gleichartige Veränderungen treten auch unter den Nägeln auf; die dunklen Flecken sind gegen ein subunguales Melanom zu differenzieren, was aufgrund des Vorkommens von Lentigines an der Mundschleimhaut und an den Lippen nicht schwer ist; auch bestehen bei diesem autosomal-dominant vererbten Syndrom regelmäßig Polypen im Magen-Darm-Trakt. Eine Behandlung ist hier aus dermatologischer Sicht nicht erforderlich. Bei Onycholysen verschiedenster Ursachen können sich Schimmelpilze unterhalb der abgelösten Nagelteile etablieren und zu einer Schwarz- oder Schwarzbraunverfärbung der Nagelplatte führen (▶ Abschn. 3.2.1, ▶ Kap. 8 und ▶ Kap. 9).

Beim **Laugier-Hunziker-Syndrom**, einer nichtangeborenen Störung des Pigmentsystems unbekannter Genese, erfolgt entweder eine diffuse Pigmentierung der Nagelränder, oder es entwickeln sich ein oder zwei Längsstreifen. In Einzelfällen wurde auch ein familiäres Auftreten dieser Störung beobachtet.

> **Für die Differenzialdiagnose ist die Tatsache von besonderer Bedeutung, dass ein Pseudo-Hutchinson-Zeichen auftreten kann, d. h. punktförmige Pigmentierungen an den Nagelwällen. Außerdem entwickeln sich an den Lippen, an der Mundschleimhaut und in der Perianalregion Pigmentflecken. Diese Symptome erleichtern die Diagnose.**

3.1.3 Gelbe Verfärbung

Schlechte Versorgung der Nägel oder altersbedingte Durchblutungsstörungen verursachen eine Verdickung der Nagelplatten, was zu dunkelgelben, manchmal sogar gelb-bräunlichen Verfärbungen führt. Man spricht hier vom **Yellow-nail-Syndrom** oder von **Skleronychie** (▶ Abschn. 5.1). Typische Ursachen sind Herz-, Nieren- und Lungenkrankheiten. Als lokale Ursache ist an erster Stelle das Vorliegen einer Lymphstauung anzuführen. AIDS-Patienten mit einer **Pneumocystis-carini-Pneumonie** zeigen zwar oft eine Skleronychie, jedoch fehlt die Verdickung der Nagelplatten. Auch bei Malignomen und bei Immundermatosen kann ein Yellow-nail-Syndrom auftreten.

> **Verdickte, gelbe Nagelplatten sollten zu einer Durchuntersuchung des Patienten Anlass geben.**

Die Einnahme der beiden Karotinoid-Farbstoffe β-Karotin oder Xanthaxanthin führt zur **Xanthodermie**; bei manchen Menschen entwickelt sich nicht nur eine gelblich-rötliche Verfärbung der Handteller, sondern auch der Nägel.

Die orale Gabe von Antimalariamitteln (Chloroquin) verursacht eine dunkelgelbe Verfärbung der Nägel (»Atebrinikterus«), ebenso die Einnahme von Gold- oder Quecksilbersalzen (Chrysiasis, Hydrargyrose). Tetrazykline führen bei manchen Patienten zu einer Gelbfärbung der Nagelsubstanz.

3.1.4 Blaurote Verfärbung

Mechanische Schädigungen des Nagels verursachen subunguale Blutungen von blauroter, manchmal dunkler, fast schwarzer Farbe (■ Abb. 3.5). Umschriebene, unter Umständen auch schmerzhafte, blaurote Verfärbungen der Nägel gehen auf Tumoren des Nagelbetts zurück. Zu nennen sind hier verschiedenste Angiome, Glomustumoren und Granulome (**Granuloma teleangiectaticum**). Verfärbungen durch mechanische Einwirkungen werden in ▶ Kap. 10 besprochen.

An Medikamenten, die zu blauroten Nagelverfärbungen führen können, sind die Antimalariamittel (Mefloquin) zu nennen. Allerdings ist nicht immer klar, ob hier Ablagerungen des Pharmakons oder von Blutfarbstoff vorliegen.

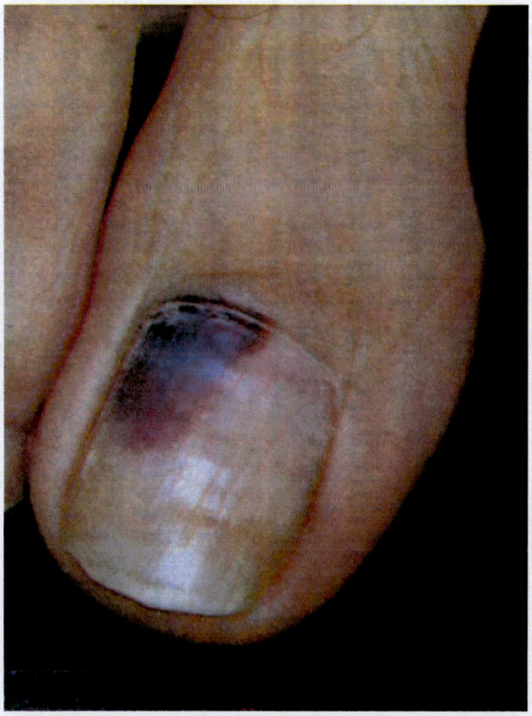

■ **Abb. 3.5** Subunguales Hämatom. (Mit freundlicher Genehmigung von Galderma/DermQuest.com)

3

3.1.5 Blaue Verfärbung

Bei Sauerstoffmangel (Zyanose bei Herz-Lungen-Erkrankungen) ebenso wie bei Methämoglobinbildung tritt eine bläuliche Verfärbung der Nägel ein. Dunkelblaue Nägel finden sich bei Morbus Wilson, Ochronose und Hämochromatose, bei der es zur subungualen Ablagerung von Kupfersalzen, von Homogentisinsäure bzw. von Hämosiderin kommen kann.

Blaue Nägel entwickeln sich bei der **Alkaptonurie**, einer autosomal-rezessiven Erkrankung, die durch einen Mangel an Homogentisin-Oxidase bedingt ist. Oxidationsprodukte der Homogentisinsäure und Benzochinonessigsäure sind dunkel gefärbt und werden im Bindegewebe und in den Nägeln abgelagert. Es kommt zur **Ochronose**, deren klinische Leitsymptome der dunkle Harn und das dunkle Cerumen sind.

Hydrochinonhaltige Bleichmittel, wie sie zur Behandlung von Chloasmen, aber ganz besonders von Afrikanerinnen zur Aufhellung ihrer Haut verwendet werden, hemmen schon ab einer Konzentration von 2% die Homogentisinsäure-Oxidase und können deshalb zu einer extern verursachten Ochronose führen. Hierbei kommt es aber nur in Ausnahmefällen zu einer Verfärbung der Nägel.

Die orale Einnahme von Silbersalzen bewirkt eine bläulich-graue Verfärbung der Nägel, besonders der Fingernägel. Eine Argyrose (*silver-blue nails*) wird heute nur noch äußerst selten beobachtet, da kaum mehr silberhaltige Medikamente verwendet werden, und entsteht höchstens nach überreichlicher Anwendung von silberhaltigen Adstringenzien oder Nasentropfen. Rollkuren mit silberhaltigen Medikamenten zur Behandlung von Magengeschwüren sind heute obsolet (▶ Abschn. 12.5).

Gelegentlich entwickelt sich unter einer länger dauernden Minocyclin-Medikation eine graublaue Verfärbung der Nägel.

3.1.6 Rote Verfärbung

Rote Nägel (*red nails*) gehen auf eine verstärkte Durchblutung im proximalen Drittel der Nagelplatte zurück. Hier liegt die gleiche Pathogenese vor wie beim **Erythema palmare et plantare**. Rote Nägel finden sich in typischer Weise bei Immundermatosen, aber auch bei Arzneimitteleruptionen und auch bei Alopecia areata, bei der eine Zugehörigkeit zu den Immundermatosen diskutiert wird, kann dieses Symptom an den Nägeln auftreten. Als longitudinale Erythronychie wird ein roter Längsstreifen am Nagel bezeichnet, verursacht entweder durch ein Papillom am Nagelbett oder durch eine systemische Gefäßkrankheit (▶ Abschn. 11.1.7).

Die Nägel der Mumien im britischen Museum zeigen eine auffallend dunkelrote Färbung. Die Ursache hierfür ist nicht bekannt, die Paläodermatologie steht hier vor einem Rätsel.

3.1.7 Halb-und-Halb-Nägel (Terry-Nägel)

Bei etwa jedem dritten Patienten mit chronischer Urämie entwickelt sich eine **azotämische Onychopathie.** Dem klinischen Bild nach spricht man von Halb-und-Halb-Nägeln. Die proximalen Teile der Finger- und Zehennägel sind weiß, die distalen rotbraun. Bei Besserung der Stoffwechsellage bilden sich die Verfärbungen wieder zurück. Auch bei Lebererkrankungen treten derartige Halb-und-Halb-Nägel auf.

Halb-und-Halb-Nägel finden sich in leichter Form als Folge der reduzierten Versorgung auch bei alten, aber nieren- und lebergesunden Menschen.

3.2 Äußere Ursachen

3.2.1 Kontakt mit Farbstoffen

Kontakt mit Haar- oder Hautfärbemitteln führt nicht nur zu einer Braunfärbung der Haare und der Haut, sondern auch zu einer Braunfärbung der Nägel. Bekannt ist die Braunfärbung nach Kontakt mit Juglon aus dem Saft frischer Walnüsse. Auch Henna färbt die Nägel an. Bei Anwendung von sog. »Selbstbräunern« (Dihydroxyaceton) bleibt oft eine Braunfärbung der Nagelplatten zurück, wenn die Färbelösung nicht rasch abgespült wird. Bei starken Rauchern gehen dunkelbraune Verfärbungen der Nagelplatten auf die Ablagerung von Teerprodukten zurück. Berufsbedingt kann eine Braunfärbung der Nägel durch äußere Einwirkungen von Pikrinsäure (◘ Abb. 3.6), Dithranol, Kaliumpermanganat, Formaldehyd (◘ Abb. 3.7), Silbernitrat oder Salpetersäure erfolgen, um nur die wichtigsten industriellen Kontaktstoffe zu nennen.

> **Äußerliche Verfärbungen betreffen jeweils nur die obersten Zelllagen, einige Striche mit einer Feile bringen die Verfärbung zum Verschwinden.**

Zu einer Gelbfärbung der Nagelplatten kommt es bei Kontakt mit Methylendianilin, einer in der Kunststoffproduktion verwendeten Substanz.

Mikrobiell bedingte blauschwarze, grünliche oder schwarze Verfärbung

Bei einer Onycholyse können farbstoffbildende Bakterien oder Pilze in den Zwischenraum zwischen Nagelbett und

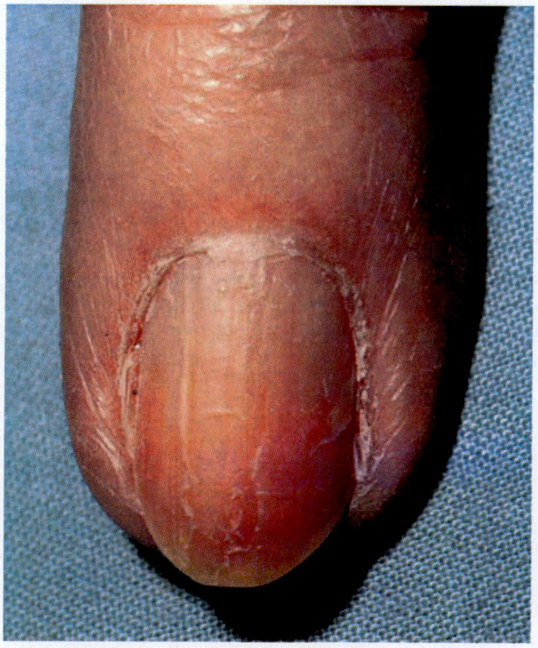

■ **Abb. 3.6** Anfärbung der Nagelplatte von außen. (Mit freundlicher Genehmigung von Galderma/DermQuest.com)

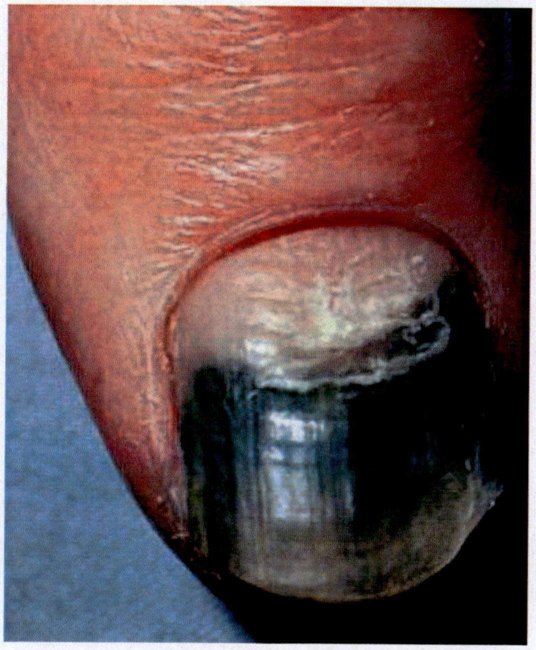

■ **Abb. 3.8** Subunguale bakterielle Infektion mit *Pseudomonas* bei Onycholyse. (Mit freundlicher Genehmigung von Galderma/DermQuest.com)

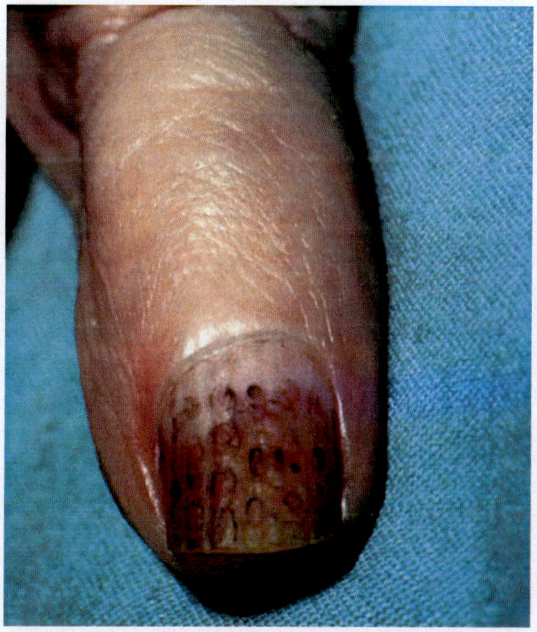

■ **Abb. 3.7** Verfärbung der Nagelplatte durch regelmäßigen beruflichen Kontakt mit Formaldehyd. Durch Tragen von Schutzhandschuhen entwickelten sich die proximalen Nagelanteile wieder normal. (Mit freundlicher Genehmigung von Galderma/DermQuest.com)

freien Anteilen der Nagelplatte eindringen. Dies führt zu einer Verfärbung des Nagels. Liegt *Pseudomonas aeruginosa* (alter Name *Bacillus pyocyaneus*) vor, erscheint der Nagel blauschwarz (■ Abb. 3.8) oder grün (**Chloronychie**). In diesem Fall handelt es sich um ein Blue-nail- oder Green-nail-Syndrom. Weitere Angaben hierzu finden sich in ► Kap. 9.

Der Fadenpilz *Trichophyton rubrum* verursacht einen rötlichen Farbton, das Einwachsen des Schimmelpilzes *Aspergillus niger* ergibt eine schwarze Verfärbung unterhalb der abgehobenen Nagelplatte.

Begünstigt wird die Einwanderung von Mikroorganismen einerseits durch häufiges Arbeiten in feuchtem Milieu und andererseits durch zu starkes oder zu häufiges Nagelbürsten, Nagelzupfen oder Nagelbeißen; bei verschiedenen Hautkrankheiten wie z. B. Psoriasis vulgaris kommt es ebenfalls zu einer Wucherung von Bakterien unter den onycholytischen Teilen der Nagelplatten.

> **Bei geringer Ausdehnung der Infektion genügen oft die Entfernung der erkrankten Nagelanteile und zartes Bürsten mit einer Natriumhypochlorit-Lösung oder Baden in verdünntem Essig. In fortgeschrittenen Fällen bei Befall von mindestens 50% des Nagels ist die orale Gabe von Antibiotika zu empfehlen.**

Angeborene Nagelveränderungen

4.1 Isolierte angeborene Nagelstörungen – 26
4.1.1 Leukonychien – 26
4.1.2 Tennisschlägernägel – 26
4.1.3 Löffelnägel (Koilonychie, Hohlnägel) – 26
4.1.4 Finger- und Nagelrudimente – 27
4.1.5 Großzehennageldystrophie – 27
4.1.6 Kongenitale Onychodysplasie – 27
4.1.7 Anonychie und Mikroonychie – 27
4.1.8 Twenty-nail-Syndrom – 27
4.1.9 Pterygium inversum unguis – 28
4.1.10 Onychogrypose – 28
4.1.11 Kongenitaler Nagelschiefstand – 28
4.1.12 Onychomadese – 29

4.2 Nagelveränderungen als Teilsymptome ektodermaler Störungen – 29
4.2.1 Ektodermale Dysplasien – 29
4.2.2 Pachyonychia congenita – 29
4.2.3 Ichthyosen – 29
4.2.4 Nagel-Patella-Syndrom – 30
4.2.5 Tuberöse Hirnsklerose – 30
4.2.6 Trichothiodystrophien – 30
4.2.7 Huriez-Syndrom – 30
4.2.8 KID-Syndrom – 31
4.2.9 Incontinentia pigmenti – 31
4.2.10 Dyskeratosis follicularis Darier – 31
4.2.11 Hermaphroditismus verus – 31

Angeborene Nagelveränderungen können entweder isoliert auftreten, oder sie entwickeln sich als Teilsymptome von Allgemeinstörungen, die auch andere Organe betreffen. Eine Zwischenstellung nehmen die Nagelveränderungen bei Frühgeburten ein. Als Folge einer ungenügenden Ausbildung der Nagelsubstanz, also einer vorübergehenden Störung, kann es zu Infektionen, z. B. zu Onychomykosen, kommen.

4.1 Isolierte angeborene Nagelstörungen

4.1.1 Leukonychien

Neben zahlreichen anderen Ursachen (▶ Abschn. 3.1.1) ist auch eine kongenitale, autosomal-dominant vererbte Leukonychie bekannt, entweder mit einer diffusen weißen Verfärbung aller Nagelplatten (◘ Abb. 4.1) oder mit weißen Querstreifen.

Die Formen einer angeborenen Leukonychie sind harmlos und bedürfen keiner Behandlung. Zu strukturellen Veränderungen der Nagelplatte kommt es nicht.

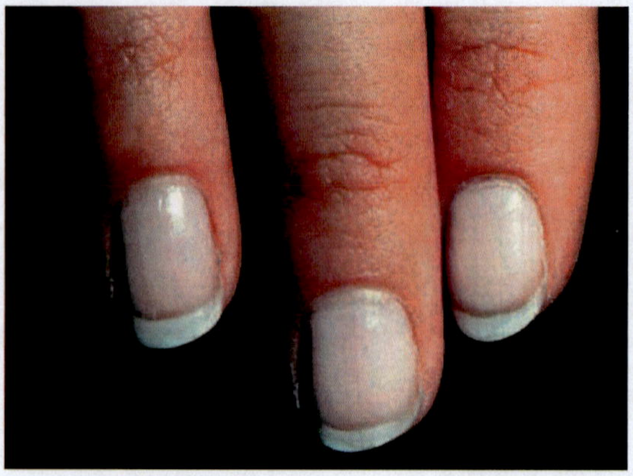

◘ **Abb. 4.1** Leukonychie. (Mit freundlicher Genehmigung von Galderma/DermQuest.com)

4.1.2 Tennisschlägernägel

Tennisschlägernägel (*racket nails, nails en raquette*) werden autosomal-dominant vererbt (▶ Abschn. 2.8.3). Bei Frauen findet sich diese Nagelanomalie häufiger als bei Männern. Charakteristisch sind für die Tennisschlägernägel die verkürzten, manchmal auch gering verbreiterten Endphalangen und die kurzen, quer gestellten Nagelplatten (◘ Abb. 4.2 und ◘ Abb. 4.3). Zumeist sind nur die Daumen befallen.

Außer einer erscheinungsmedizinischen Störung verursacht diese Nagelanomalie keinerlei Probleme. Manche der betroffenen Frauen wünschen aus optischen Gründen eine chirurgische Behebung.

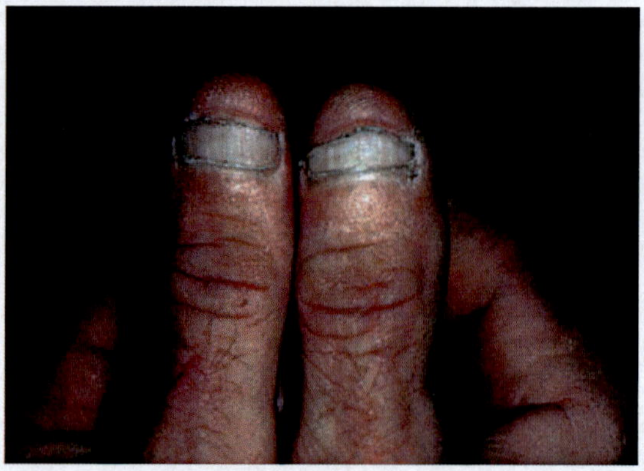

◘ **Abb. 4.2** Tennisschlägernägel. (Mit freundlicher Genehmigung von Galderma/DermQuest.com)

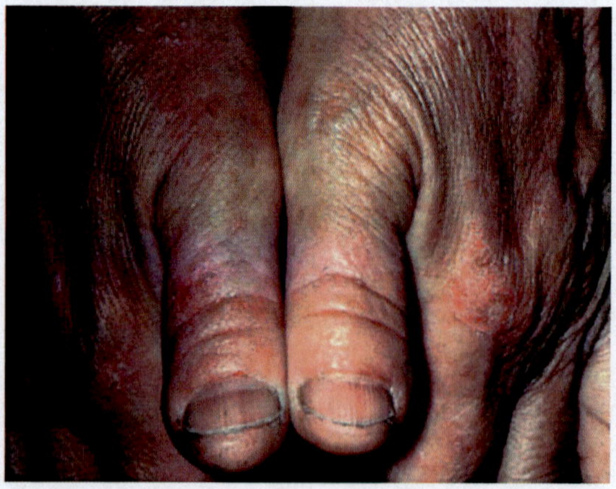

◘ **Abb. 4.3** Tennisschlägernägel. (Mit freundlicher Genehmigung von Galderma/DermQuest.com)

4.1.3 Löffelnägel (Koilonychie, Hohlnägel)

Eine Koilonychie (▶ Abschn. 2.8.4) ist häufig angeboren, kann sich aber auch im Rahmen von Systemkrankheiten entwickeln. Auch lokale Störungen führen mitunter zu dieser veränderten Nagelform.

Dieses Symptom erlaubt keine Zuordnung zu einer spezifischen Störung. Außer einer genauen Familienanamnese sind meist weitere allgemeinmedizinische Untersuchungen erforderlich.

4.1.4 Finger- und Nagelrudimente

Akzessorische Finger, meist nur in rudimentärer Form an den Endphalangen, treten bei Menschen vom schwarzen und dunklen Hauttypus häufiger, bei Eurasiern nur selten auf. Ein Fingerendglied trägt z. B. als Zeichen eines Digitus supranumeralis eine ektopische Nagelanlage. Die Nagelanlage ist zwar meist verkleinert, kann aber auch komplett sein; oft liegt nur eine angedeutete Nagelplatte vor (**Onychoheterotopie**).

Die Behandlung besteht in der chirurgischen Entfernung.

4.1.5 Großzehennageldystrophie

Das Bild der angeborenen oder in der Kindheit entstehenden Großzehennageldystrophie ähnelt der Onychogrypose; die graugelben Nagelplatten beider Großzehen, manchmal auch nur einer Großzehe, weisen Krümmungen in der Längs- und in der Querachse auf und sind nur im proximalen Anteil an das Nagelbett angeheftet.

Eine Behandlung kann hier nur auf chirurgischem Weg erfolgen.

Gleiches trifft auch auf den angeborenen Unguis incarnatus zu (▶ Abschn. 14.2.1).

4.1.6 Kongenitale Onychodysplasie

Bei der kongenitalen Onychodysplasie, auch als **kongenitales Syndrom der Zeigefinger** oder **Iso-Kikuchi-Syndrom** bezeichnet, sind fast ausschließlich die Zeigefinger und die zweiten Zehen der Füße befallen. An den Nägeln liegen Mikroonychie, Anonychie, Polyonychie und Onychogryposeartige Wachstumsstörungen in verschiedenem Ausmaß vor. Außerdem findet sich eine Syndaktylie der Finger und/oder Zehen, die Endphalangen sind verkürzt und aufgetrieben.

Die Erkrankung ist harmlos, die Patienten und ihre Angehörigen können beruhigt werden, es besteht nur eine, allerdings massive, erscheinungsmedizinische Störung. Eine konservative Behandlung ist nicht möglich, die zusammengewachsenen Finger oder Zehen müssen chirurgisch getrennt werden.

4.1.7 Anonychie und Mikroonychie

Bei der (aplastischen) **Anonychie** unterbleibt die Bildung der Nägel, bei der **Mikroonychie** wachsen kleine, nur etwa die Hälfte der Endphalangen bedeckende Nagelplatten.

4.1.8 Twenty-nail-Syndrom

Beim Twenty-nail-Syndrom (*twenty nail disease*, TND) werden zwei Formen unterschieden:

- Die erste Form, das **angeborene** Twenty-nail-Syndrom, entwickelt sich schon in der frühen Kindheit; es kommt zur Ausbildung glanzloser, rauer Nägel mit starker Längsriffelung (Sandpapier-Dystrophie). Die Nagelplatten verlieren ihre Transparenz, werden brüchig und neigen zur Spaltbildungen (■ Abb. 4.4). Derartige Veränderungen müssen bei Kindern immer den Verdacht auf das Vorliegen eines Twenty-nail-Syndroms lenken (■ Abb. 4.4 und ■ Abb. 4.5).
- Die zweite, **erworbene** Form des Twenty-nail-Syndroms ist durch die Ausbildung glänzender Nagelplatten mit trüben Längsfurchen charakterisiert und tritt oft zusammen mit bestimmten Dermatosen auf. Anzuführen ist hier an erster Stelle die alle Nägel betreffenden Onychodystrophie bei Lichen ruber planus (▶ Abschn. 7.4), aber auch bei Alopecia areata oder Psoriasis vulgaris kann es zur Mitbeteiligung aller zwanzig Nägel kommen. Ein gemeinsames Vorkommen von Twenty-nail-Syndrom und Vitiligo dürfte rein zufällig sein und sollte nicht als Beweis für eine immunologische Genese der Nagelstörung angesehen werden.

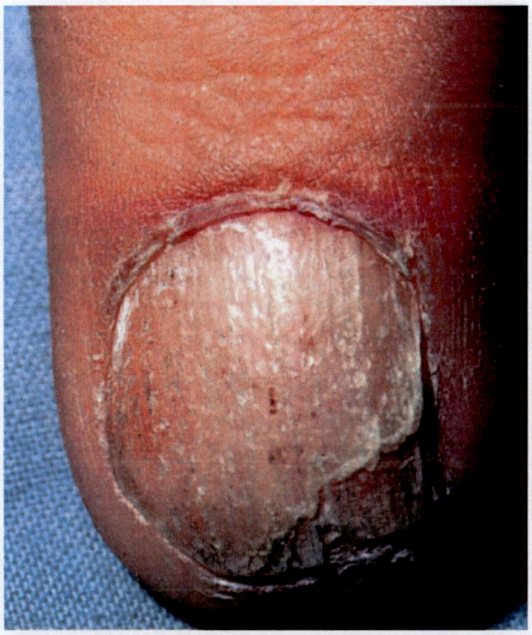

■ **Abb. 4.4** Onychoschisis bei Twenty-nail-Syndrom. (Mit freundlicher Genehmigung von Galderma/DermQuest.com)

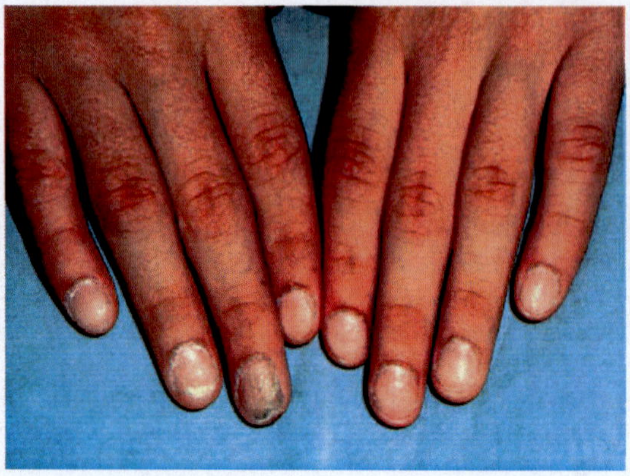

Abb. 4.5 Twenty-nail-Syndrom. (Mit freundlicher Genehmigung von Galderma/DermQuest.com)

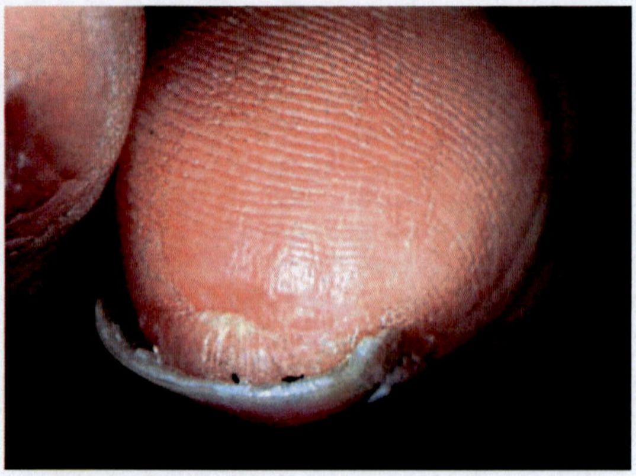

Abb. 4.6 Pterygium inversum. (Mit freundlicher Genehmigung von Galderma/DermQuest.com)

Die Ursache des genetisch bedingten oder erworbenen Twenty-nail-Syndroms ist unbekannt, eine effektive Behandlung gibt es nicht. Je nach der Art und dem Ausmaß der Störung eignen sich Fräsungen, Aufbringung eines Nagellacks oder Aufkleben von Nagelprothesen zur Verdeckung der erscheinungsmedizinischen Störung (▶ Kap. 13).

Das KID-Syndrom wird in ▶ Abschn. 4.2.8 besprochen.

4.1.9 Pterygium inversum unguis

Bei diesem seltenen, mitunter familiär auftretenden Syndrom (ventrales Pterygium) kommt es zu einer Wucherung des distalen Nagelbetts mit Übergreifen auf die Fingerkuppen. Die distal an das Nagelbett fixierten Nägel wachsen über die Fingerspitzen hinaus und biegen sich um (Abb. 4.6). Die distale Furche unter dem Nagel verschwindet. Die Veränderung ist schmerzhaft. Die Betroffenen verzichten auf das Schneiden der erkrankten Nägel, da das Gewebe des gewucherten Nagelbettes hoch empfindlich ist und lange Nägel dieses Gewebe schützen (Abb. 4.7).

Eine Behandlung ist nur rein symptomatisch möglich.

Zu ähnlichen Nagelveränderungen kommt es bei systemischer Sklerodermie, bei akutem Lupus erythematodes und bei Dermatomyositis (▶ Abschn. 7.12). Auch als Folge eines Schlaganfalls mit halbseitiger Lähmung bildet sich manchmal ein Pterygium inversum unguis auf allen Fingernägeln der befallenen Seite aus. Die toxische Wirkung von Formaldehyd in Nagelpflegeprodukten kann ebenfalls zu einem Pterygium inversum unguis führen (▶ Abschn. 13.2.1).

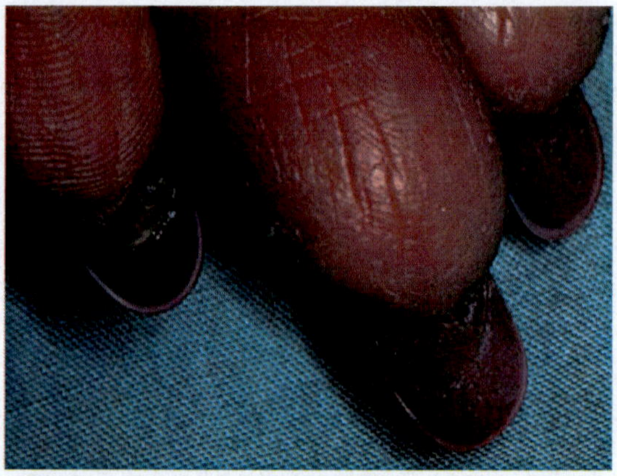

Abb. 4.7 Ausgeprägtes Pterygium inversum beim Erwachsenen. (Mit freundlicher Genehmigung von Galderma/DermQuest.com)

4.1.10 Onychogrypose

Liegt eine autosomal-dominante Form der Onychogrypose vor, können alle Hand- und Fußnägel von dieser Fehlstellung betroffen sein (▶ Abschn. 2.9).

4.1.11 Kongenitaler Nagelschiefstand

Bei dieser kongenitalen Störung des Nagelbildes steht zwar die große Zehe gerade, der Nagel und die Nagelmatrix streben aber nach lateral zur zweiten Zehe hin. Der verdickte Nagel trägt zahlreiche Querrillen und ist durch Blutungen und durch die sich unter den onycholytischen Nagelteilen vermehrenden Mikroorganismen (Bakterien,

Pilze) pigmentiert. In den meisten Fällen kommt es noch im ersten Lebensjahr zu einer spontanen Korrektur.

Bleibt der Nagelschiefstand länger bestehen, sollte zur Verhinderung einer bleibenden Nagelstörung frühzeitig eine operative Sanierung erfolgen.

4.1.12 Onychomadese

Eine Onychomadese (totale Onycholyse), die proximal beginnende Abhebung der gesamten Nagelplatte, kann bei verschiedenen Nagelstörungen auftreten (▶ Abschn. 2.3). Selten ist die kongenitale Form, die im Laufe des Lebens bei verschiedenen Familienmitgliedern immer wieder an einzelnen Fingern oder Zehen auftritt. Diese auch als Maximalform von Beau-Reil-Querlinien aufgefasste Störung entwickelt sich ohne Einnahme von Medikamenten und ohne das Vorliegen einer Systemkrankheit.

4.2 Nagelveränderungen als Teilsymptome ektodermaler Störungen

4.2.1 Ektodermale Dysplasien

Ektodermale Dysplasien zeigen sich als komplexe Dermatosen, die durch Veränderungen der Nägel, der Haare, der Zähne und der Schweißdrüsen (Hypohidrose) charakterisiert sind. Die Nagelplatten sind meist abnorm dünn, besonders bei der anhidrotischen Form dieser Störung. Als Folge des langsamen Wachstums erreichen die Nägel oft nicht einmal den freien Rand der Endphalanx. In seltenen Fällen fehlen die Nägel vollständig (Anonychie). Bei vielen der unten aufgeführten Syndrome konnten die zugrunde liegenden genetischen Veränderungen identifiziert werden. Für die ärztliche Praxis bleibt dies jedoch ohne Bedeutung, hier steht die Diagnostik im Vordergrund.

Ektodermale Dysplasien mit Nagelveränderungen und Verhornungsstörungen: Syndrome

- **Olmstedt-Syndrom:** Mutilierende, palmoplantare Keratodermie mit periorefizialen keratotischen Plaques um alle Körperöffnungen (Mund, Nase, Vulva, Anus); Nageldystrophien bei 15% der Betroffenen
- **Rapp-Hodgin-Syndrom:** Hypohidrotische ektodermale Dysplasie mit Lippen-Gaumen-Spalte; stark verlangsamtes Nagelwachstum
- **Clouston-Syndrom:** Nageldystrophien und massive Hyperkeratosen an Handtellern und Fußsohlen
- **Okulotrichodysplasie:** Neben Nageldystrophien bestehen auch Augenveränderungen; es fehlen Kopfhaare, Augenbrauen und Wimpern
- **Haim-Munk-Syndrom:** Autosomal-rezessive Verhornungsstörung mit Onychogryposen an mehreren Nägeln
- **Trichorhinophalangealsyndrom:** Autosomal vererbte Erkrankung, Störungen der Behaarung, der Skelett- und der Schädelknochen sowie der Phalangen; an den Nägeln Entwicklung von distaler Onycholyse, gelber Verfärbung und dünnen, brüchigen Nagelplatten
- **Cronkhite-Canada-Syndrom:** Familiär auftretendes, sich erst nach dem 40. Lebensjahr manifestierendes Syndrom, bestehend aus einer gastrointestinalen Polypose und ektodermalen Veränderungen wie Nageldystrophien, Hyperpigmentationen und komplettem Haarverlust

4.2.2 Pachyonychia congenita

Bei der Pachyonychia congenita handelt es sich um eine ektodermale Dysplasie mit krallenartigen Verdickungen der Nägel. Wie bei Altersnägeln nehmen die dicken Nagelplatten einen gelblichen Farbton an (▶ Abschn. 5.1). Alle zwanzig Nägel weisen Onychogrypose-artige Auftreibungen und Verformungen auf. Das Wachstum erfolgt schräg nach oben und distal. Außerdem bestehen bei diesem Syndrom Verhornungsstörungen an der Haut, in klassischer Weise Palmar- und Plantarkeratosen. Zusätzlich entwickeln sich Veränderungen an der Mund-, Rachen- und Nasenschleimhaut, Hyperkeratosen an der Zunge, Trübungen der Hornhaut bis hin zur Blindheit, manchmal auch Taubheit und Zahnanomalien. Eine isoliert auftretende, die Nagelplatte der Länge nach ergreifende Pachyleukonychie als Hamartom (gestörte Durchmischung normaler Bestandteile) gehört zu den autosomal-dominant vererbten Erkrankungen. Die Nagelplatten sind verdickt, insbesondere im Mittelteil, und weisen eine weiße Färbung auf.

4.2.3 Ichthyosen

Ichthyosen (Fischschuppenkrankheit, von griech. *ichthys*: Fisch) sind genetisch bedingte Verhornungsstörungen, die durch Hyperkeratosen und starke Schuppenbildung charakterisiert sind. Die Ichthyosis gilt als das häufigste die Haut betreffende Erbleiden und gehört zu den häufigsten Erbkrankheiten des Menschen. Die schwerste Form der autosomal-rezessiv vererbten Ichthyosen ist

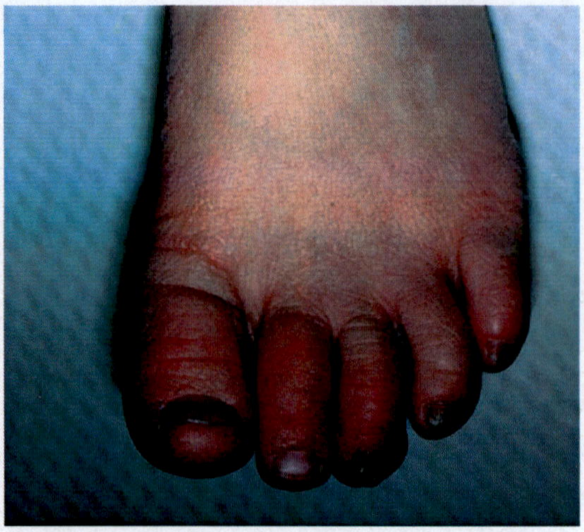

Abb. 4.8 Pilzinfektion der Nägel (Ichthyosis vulgaris) bei einem Kind. (Mit freundlicher Genehmigung von Galderma/DermQuest.com)

das **Netherton-Syndrom**, charakterisiert durch schwere Hautveränderungen (Ichthyosis linearis circumflexa), Haarveränderungen (Bambushaare) und Onychoatrophien (► Abschn. 2.5). Bei der nichterythrodermatischen Form der autosomal-rezessiven Ichthyosen entwickeln sich regelmäßig Nageldystrophien. Dies erklärt, warum schon bei Kindern, die von dieser Störung betroffen sind, Pilzinfektionen der Nägel auftreten (Abb. 4.8).

4.2.4 Nagel-Patella-Syndrom

Als Leitsymptome bei dieser autosomal-dominanten Störung bestehen Nagelveränderungen (Anonychie und Onychoschisis, dreieckige Lunula) sowie Entwicklungsstörungen der Patella (Aplasie oder Hypoplasie). Außerdem finden sich Knochenveränderungen (an den Hüftknochen bilaterale posteriore Iliakalhörner) und Nierenanomalien. An den Augen zeigen sich eine heterochrome Iris, ein Glaukom und eine Mikrokornea.

4.2.5 Tuberöse Hirnsklerose

Die charakteristischen Symptome der tuberösen Hirnsklerose, dem dominant vererbten neurokutanen Syndrom, sind Schwachsinn, epileptische Anfälle und Angiofibrome im Gehirn, an inneren Organen und an der Haut. Die sich an Fingern und Zehen bildenden periungualen Fibrome, genannt Koenen-Tumoren, erinnern an Warzen und stellen ein wichtiges diagnostisches Zeichen für die tuberöse Hirnsklerose dar.

Die Erkrankung beginnt in der Kindheit und ist nicht heilbar. Die Koenen-Tumoren sollten möglichst frühzeitig entfernt werden (► Abschn. 14.4).

4.2.6 Trichothiodystrophien

Unter der Bezeichnung Trichothiodystrophien werden acht autosomal-rezessive Erbkrankheiten zusammengefasst, bei denen ein abnorm niedriger Schwefelgehalt der Haare vorliegt. Als Leitsymptom gilt die bei polarisationsoptischer Untersuchung der Haare nachweisbare alternierende Doppelbrechung. Zusätzlich liegen in vielen Fällen auffallend brüchige Nägel vor. Folgende sechs Untergruppen der Trichothiodystrophie sind auch durch das Vorliegen von Nagelveränderungen charakterisiert:

Trichothiodystrophien mit Nagelveränderungen

- **Untergruppe A – Einfache Trichothiodystrophie:** kurze, brüchige Haare und brüchige Nägel
- **Untergruppe B – Sabinas-Syndrom:** Symptome wie in Untergruppe A, zusätzlich geistige Entwicklungsstörungen (Namensgebung nach der mexikanischen Stadt Sabinas, wo viele Familien mit dieser Erbkrankheit leben)
- **Untergruppe C – POLLITT-Syndrom:** Symptome wie in Untergruppe B, zusätzlich Follikulitis, Karies und verlangsamte Knochenentwicklung (Benennung nach dem Erstbeschreiber Pollitt)
- **Untergruppe D – BIDS-Syndrom** (*brittle hair and nails, infertility, developmental delay, short stature*)**:** brüchige Haare und brüchige Nägel, Unfruchtbarkeit, Entwicklungsstörungen, Kleinwuchs
- **Untergruppe E – IBIDS-Syndrom:** Symptome wie bei Untergruppe D und ichthyosiforme schuppende Erytheme, zusätzlich Progerie, Mikroenzephalie, Ataxie, Linsentrübung und Verkalkungsherde im Gehirn
- **Untergruppe F – PIBIDS-Syndrom:** Symptome wie in Untergruppe E, zusätzlich Photosensitivität

Bei den Untergruppen G und H bestehen keine Nagelveränderungen

4.2.7 Huriez-Syndrom

Das Huriez-Syndrom, auch als Huriez-Mennecier-Syndrom oder Atrophia scleratrophicans keratodermica bezeichnet, ist eine autosomal-dominante Erkrankung, bei der eine Hypoplasie der Nägel besteht. Außerdem kommt es zur atrophischen Fibrose, zu Sklerodaktylien, zu Palmoplantarkeratosen mit möglicher maligner Entartung und zu intestinalen Karzinomen.

4.2.8 KID-Syndrom

Das autosomal-dominant vererbte oder durch Spontanmutation entstehende KID-Syndrom, bestehend aus Keratitis, Ichthyosis und Schwerhörigkeit (*keratitis, ichthyosis, deafness*) führt schon bei Neugeborenen zur Dystrophie und zur gelben Verfärbung aller zwanzig Nägel. Da eine hochgradige Neigung zu Infektionen aller Art besteht, wird als Ursache dieses Syndroms ein Immundefekt angenommen.

4.2.9 Incontinentia pigmenti

Bei dieser an das X-Chromosom gebundenen, dominanten Genodermatose des Kindesalters treten zusätzlich zu den aus papuloverrukösen oder bullösen, linear gruppierten Effloreszenzen aufgebauten Exanthemen und den spritzerartigen, hell- bis dunkelbraunen Pigmentierungen in etwa 7% der Fälle Nageldystrophien auf. Außerdem entwickeln sich bei den kleinen Mädchen narbiger Haarausfall, Zahnstörungen, Augenveränderungen und zerebrale Defekte.

Zu den Spätsymptomen der Incontinentia pigmenti gehören schmerzhafte subunguale Tumoren, deren Behandlung in einer Exzision besteht. Allerdings sind Rezidive häufig.

4.2.10 Dyskeratosis follicularis Darier

Diese erst im Erwachsenenalter auftretende Genodermatose führt bei fast allen Patienten zu Nagelveränderungen, die in subungualen Hyperkeratosen und Längsstreifen, manchmal auch Einrissen in der Nagelplatte bestehen (► Abschn. 7.10).

4.2.11 Hermaphroditismus verus

Beim echten Hermaphroditismus (Vorhandensein von Hoden und Eierstöcken) treten häufig Onycholysen auf, außerdem entwickeln sich palmare und plantare Keratosen sowie Linsentrübungen und eine Innenohrschwerhörigkeit.

Trophische Nagelstörungen

5.1 Altersnägel – 34

5.2 Durchblutungsstörungen – 35

5.3 Uhrglasnägel – 35

5.4 Neurovaskuläre Störungen – 35

5.1 Altersnägel

5

Da die Nägel an den Körperenden, den Akren, gelegen sind, führt die im Alter auftretende Minderdurchblutung dieser Regionen zu Versorgungsstörungen. Besonders deutlich wird dies an den Zehen. Als Zeichen der Bildung von minderwertigem Keratin verfärbt sich die Nagelsubstanz gelblich-bräunlich und splittert leicht auf. Die Erneuerungszeit steigt auf ein Vielfaches des Normalwerts von sechs Monaten auf zwei Jahre an. Das minderwertige Nagelmaterial erklärt die häufigen Onychomykosen bei älteren Menschen, während gesunde, junge Menschen kaum jemals an Pilzinfektionen der Nägel erkranken (► Abschn. 8.3).

Der klassische dünne, brüchige Altersnagel mit grauer, glanzloser Oberfläche und einem distalen dunklen Querband wird auch als **Terry-Nagel** bezeichnet (► Abschn. 3.1.7 und ► Abschn. 6.2). Das Bild entspricht dem Halb-und-Halb-Nagel bei Urämie. Beim Auftreten von Kantennägeln erfolgt eine Dreiteilung der Nagelplatte (► Abschn. 2.8.6).

Im Alter kommt es zu tiefen Furchen- oder sogar Wulstbildungen an den Nägeln, während gesunde, junge Nägel nur bedeutungslose zarte Längsstreifen aufweisen.

> **Altersbedingte Veränderungen der Nägel wie Perlrillen-, Vogelkrallen- oder Zangennägel bedingen massive erscheinungsmedizinische Störungen, betreffen aber glücklicherweise meist nur die Zehennägel. Durch regelmäßige Fräsungen lässt sich eine Besserung des Zustandsbilds erreichen.**

Besteht auch noch eine Verringerung der Sauerstoffanlieferung, z. B. bei einem Pleuraerguss, wird das Nagelwachstum immer langsamer oder hört sogar vollständig auf. Damit verbunden ist eine Gelb- oder Gelbgrünfärbung der immer dicker werdenden Nägel. Dieser Zustand wird als **Yellow-nail-Syndrom** (YNS) bezeichnet (◘ Abb. 5.1; s. auch ► Abschn. 3.1.3). Die Fingernägel wachsen nur noch 0,12–0,27 mm pro Woche. Die Nagelplatten erweichen und verbiegen sich in verschiedene Richtungen. Auffallend ist oft die starke quere Krümmung. Die subunguale Fibrose dürfte die Ursache für das sich bildende Lymphödem und für die daraus resultierende Störung der Nagelbildung darstellen. Auch kann es zu Onychogrypose kommen. Die Lunula ist nicht mehr sichtbar, die Kutikula fehlt, im distalen Bereich erfolgt eine Onycholyse. Oft löst sich der gesamte Nagel von der Unterlage ab (Onychomadese).

Das klassische Yellow-nail-Syndrom weist folgende Symptomtriade auf:

- Gelb gefärbte, dicke Nägel,
- Lymphödem,
- Atemnot, meist als Folge eines Pleuraergusses.

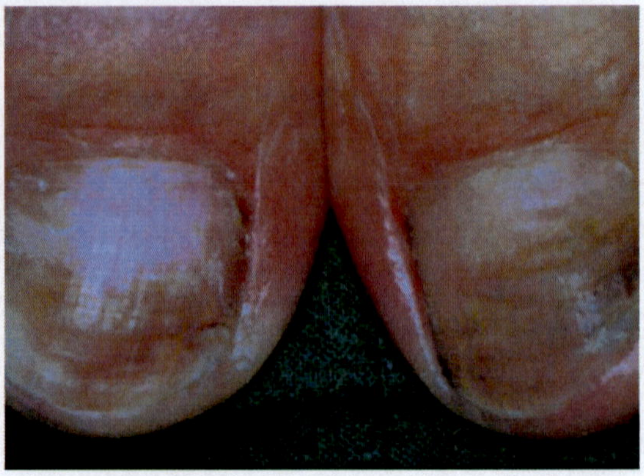

◘ **Abb. 5.1** Yellow-nail-Syndrom. (Mit freundlicher Genehmigung von Galderma/DermQuest.com)

Eine Besserung des Allgemeinzustands führt auch zu einer langsamen Normalisierung der Nägel.

Ein Schneiden der Nägel ist wegen des langsamen Wachstums nur ein- bis zweimal im Jahr notwendig. In vielen Fällen lässt sich die Versorgungsstörung auf keine spezifische Ursache zurückführen. Ob tatsächlich die Entwicklung des Yellow-nail-Syndroms der manifesten Kreislaufinsuffizienz vorauseilen kann, ist noch Gegenstand der Diskussion. Setzt wieder eine normale Versorgung der Füße ein, verschwindet die Gelbfärbung, und die Nägel wachsen wieder.

> **Liegt keine Grunderkrankung vor, besteht die medizinische Behandlung der gelben Nägel in einer Verbesserung der Durchblutung. Als kosmetische Maßnahmen empfehlen sich Dünnfräsen und das Auftragen eines deckenden Nagellacks. Ein Yellow-nail-Syndrom wird immer wieder als Folgezustand von Stoffwechselkrankheiten und Ernährungsstörungen beobachtet.**

Im Alter werden die Nagelplatten spröde. Es kommt zu Längsrissen (**Onychorrhexis**) und zu Aufspaltungen (**Onychoschisis**).

> **Gezielte Gaben von Retinol (Vitamin A), Biotin (Vitamin H), Gelatine und schwefelhaltigen Aminosäuren wurden manchmal als hilfreich beschrieben, das Auftragen eines Nagellacks bringt eine (optische) Besserung der Spaltbildung.**

Die im Alter einsetzenden trophischen Nagelstörungen bedingen Änderungen in der Nagelform und im Nagelwachstum. Dies ist oft mit Schmerzen verbunden.

> **Zur Abhilfe wird eine Entfernung der verkrüppelten Nagelplatten empfohlen. Dies kann mit Phenol-**

Gaze oder, besser, mit einem 40%igen Harnstoff-Pflaster erfolgen. Die bei Versorgungsstörungen nur langsam nachwachsenden Nägel zeigen dann meist eine unauffällige Form, die Patienten sind mit dieser Behandlung hochzufrieden.

5.2 Durchblutungsstörungen

Unterbrechungen der Blutversorgung wie z. B. bei Empfängern von Herztransplantaten führen zur Entwicklung von Beau-Reil-Querlinien und Muehrcke-Bändern, ebenso wie dies nach Gaben von Zytostatika der Fall ist (► Abschn. 12.1). Spezifische gefäßbedingte, hämatologisch oder nerval induzierte Durchblutungsstörungen (Thromboembolien, Thrombangitis obliterans, Kryoglobulinämie, Raynaud-Syndrom, Nervenleiden) verursachen eine Blaufärbung der Zehen (*blue-toe syndrome*) und trophische Nagelstörungen. Es kommt zu Onychodystrophien in verschiedenster Ausprägung, auch eine Onychoatrophie mit kleinen, teilweise missgebildeten Nägeln kann auftreten. Zu einem den Versorgungsstörungen ähnlichen Bild, oft mit weißen Querstreifen, führen auch Hyperthyreose und die Einnahme von Retinoiden.

Die häufigste Durchblutungsstörung, die auch bei jungen, sportlichen Menschen auftritt, ist der akute oder chronische **Frostschaden.** Beim akuten Frostschaden sind die Akren blass, bei Wiedereinsetzen der Zirkulation werden sie rot und schmerzhaft; Nagelveränderungen treten nur dann auf, wenn eine besonders starke Schädigung mit teilweisem Verlust der Zehen erfolgt. Anders ist dies hingegen beim chronischen Frostschaden. Die Gefäßlähmung führt zu einem Mangel an Sauerstoff und wichtigen Metaboliten, das Nagelwachstum wird verlangsamt, die Nägel erscheinen dick und bräunlich.

Diagnostisch wichtig sind die bei **Kokainabhängigen** auftretenden papageienschnabelartigen Verbiegungen der Nägel, verursacht durch Perioden einer peripheren Ischämie als Folge des Drogenkonsums.

> **Papageienschnabelnägel sollten die Aufmerksamkeit des Arztes erregen und ihn zur Durchführung entsprechender Untersuchungen veranlassen, insbesondere wenn auch schlecht durchblutete, taube Finger vorliegen.**

Auch finden sich bei den Patienten infizierte Kratzeffekte an verschiedenen Hautstellen als Folge einer Suche nach den vermeintlich subkutan krabbelnden »Kokaintierchen«, Artefakte, bei denen es sich um taktile, das Hautorgan betreffende Halluzinationen handelt. Der Arzt befindet sich in solchen Fällen in einer schwierigen Situation, da die abhängigen Patienten auf entsprechende Fragen zumeist nur eine falsche oder gar keine Auskunft geben und die Folgen ihres Suchtverhaltens durch ganz andere Ursachen zu erklären versuchen.

5.3 Uhrglasnägel

Uhrglasnägel (»hippokratische Nägel«) sind entweder genetisch bedingt oder die Folge einer Anoxie. Im letzteren Fall bewirken die aktivierten Wachstumsfaktoren eine Rundung der Nägel in der Quer- und Längsrichtung (◘ Abb. 2.11). Die gesteigerte Proliferation des Bindegewebes führt zu einer Substanzvermehrung im Bereich der Endphalangen, was keulenförmige Auftreibungen verursacht (Trommelschlegelfinger, *finger nail clubbing*). Einzelheiten wurden bereits in ► Abschn. 2.8.2 besprochen.

Als Folge der Zunahme des Bindegewebes kommt es zur Entstehung großer runder Nagelplatten, die an Uhrgläser erinnern. Wie oben erwähnt, können Uhrglasnägel durchaus auf genetischen Faktoren beruhen, dann treten sie allerdings familiär gehäuft auf. Zumeist sind Uhrglasnägel aber Begleitsymptome von chronischen Lungen- oder Herzerkrankungen (Cor pulmonale, Lungenkarzinom), oder sie entwickeln sich bei Schilddrüsenstörungen zusammen mit Exophthalmus und prätibialem Myxödem.

> **Eine Besserung des Zustands erfolgt bei Behandlung der Grundkrankheit, bei der idiopathischen, familiären Form gibt es keine Therapie.**

Besteht eine Auftreibung der Endphalanx mit Entwicklung eines Uhrglasnagels nur an einem Finger oder einer Zehe, ist die Ursache dieser Veränderungen meist ein subungualer Tumor im Bereich des distalen Nagelbetts – z. B. ein Enchondrom.

5.4 Neurovaskuläre Störungen

Nach traumatischen Läsionen einer Extremität kommt es manchmal zu einer reflektorischen sympathischen Dystrophie, charakterisiert durch Schmerzen, Empfindungsstörungen, motorische Ausfälle und Veränderungen am autonomen Nervensystem. An den Nägeln treten Leukonychie, Beau-Reil-Querlinien und Anschwellungen des Nagelbetts auf. Auch ein Bruch eines Fingers verursacht oft neurovaskuläre Störungen am betroffenen Fingerendglied; am Nagel kommt es dann zu einer Trachyonychie.

Nagelveränderungen bei Stoffwechselstörungen und Allgemeinerkrankungen

6.1 Diabetes mellitus – 38

6.2 Nierenkrankheiten – 38

6.3 Leberzirrhose – 39

6.4 Magen-Darm-Erkrankungen – 39

6.5 Ernährungsdefizite und Mangelkrankheiten – 39
6.5.1 Hypovitaminosen – 39
6.5.2 Sauerstoffmangel – 39
6.5.3 Eisenmangel – 40
6.5.4 Zinkmangel – 40

6.6 Infektionskrankheiten – 40
6.6.1 Herpes zoster – 40
6.6.2 Masern – 41
6.6.3 AIDS – 41
6.6.4 Maul- und Klauenseuche – 41

6.7 Schwere konsumierende Erkrankungen – 41

6.8 Thyreotoxikose und Hypothyreose – 42

6.9 Morbus Addison – 42

6.10 Raynaud-Syndrom – 42

6.11 Sympathische Reflexdystrophie – 42

6.12 Polyarthritis rheumatica – 42

6.13 Akroosteolyse bei Hyperparathyreoidismus und Karpaltunnelsyndrom – 43

6.14 Vaskulitiden – 43

6.15 Sarkoidose – 43

6.16 Arzneimitteleruptionen – 43

Innere Erkrankungen sind oft von Nagelstörungen begleitet. Eine Übersicht gibt ◻ Tab. 6.1.

Generell verursachen schwere Stoffwechselstörungen, ebenso wie die Gabe von Zytostatika, ein kurzfristiges Sistieren des Nagelwachstums. Dies zeigt sich in queren Streifen oder Furchen, die zum distalen Ende wandern und mit dem Nagelwachstum verschwinden.

6.1 Diabetes mellitus

Als Folge der diabetischen Kapillaropathie kommt es bei Patienten mit Diabetes mellitus häufig zu Nagelveränderungen als Folge einer Unterversorgung. Sekundär tritt eine Pilzinfektion ein. Fast bei jedem älteren Diabetiker findet sich eine Onychomykose.

Diabetiker mit Mykosen der Zehennägel müssen regelmäßig vom Arzt kontrolliert werden. Hier drohen schwerwiegende Komplikationen (► Abschn. 8.3).

6.2 Nierenkrankheiten

70% der dialysepflichtigen Patienten entwickeln Nagelveränderungen; an erster Stelle ist hier die Bildung von Halb-und-Halb-Nägeln zu nennen, auch fehlt oft die Lunula, und es treten Splitterblutungen auf. Auch bei nierentransplantierten Patienten finden sich häufig (die Angaben reichen bis zu > 60% der Fälle) Nagelveränderungen, in erster Linie kommt es zu Terry-Nägeln und einer Leukonychie (◻ Abb. 6.1 und ◻ Abb. 6.2).

Halb-und-Halb-Nägel, auch Terry-Nägel genannt (► Abschn. 6.2), gelten als diagnostischer Hinweis auf das Vorliegen einer Urämie. Bei alten Menschen und bei Leberkranken können sich Terry-Nägel allerdings auch bei intakter Nierenfunktion entwickeln (► Abschn. 5.1).

Die proximalen Teile der Terry-Nägel sind graurot, die distalen braun. Dialysepatienten und Empfänger von Spendernieren weisen fast immer derartige Nagelveränderungen auf. Die **azotämische Onychopathie** verschwindet mit der Besserung der Stoffwechsellage. Außer

◻ **Tab. 6.1** Die häufigsten Nagelveränderungen bei Allgemeinerkrankungen

Erkrankung	Nagelsymptome
Lungenkrankheiten	Uhrglasnägel
Kreislaufstörungen	Uhrglasnägel, Onychoatrophien
Blutkrankheiten	Brüchige Nägel, Terry-Nägel
Gastrointestinale Störungen	Zwicknägel
Versorgungsstörungen wie Anoxie, Sideropenie oder Koenzymmangel	Koilonychie; subunguale, punktförmige Blutungen
Mangelernährung	Muehrcke-Bänder
Immunopathien	Subunguale Karzinome, Onychomykosen
Schilddrüsenstörungen	Onychorrhexis, Onychomadese
Nierenerkrankungen	Halb-und-Halb-Nägel, Leukonychie
Diabetes mellitus	Onychomykosen
Leberzirrhose	Leukonychie, Halb-und-Halb-Nägel
Nervöse Störungen (Raynaud-Syndrom)	Trachyonychie, Onychoatrophie

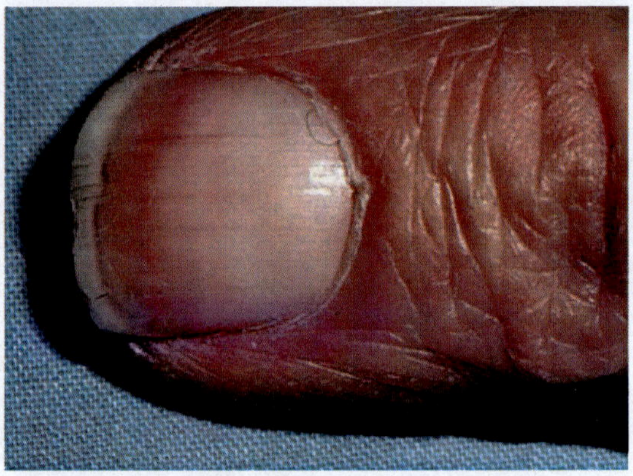

◻ **Abb. 6.1** Einzelner Nagel bei Halb-und-Halb-Syndrom. (Mit freundlicher Genehmigung von Galderma/DermQuest.com)

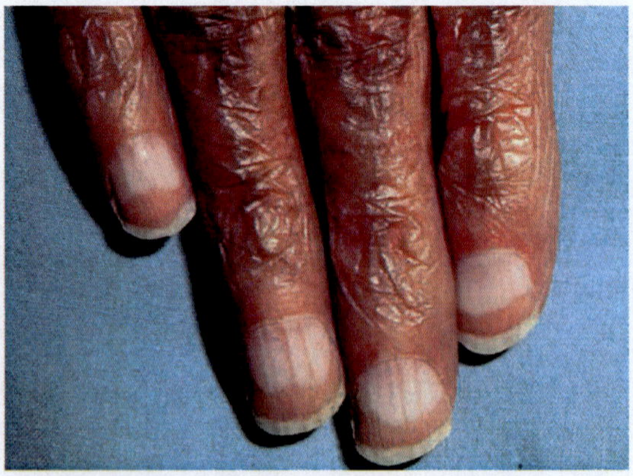

◻ **Abb. 6.2** Mehrere Nägel bei Halb-und-Halb-Syndrom. (Mit freundlicher Genehmigung von Galderma/DermQuest.com)

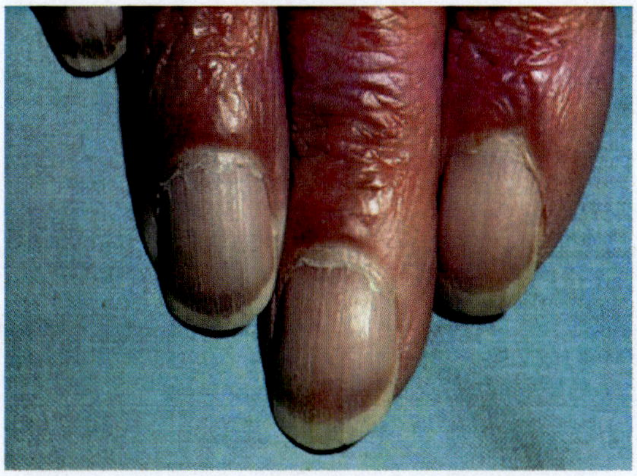

Abb. 6.3 Halb-und-Halb-Syndrom, Zyanose und Uhrglasnagel bei einem Patienten mit Niereninsuffizienz, Kreislaufschwäche und Lungenerkrankung. (Mit freundlicher Genehmigung von Galderma/DermQuest.com)

den Terry-Nägeln sind bei Nierenkrankheiten subunguale Splitterblutungen, Leukonychien, Abhebung der Nagelplatten und ein Fehlen der Lunula zu beobachten.

Besteht bei einem Patienten gleichzeitig ein chronisches Nierenversagen, eine Kreislaufinsuffizienz und ein Lungenleiden, spiegelt sich dies oft an den Nägeln wider: es zeigen sich Halb-und-Halb-Nägel, eine zyanotische Verfärbung der Nagelplatten und Uhrglasnägel (Abb. 6.3).

6.3 Leberzirrhose

Bei Leberzirrhose entwickeln sich häufig eine diffuse Leukopathie und Terry-Nägel (▶ Abschn. 3.1). Eine Hepatitis ist mitunter von Nagelwachstumsstörungen begleitet. Bei Gallengangsatresie kommt es zu weißen, brüchigen, verformten Nägeln, die sich nach einer operativen Behebung der Grunderkrankung, z. B. durch eine Lebertransplantation, wieder normalisieren.

Eine Infektion mit Hepatitis-C-Viren, wie sie bei etwa 3% der Menschen vorliegt, kann zu nekrolytischen akralen Erythemen führen. Auch die Dorsalseiten der Zehen sind davon betroffen. Nagelstörungen treten nur selten auf.

6.4 Magen-Darm-Erkrankungen

Bei verschiedenen Magen-Darm-Erkrankungen (Leberzirrhose, Kolitis ulzerosa) verschwinden die Lunulae. Auch kann es zur Bildung von Zwicknägeln kommen. Resorptionsstörungen sind fast immer von Missbildungen der Nägel begleitet. Die beim seltenen **Cronkhite-Canada-Syndrom** zusammen mit einer gastrointestinalen Polypose auftretenden Nageldystrophien wurden schon in ▶ Abschn. 4.2.1 besprochen.

Bei Malabsorptionssyndrom kommt es zur Koilonychie (▶ Abschn. 2.8.4).

6.5 Ernährungsdefizite und Mangelkrankheiten

Bei Mangelernährung kann es zur Ausbildung von Löffelnägeln (**Koilonychie**) kommen.

Bei Eiweißmangel in Form einer Hypoalbuminämie treten an den Nägeln quer verlaufende weiße Linien auf, die Muehrcke-Bänder oder -Linien (▶ Abschn. 3.1.1). Retinolmangel (Vitamin-A-Mangel, Tagesbedarf 0,8–1 mg) verursacht trockene, brüchige, splitternde Nägel. In Mitteleuropa entwickelt sich eine derartige Unterversorgung nur bei schweren Diätfehlern, da das Provitamin β-Karotin in vielen Nahrungsmitteln enthalten ist.

Bei Anorexia nervosa besteht in erster Linie ein Mangel an wichtigen Nährstoffen, und es kommt zu brüchigen Nägeln.

Abnorm dünne Nägel mit Fissuren entwickeln sich bei Marasmus oder im Rahmen von Hungerzuständen wie Kwashiorkor (was wörtlich aus der ghanesischen Sprache übersetzt bedeutet: »die Krankheit, die ein Kind bekommt, wenn ein neues Kind geboren wird«).

6.5.1 Hypovitaminosen

Mangel an Vitamin A oder Vitamin B führt ebenso wie Eisen- oder Kalziummangel zu Onychoschisis und Onychorrhexis. Gleiches gilt bei ungenügender Zufuhr von Biotin (Vitamin H), Folsäure und Cobalamin. Bei normalen Ernährungsgewohnheiten kann jedoch von einer zusätzlichen Zufuhr von Eisen, Kalzium, Selen oder Koenzymen keine Besserung des Nagelwachstums erwartet werden. Resorptionsstörungen verursachen Hypovitaminosen und damit manchmal auch Nagelveränderungen. Eine Koilonychie als Folge von Malabsorptionssyndromen kann durch Gaben von Folsäure und Cobalamin gebessert werden (▶ Abschn. 2.8.4).

Mangel an Vitamin C (Skorbut) verursacht bei Kindern und Erwachsenen splitterartige subunguale Nagelblutungen.

6.5.2 Sauerstoffmangel

Nach Bergtouren im Hochgebirge kann es als Folge der erniedrigten Sauerstoffspannung zu kleinen Blutungen zwischen den Rete-Leisten unter den Nagelplatten kommen. Von proximal aus wandern diese Punkte mit dem wachsenden Nagel zum freien Rand.

Selten treten subunguale punktförmige Blutungen bei **Endocarditis lenta** auf. Meist sind solche Veränderungen aber traumatischer Genese oder entwickeln sich im Rahmen verschiedener Hautkrankheiten. Bei peripherer Anoxie kommt es oft zur Entwicklung von Uhrglasnägeln (▶ Abschn. 5.3).

Bei Empfängern von Herztransplantaten treten postoperativ häufig Muehrcke-Bänder an allen Nägeln auf.

Ischämien bei Kardiomyopathien führen ähnlich wie ein Raynaud-Syndrom zu Onycholysen (▶ Abschn. 6.10).

Asthmapatienten leiden häufig am Yellow-nail-Syndrom.

6

6.5.3 Eisenmangel

Eine Eisenmangelanämie verursacht eine ganze Reihe von Nagelstörungen wie

- Onychorrhexis,
- Onychoschisis,
- Löffelnägel,
- Beau-Reil-Querlinien und
- verschiedene Formen einer Onychodystrophie.

Gefährdet sind in erster Linie schwangere Frauen, auch in den westlichen Industrieländern. Besondere Probleme ergeben sich durch Eisenmangel in zahlreichen afrikanischen und asiatischen Ländern.

Pathognomonisch sind Nagelstörungen (Vinson-Nägel) beim **Plummer-Vinson-Syndrom**.

Symptome bei länger bestehender Eisenmangelanämie

- Nagelwachstumsstörungen mit Koilonychie
- Zungenbrennen
- Schluckbeschwerden durch Epithelveränderungen in der Speiseröhre und drohendes Ösophaguskarzinom
- Mundwinkelrhagaden
- Milzvergrößerung
- Allgemeine Müdigkeit

Die Diagnose erfolgt durch eine Blutuntersuchung, Serumeisen und Ferritin sind hochgradig vermindert, ebenso das Hämoglobin, der Hämoglobin-Gehalt der Retikulozyten, das mittlere Erythrozytenvolumen und die Transferrinsättigung. Die Behandlung einer Eisenmangelanämie erfolgt durch monatelange Gabe von Eisenpräparaten (Eisen-II-Sulfat oder Eisen-II-Glukonat). Die Standardtherapie besteht in der Gabe von 200–300 mg Eisen-II-Sulfat täglich in Tablettenform. Die Einnahme auf nüchternen Magen kann zu Übelkeit und Bauchschmerzen führen.

Mit der Eisensupplementierung kommt es auch zu einer Abheilung der Nagelveränderungen.

6.5.4 Zinkmangel

Bei schwerem Zinkmangel kommt es oft zur Entwicklung von Beau-Reil-Querlinien. Bei der autosomal-rezessiv vererbten **Acrodermatitis enteropathica** liegt eine Zinkresorptionsstörung vor, die zu Nagelveränderungen (chronischen Paronychien, Nageldystrophien), Alopezien und Diarrhö führt. Die Erkrankung beginnt in den ersten Lebensjahren. Schon beim Kleinkind oder sogar beim Säugling entwickeln sich an der Haut des Körperstamms und der Extremitäten mit Schuppenkrusten und Pusteln bedeckte Erytheme; die Hautveränderungen sind von *Candida albicans* besiedelt.

Behandelt wird mit lokalen Antimyzetika und einer systemischen Zufuhr von Zinkaspartat.

6.6 Infektionskrankheiten

6.6.1 Herpes zoster

Bei Herpes zoster, der Gürtelrose an Händen oder Füßen, können subunguale Bläschen auftreten (◻ Abb. 6.4); diese Bläschen verursachen oft eine Onycholyse.

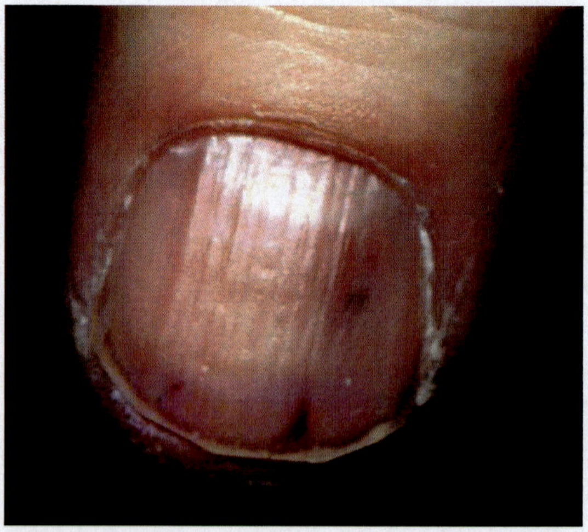

◻ **Abb. 6.4** Nagelläsionen bei Herpes zoster. (Mit freundlicher Genehmigung von Galderma/DermQuest.com)

6.6.2 Masern

Kinder mit Masern weisen oft Wachstumsstörungen der Finger- (Abb. 6.5) und der Zehennägel auf (Abb. 6.6).

> **Diese Veränderungen heilen bald wieder ab, die Eltern können beruhigt werden.**

6.6.3 AIDS

Fünf typische Nagelveränderungen weisen auf das mögliche Vorliegen einer HIV-Infektion hin:

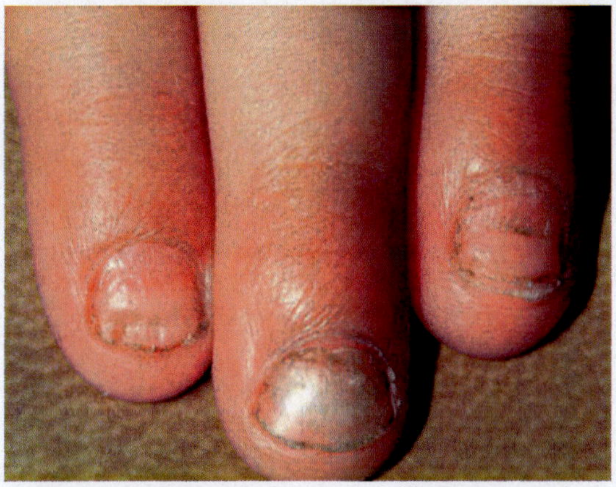

Abb. 6.5 Nagelwachstumsstörung an den Fingern bei einem Kind mit Masern. (Mit freundlicher Genehmigung von Galderma/DermQuest.com)

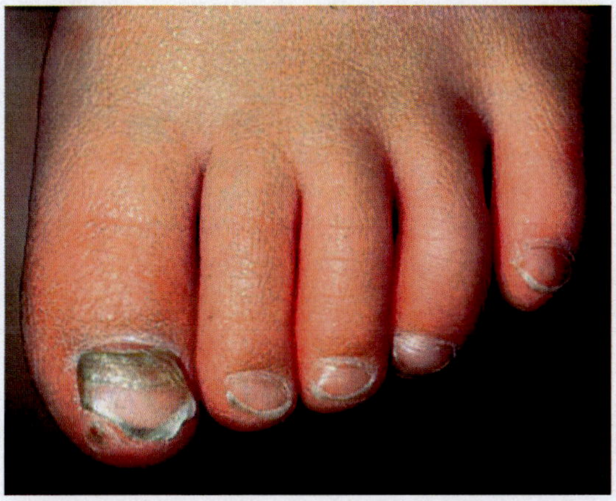

Abb. 6.6 Nagelwachstumsstörung an den Zehen bei einem Kind mit Masern. (Mit freundlicher Genehmigung von Galderma/DermQuest.com)

Nagelveränderungen bei AIDS

- Proximale, weiße, subunguale Mykose, **Leukonychia trichophytica** (▶ Abschn. 8.3.4)
- Candida-Infektion zahlreicher Nägel
- Destruktive, granulomatöse Nagelpsoriasis (▶ Abschn. 7.1)
- Subunguale Plattenepithelkarzinome bei auffallend jungen Patienten
- Entwicklung eines Yellow-nail-Syndroms

Vereinzelt wurde bei AIDS-Patienten auch die Bildung von Halb-und-Halb-Nägeln beobachtet, d. h. eine Weißfärbung der proximalen Nagelhälfte und eine Braunfärbung der distalen Anteile (▶ Abschn. 3.1.7).

Die bei einer HIV-Infektion vorliegende Dysregulation des Immunsystems begünstigt das Zustandekommen von unerwünschten Arzneimittelreaktionen (▶ Abschn. 12.4).

6.6.4 Maul- und Klauenseuche

Bei der echten Maul- und Klauenseuche (Erreger: MKS-Virus aus der Picornavirus-Gruppe) ebenso wie bei der falschen Maul- und Klauenseuche (Hand-Fuß-Mund-Exanthem durch Coxsackie-Viren) treten zwar linsengroße Aphthen an den Fingerspitzen auf, zu Veränderungen der Nägel kommt es aber nicht, die »Klauen« sind beim Menschen also nicht befallen.

6.7 Schwere konsumierende Erkrankungen

Viele Erkrankungen führen zu Nagelveränderungen, ohne dass diese Störungen von diagnostischem Wert wären. Lungenerkrankungen sind mit Uhrglasnägeln assoziiert (▶ Abschn. 5.3), Blutkrankheiten verursachen brüchige Nägel, Nieren- und Leberstörungen führen zu Terry-Nägeln, bei gastrointestinalen Störungen entwickeln sich Zwicknägel. Unspezifische Krankheitszeichen sind Leukonychien, rote und fehlende Lunulae.

Bei allen schweren Erkrankungen kann die Nagelbildung kurzfristig aufhören. Dies bewirkt das Auftreten von Streifen (*paired narrow white bands*) oder von queren, grabenartigen Einziehungen an der Nagelplatte (Beau-Reil-Querlinien) als Zeichen einer stattgehabten Unterbrechung des Nagelwachstums. Die Streifen und Furchen wachsen mit dem Nagel zum distalen Ende, dahinter bildet sich wieder ein normaler Nagel. Bei den *paired narrow white bands* und den **Muehrcke-Bändern** bei Hypoalbuminämie dürfte es sich um die gleichen Veränderungen handeln, jedenfalls besteht mit dem Eiweiß- und Nährstoffmangel eine ähnliche Pathogenese wie bei konsumierenden Erkrankungen. Bei länger dauernden schweren Erkrankungen entwickelt sich oft auch eine **Onychomadese**, eine **Onycholysis totalis**, d. h. eine Abhebung der gesamten Nagelplatte vom Nagelbett.

6.8 Thyreotoxikose und Hypothyreose

Eine Überfunktion der Schilddrüse führt bei vielen Patienten zu einer Onychorrhexis, auch können Löffelnägel oder Uhrglasnägel auftreten. Gleichzeitig besteht oft eine Vitiligo, die keine Auswirkungen auf die Nägel hat.

Eine Unterfunktion der Schilddrüse verursacht nicht selten eine Ablösung der Nagelplatten vom Nagelbett (Onychomadese).

6.9 Morbus Addison

Als klassisches Zeichen bei Morbus Addison, der primären Nebenniereninsuffizienz, gilt die Hyperpigmentierung der gesamten Haut. Die Dunkelfärbung ist an sonnenexponierten Arealen verstärkt. An mehreren Finger- und Zehennägeln zeigen sich pigmentierte Längsstreifen, auch kommt es zu einer periungualen Pigmentverteilung, zu einem Pseudo-Hutchinson-Zeichen. Weitere Angaben hierzu finden sich in ▶ Abschn. 11.3.

Alle Pigmentierungen bei Morbus Addison sind bei entsprechender Behandlung der Nebenniereninsuffizienz reversibel.

6.10 Raynaud-Syndrom

Beim Raynaud-Syndrom (Morbus Raynaud) kommt es zu anfallsartigen, durch Kälte ausgelösten, symmetrischen Gefäßkrämpfen, in erster Linie an den Händen. Da sich die Anfälle wiederholen, entstehen verschiedene Zeichen einer Onychodystrophie, so auch eine Onychoatrophie oder eine Verdickung der Nagelplatten.

Wenn Zweifel an der Diagnose bestehen, können Anfälle des Raynaud-Syndroms durch Eintauchen der Hände und Unterarme in kaltes Wasser provoziert werden. Eine mitunter bestehende psychische Auslösbarkeit der Gefäßspasmen ist allerdings nur schwer zu reproduzieren.

Die Durchblutungsstörung läuft in drei Phasen ab:
1. Arterieller Gefäßspasmus: Die Finger sind weiß und steif.
2. Zyanose durch venöse Hyperämie. Die Finger sind dunkelblaurot.
3. Arterielle Hyperämie: Die Finger sind hellrot.

In der hyperämischen Phase treten starke Schmerzen auf.

Ursachen des Raynaud-Syndroms
- Ossäre Fehlbildungen (Halsrippen)
- Vergiftungen, z. B. mit *Secale cornutum* (Mutterkorn), Pilzgiften
- Traumen während der täglichen Arbeit (Anklopfkrankheit: Stöße beim Arbeiten mit Maschinen)
- Gefäßkrankheiten
- Neurologische Störungen
- Blutkrankheiten (Kälteagglutinine, Kältehämolysine)

Durch Gabe von vasoaktiven Medikamenten müssen Wiederholungen der Gefäßspasmen verhindert werden, um irreversible Störungen an den Endphalangen (Rattenbissnekrosen an der Haut, konische Verkürzung der Knochen) zu verhindern.

Ohne konsequente Behandlung sind bleibende Veränderungen der Nägel beim Raynaud-Syndrom unvermeidbar.

6.11 Sympathische Reflexdystrophie

Die sympathische Reflexdystrophie ist eine in ihren Ursachen nicht bekannte neurovaskuläre Störung, ausgelöst durch ein auf die Extremität einwirkendes Trauma. Am Nagel kommt es zu einer Leukonychie, zur Verdickung der Nagelplatten, zu einer Trachyonychie und zu Beau-Reil-Querlinien.

6.12 Polyarthritis rheumatica

Bei der Polyarthritis rheumatica der Hände kommt es aufgrund von orthopädischen Deformitäten an den Phalangen und den dadurch ausgelösten Durchblutungsstörungen zu Nagelveränderungen an den Fingern (Abb. 6.7). Zusätzlich entstehen kleine Blutungen in den Nagelfalten als Folge des Verschlusses kleiner Gefäße.

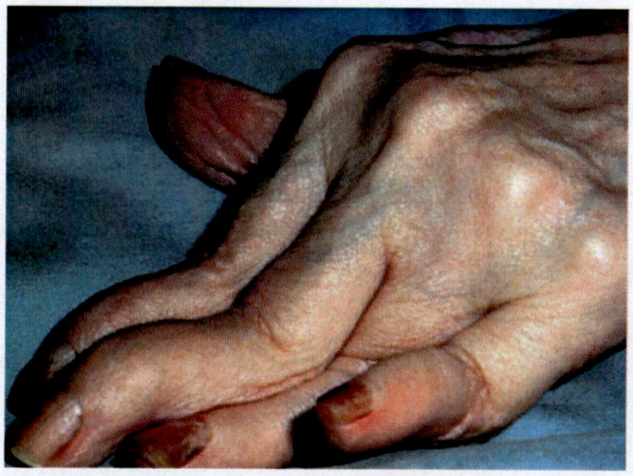

Abb. 6.7 Nagelveränderungen bei chronischer Polyarthritis. (Mit freundlicher Genehmigung von Galderma/DermQuest.com)

6.13 Akroosteolyse bei Hyperparathyreoidismus und Karpaltunnelsyndrom

Die hyperparathyroide Osteopathie besteht in einer Akroosteolyse, lokalen Knochenveränderungen, die auch die Endphalangen betreffen. Es treten subperiostale Resorptionsherde auf, die Kortikalis sieht aus »wie von außen angepickt«. Damit verbunden sind Störungen des Nagelwachstums.

Beim fortgeschrittenen Karpaltunnelsyndrom kommt es ebenfalls zu einer Akroosteolyse an den Endphalangen des zweiten und dritten Fingers, was Veränderungen der Nagelbildung hervorruft.

6.14 Vaskulitiden

Bei **Morbus Kawasaki**, der akuten, fieberhaften, spontan abheilenden, systemischen Vaskulitis der mittleren Gefäße bei Kleinkindern, entwickeln sich häufig Zwicknägel als Folge der Gefäßveränderungen am Nagelbett.

6.15 Sarkoidose

Eine Sarkoidose tritt unter zwei Bildern auf:

Die **akute Sarkoidose** (5% der Fälle), das **Löfgren-Syndrom**, ist gekennzeichnet durch

- eine Schwellung der Hiluslymphknoten,
- eine Polyarthritis,
- subkutane, derbe, rote Knoten nach Art eines Erythema nodosum,
- eine sarkoidale Pannikulitis oder
- einen Lupus pernio, livid-rote, an Frostbeulen erinnernde, derbe Infiltrate im Gesicht und an den Händen.

Die akute Sarkoidose führt nicht zu Nagelveränderungen.

Die **chronische Sarkoidose** (95% der Fälle) ist durch das Auftreten von Granulomen in verschiedenen Organen charakterisiert. Ein Befall des Hautorgans erfolgt bei jedem vierten Patienten. Die chronische Hautsarkoidose zeigt sich als Knötchen oder Plaques, in seltenen Fällen kommt es auch zu Nagelveränderungen. Die Nägel sind dann purpurrot gefärbt, an allen 20 Nägeln entwickeln sich subunguale Granulome und knöcherne Zysten, gefolgt von dystrophischen Veränderungen. Oft kommt es zu einer Onychogrypose. Bei einer jahrelang bestehenden, therapierefraktären Onychogrypose ungeklärter Ursache sollte auch an eine chronische Sarkoidose gedacht werden. Oft führen in einem solchen Fall die Nagelveränderungen zur Diagnose einer Sarkoidose durch eine röntgenologische und bioptische Untersuchung der mediastinalen Lymphknoten. Wenn bei chronischer Sarkoidose eine Behandlung notwendig ist, werden systemisch Glukokortikoide verabreicht. Damit kommt es auch zu einer Abheilung der Nagelveränderungen.

Liegen im Nagelbereich alte Narben vor, kann sich dort nach Art eines Köbner-Phänomens eine Sarkoidose »einnisten«.

6.16 Arzneimitteleruptionen

In seltenen Fällen kommt es zu einer Mitbeteiligung des Nagelbetts bei Arzneimitteleruptionen (► Kap. 12). Entzündliche subunguale Läsionen heben die Nagelplatte ab, außerdem entwickeln sich Blutungen unter den distalen Anteilen der Nägel.

Nagelveränderungen bei Hautkrankheiten

7.1 Psoriasis vulgaris – 46
7.1.1 Formen der Nagelpsoriasis – 47
7.1.2 Verfahren zur Dokumentation des Nagelzustands – 50
7.1.3 Behandlung – 50

7.2 Acrodermatitis continua suppurativa Hallopeau – 51

7.3 Pityriasis rubra pilaris – 51

7.4 Lichen ruber planus – 51

7.5 Lichen striatus – 53

7.6 Ekzem – 53

7.7 Alopecia areata – 54

7.8 Blasenbildende Dermatosen – 55

7.9 Morbus Reiter – 55

7.10 Morbus Darier – 56

7.11 Acrokeratosis paraneoplastica (Bazex-Syndrom) – 56

7.12 Immundermatosen – 56

7.13 Progressive diffuse Sklerodermie – 57

7.14 Sezary-Syndrom – 58

7.15 Scabies – 58

7.16 Amyloidose – 58

Bei vielen Hauterkrankungen besteht eine Mitbeteiligung der Nägel. Für diese sind keine durch die Dermatose bedingten Läsionen an den Fingerendgliedern oder am Nagelbett notwendig. In ◘ Tab. 7.1 sind die Inzidenz und die typischen Nagelveränderungen bei einigen wichtigen Hautkrankheiten zusammengestellt.

Im Folgenden werden einige spezifische Störungen besprochen.

Vorweggenommen sei wegen seiner Häufigkeit und der durch diese Störung verursachten massiven Beeinträchtigung des Erscheinungsbildes das **Twenty-nail-Syndrom** (»Zwanzig-Nagel-Syndrom«), bei dem sämtliche Nägel trophische Störungen aufweisen. Dieses Syndrom kann auch angeboren sein (▶ Abschn. 4.1.8); dann begegnet man den Nagelveränderungen in erster Linie bei Kindern oder jungen Erwachsenen. Tritt das Twenty-nail-Syndrom im Verlauf einer **Psoriasis vulgaris** oder eines **Lichen ruber planus** auf, besteht die Vermutung, dass es sich wie bei der Dermatose auch bei der Nagelstörung um die Folge einer Autoimmunreaktion handeln könnte. Charakteristisch ist das Auftreten von Längsrillen, die Entwicklung rauer Oberflächen (**Trachyonychie**) und, im schlimmsten Fall, die Entstehung einer kompletten Nageldystrophie. Die Behandlung erfolgt in gleicher Weise wie bei den für die Nagelveränderungen verantwortlichen Dermatosen, symptomatisch werden Injektionen von Glukokortikoiden in die Matrix versucht.

> **Es sei betont, dass mit dem Einsatz von Biologicals bei Nagelveränderungen im Verlauf einer Psoriasis vulgaris oder eines Lichen ruber planus nicht zu lange gewartet werden darf, da in diesen Fällen das Risiko einer irreversiblen Nagelschädigung besteht.**

7.1 Psoriasis vulgaris

Psoriasis vulgaris (die Schuppenflechte) ist eine genetisch bedingte Autoimmunkrankheit mit Typ-I-Zytokinmuster. Die in der Haut, in den Nägeln oder in den Gelenken entstehenden Zytokine und Chemokine verursachen die spezifischen entzündlichen Veränderungen.

Nagelveränderungen entwickeln sich bei fast 50% aller Psoriatiker, bei Kindern sind sie etwas seltener mit einer Häufigkeit von nur 7–39%, der Durchschnitt liegt bei 30% (◘ Tab. 7.2). Auch als erstes Zeichen der Dermatose, noch vor den Hautläsionen, findet sich bei 2% der Patienten ein Befall der Nägel. Dies bereitet oft diagnostische Probleme, die nur durch die Abtragung des Nagels und den Nachweis parakeratotischer Herde in der Nagelplatte zu lösen sind. Diese Maßnahme wird begreiflicherweise nur selten durchgeführt, da sie wegen einer möglichen, dauerhaften Störung des Nagelbildes nicht unumstritten ist.

Besteht zusätzlich zu den dermatologischen Effloreszenzen der Psoriasis vulgaris auch eine psoriatische Arthropathie, liegt die Inzidenz der Nagelveränderungen mit 80% deutlich höher.

> **Bei jedem Patienten mit Schuppenflechte sollten die Nägel genau untersucht werden, und es sollte an die Möglichkeit von Gelenkveränderungen gedacht werden (Psoriasis arthropathica, psoriatische Spondylarthritis). Bei manchen klinischen Bildern ist eine Abgrenzung gegen eine Onychomykose wichtig.**

Von differenzialdiagnostischer Bedeutung ist die Tatsache, dass die Nagelpsoriasis an mehreren Nägeln in symmetrischer Form auftritt, Onychomykosen betreffen meist einzelne Nägel in ungleicher Verteilung. Auch beginnen die Nagelmykosen meist am freien Rand, die Nagelpsoriasis dagegen in der Matrix oder am Nagelbett. Psoriatische

◘ **Tab. 7.2** Häufigkeit von Nagelveränderungen bei Psoriasis vulgaris

Klinische Form	Häufigkeit
Psoriasis arthropathica	80%
Psoriasis vulgaris des Erwachsenen	50%
Psoriasis vulgaris des Kindes	30%
Nagelpsoriasis als Vorläufer der Hautpsoriasis	2%

◘ **Tab. 7.1** Inzidenz von Nagelveränderungen und die Symptome der Nagelmitbeteiligung bei einigen wichtigen Dermatosen

Dermatose	Inzidenz	Nagelveränderungen
Psoriasis vulgaris	50%	Tüpfelnägel, Ölflecke, Onycholyse, Querrillen, Verfärbungen, Zwicknägel, Krümelnägel, Onychodystrophie, Twenty-nail-Syndrom
Lichen ruber planus	10%	Onychoschisis, Längsstreifen, Dystrophie, Twenty-nail-Syndrom, Anonychie
Alopecia areata	35%	Längsrillen, Trachyonychie, *red nails*
Ekzem (Atopie)	25%	Querrillen, Tüpfelnägel, Aufsplitterungen, Pachyonychie, Onycholyse

Nägel entwickeln sich bevorzugt an den Fingern, Onychomykosen häufiger an den Zehen (► Abschn. 8.3).

Aus klinischer Sicht sind fünf **Erstsymptome** der Nagelpsoriasis anzuführen (◘ Tab. 7.3). In weiterer Folge kann es zu einer Dystrophie des gesamten befallenen Nagels kommen. Unter die onycholytischen Nagelplatten tritt Luft ein (**Leukonychia psoriatica**), dann etablieren sich Bakterien und führen durch die von ihnen gebildeten Pigmente zu einer blaugrünen Verfärbung (► Abschn. 3.2.2). Dunkle Pigmentierungen gehen auf Myzeten (*Candida albicans*) oder auf dicke Parakeratosen zurück.

Bei geringer Ausprägung können die Erstsymptome der Nagelpsoriasis wie Tüpfelnägel und Ölflecke anfangs leicht übersehen werden. Nicht zu verkennen sind dagegen verdickte Nagelplatten mit Onycholyse und Onychodystrophie, bei der die psoriatischen Nagelplatten allmählich in Keratinkrümel (»Krümelnägel«) zerfallen.

◘ **Tab. 7.3** Erstsymptome der Nagelpsoriasis

Symptom	Inzidenz
Tüpfelnägel	87%
Fingerhutnägel, Trachyonychie	10%
Onycholyse	10%
Ölflecke, später Krümelnagel	8%
Längsrillen	8%

7.1.1 Formen der Nagelpsoriasis

Nagelmatrixpsoriasis

Eine Mitbeteiligung der proximal gelegenen Nagelmatrix bei Psoriasis vulgaris verursacht eine kurzfristig gesteigerte Proliferation. An den Bildungsstellen der obersten Anteile der Nagelplatte entstehen parakeratotische Areale, die an der Nageloberfläche herausbrechen und kleine Grübchen (**Tüpfelnägel**, Grübchennägel) hinterlassen. Tüpfelnägel weisen an der Nageloberfläche kleine stecknadelkopfgroße Einziehungen auf (◘ Abb. 7.1). Entwickelt sich bei stärkerer Mitbeteiligung der Nagelmatrix eine große Anzahl von Grübchen, spricht man von Fingerhutnägeln. In solchen Fällen verliert der Nagel seine glatte Oberfläche, und es kommt zur Trachyonychie, zum Raunagel (◘ Abb. 7.2 und ◘ Abb. 7.3). Bei noch stärkerem Befall der Nagelmatrix entwickeln sich unregelmäßige eingezogene Wellen oder buchten- und streifenförmige Einsenkungen in großer Zahl. Dies ergibt das Bild der **Onychodystrophia psoriatica**. Tüpfelnägel und Fingerhutnägel machen 87% der psoriatischen Nagelveränderungen aus. Zu einer Trachyonychie kommt es in 10%, zu Längsrillen in 8% der Fälle. Die Psoriasis der Nagelmatrix ist oft mit einer proximalen **Paronychia psoriatica** kombiniert.

Nagelbettpsoriasis

Bei psoriatischen Effloreszenzen am Nagelbett entstehen subunguale punktförmige oder linsengroße Parakeratosen von gelblicher Farbe, die durch die darüber

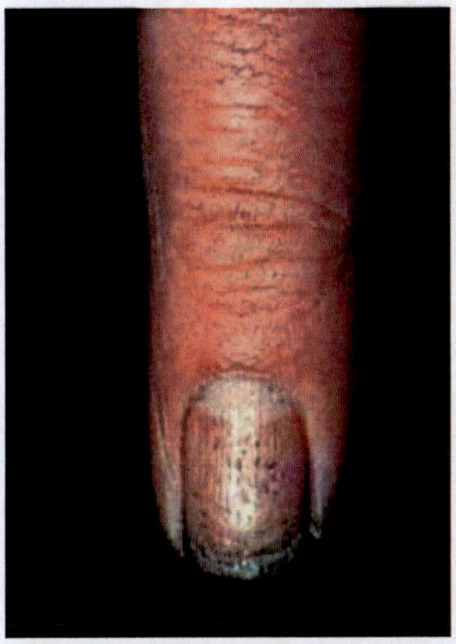

◘ **Abb. 7.1** Tüpfelnägel bei Psoriasis vulgaris. (Mit freundlicher Genehmigung von Galderma/DermQuest.com)

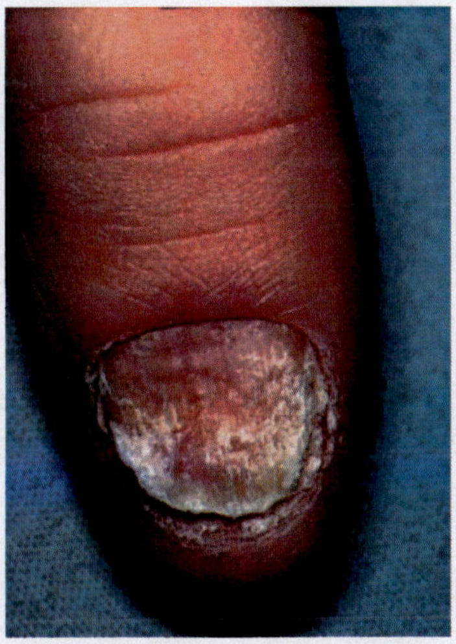

◘ **Abb. 7.2** Trachyonychie bei Psoriasis vulgaris. (Mit freundlicher Genehmigung von Galderma/DermQuest.com)

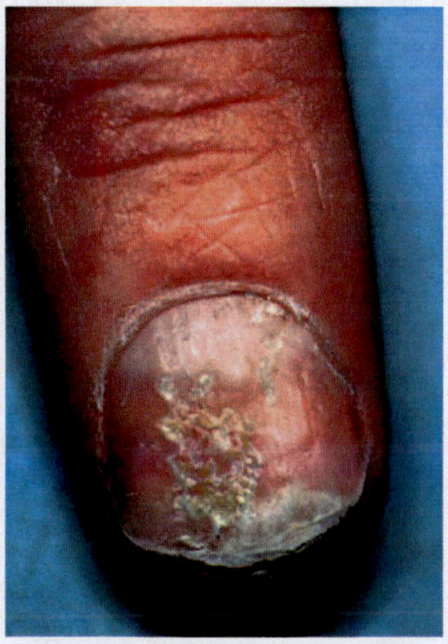

◘ **Abb. 7.3** Tüpfelnägel und Onycholyse bei Psoriasis vulgaris. (Mit freundlicher Genehmigung von Galderma/DermQuest.com)

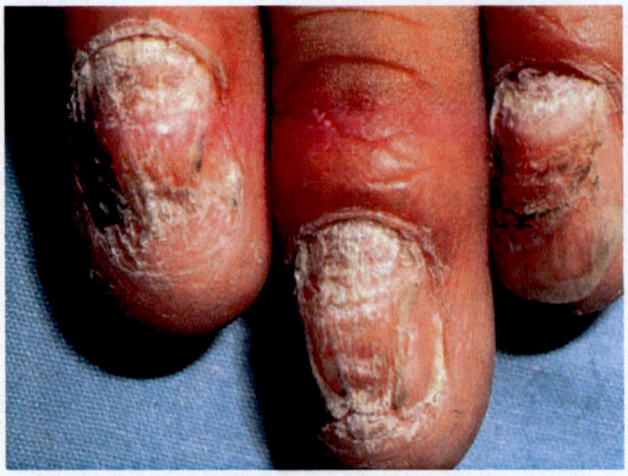

Abb. 7.4 Subunguale Parakeratose bei Psoriasis vulgaris mit Abhebung der Nagelplatte. (Mit freundlicher Genehmigung von Galderma/DermQuest.com)

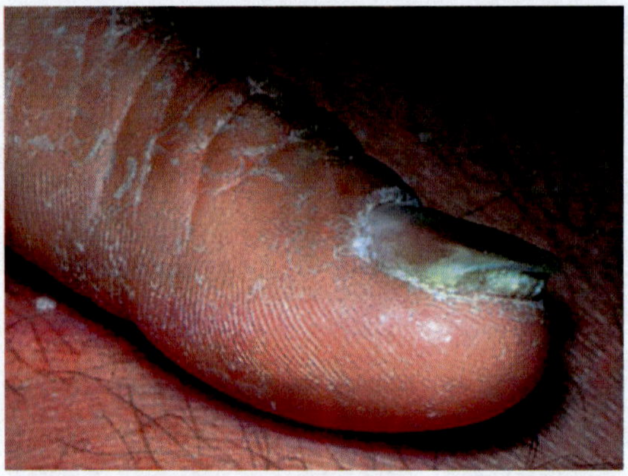

Abb. 7.5 Onycholyse bei Psoriasis vulgaris. (Mit freundlicher Genehmigung von Galderma/DermQuest.com)

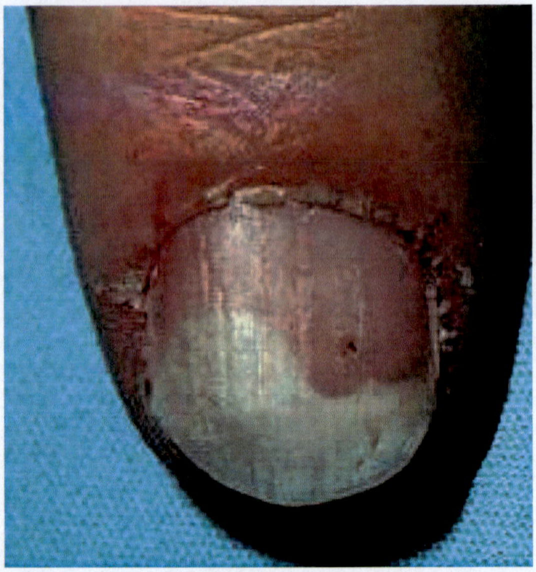

Abb. 7.6 Ausdehnte Onycholyse bei Psoriasis vulgaris. (Mit freundlicher Genehmigung von Galderma/DermQuest.com)

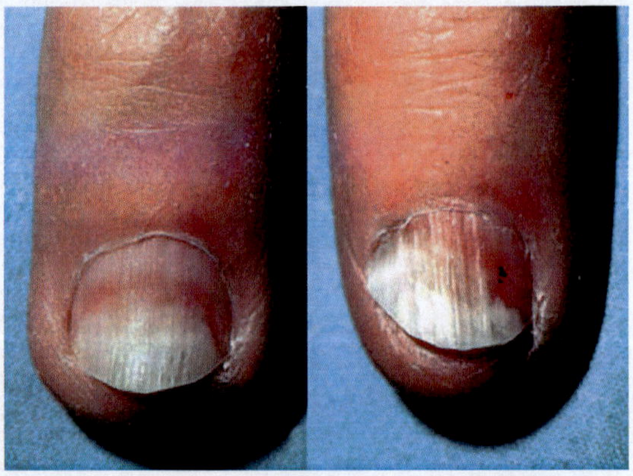

Abb. 7.7 Onycholyse bei Psoriasis vulgaris mit beginnender subungualer Infektion. (Mit freundlicher Genehmigung von Galderma/DermQuest.com)

liegenden Nagelteile festgehalten werden. Die Herde schimmern durch die Nagelplatte wie Ölflecke hindurch, wandern im Rahmen des Nagelwachstums zum freien distalen Rand und heben diesen ab. Dort führen die dicken subungualen Hyperkeratosen zu einer Ablösung der Nagelplatte vom Nagelbett, zu einer Onycholyse. Die serumgetränkten, parakeratotischen Schuppen entleeren sich als graugelbe krümelige Masse oder werden vom Patienten bei der Nagelreinigung entfernt. Die Abhebung der Nagelplatte kann unterschiedlich stark sein, nur den Rand ergreifen oder den gesamten Nagel befallen (Abb. 7.4, Abb. 7.5, Abb. 7.6 und Abb. 7.7). Der sich bildende lufthaltige Spalt unter der Nagelplatte erscheint weiß, was das Bild der **Leukonychia psoriatica** ergibt. Betrifft die Onycholyse den gesamten Nagel, liegt die Nagelplatte nur noch ganz locker auf dem psoriatisch veränderten Nagelbett. In den Spalten zwischen Nagel und Nagelbett, an den Stellen der Onycholysis psoriatica, etablieren sich Mikroorganismen, meist *Pseudomonas aeruginosa* (alter Name: *Bacillus pyocyaneus*). Dies ergibt eine grünblaue Verfärbung des gesamten von seiner Unterlage isolierten Nagels durch das von den Bakterien produzierte fluoreszierende Pyoverdin, einen eisenhaltigen Farbstoff (Abb. 7.8). Nach einer 14-tägigen antibakteriellen Behandlung z. B. mit Fluorochinolonen

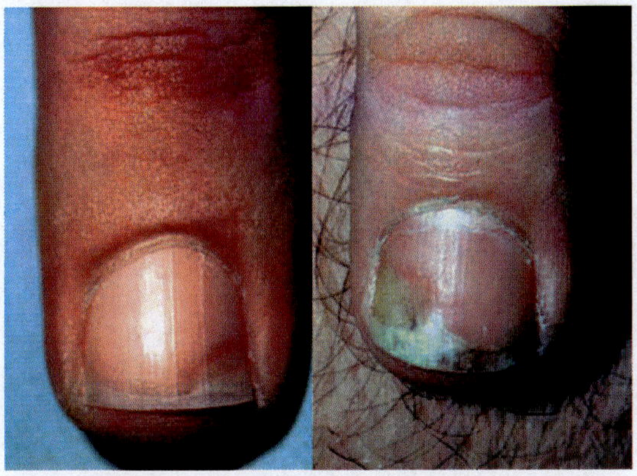

Abb. 7.8 Massive subunguale bakterielle Infektion bei psoriatischer Onycholyse. (Mit freundlicher Genehmigung von Galderma/DermQuest.com)

verschwindet die Farbe. Außer *Pseudomonas aeruginosa* lässt sich selten auch *Klebsiella pneumoniae* unter onycholytischen Nagelplatten nachweisen. Infektionen der psoriatisch veränderten Nägel mit Myzeten erfolgen in etwa 30% der Fälle.

Systemische Gaben von Itraconazol (▶ Abschn. 8.3.9) bessern in vielen Fällen das optische Bild myzetisch infizierter psoriatischer Fingernägel, bleiben aber bei sekundären Mykosen der Zehennägel auf Dauer meist erfolglos, da rasch wieder Rezidive eintreten.

Als Folge der subungualen Hyperkeratosen oder als Folge der Einwanderung pigmentbildender Mikroben unter die abgehobenen Nagelplatten entstehen bei 15% aller von Psoriasis befallenen Nägel graugelbe oder blaue Verfärbungen (▶ Abschn. 3.1.5 und ▶ Kap. 8). Die Onycholyse macht etwa 10% der psoriatischen Nagelveränderungen aus, subunguale Parakeratosen (Ölflecke) finden sich in 8% der Fälle (Tab. 7.3).

Gemeinsames Auftreten von Nagelmatrix- und Nagelbettpsoriasis

Treten Nagelmatrix- und Nagelbettpsoriasis gemeinsam auf, geht der Nagel zugrunde. Anstatt normaler Nagelsubstanz wird nur noch krümeliges, parakeratotisches Material gebildet, es entsteht der **psoriatische Krümelnagel.**

Nagelfalzpsoriasis und Paronychia psoriatica

Bei fehlendem Nagelhäutchen entwickeln sich um den Nagel herum rote, schuppende Effloreszenzen, eine Paronychia psoriatica. Hier liegt ein Hautbefall vor, Tüpfelnägel und Onychodystrophie fehlen (Abb. 7.9 und Abb. 7.10).

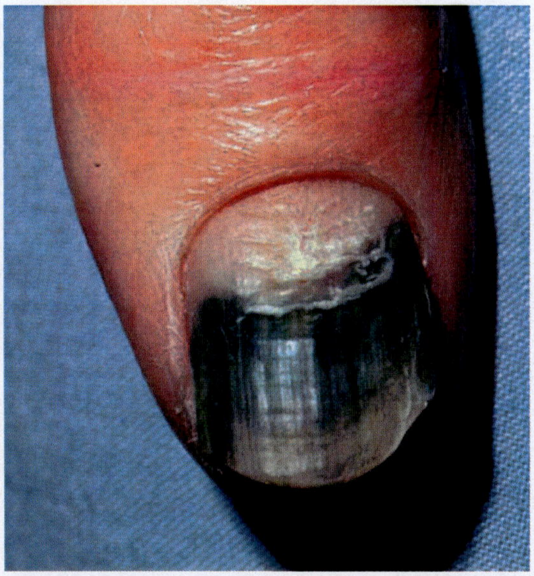

Abb. 7.9 Tüpfelnägel und Onychodystrophie bei Psoriasis vulgaris. (Mit freundlicher Genehmigung von Galderma/DermQuest.com)

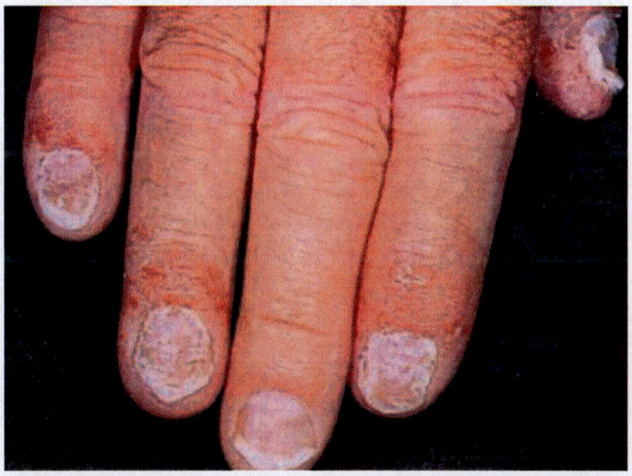

Abb. 7.10 Onychodystrophie bei Psoriasis vulgaris. (Mit freundlicher Genehmigung von Galderma/DermQuest.com)

Eine einmal eingetretene Nagelzerstörung ist irreversibel. Deshalb muss rechtzeitig, d. h. schon bei Auftreten der ersten Nagelläsionen, mit einer wirksamen Behandlung begonnen werden.

Psoriatische akrale Dermatitis und Psoriasis pustulosa

Bei der **psoriatischen akralen Dermatitis** kommt es zu Rötung, Schuppen und Rhagadenbildung an den Endphalangen. Diese manchmal auch ohne weitere Hautsymptome der Psoriasis auftretende Veränderung kann zu einer Verkürzung der Nägel führen.

Im Verlauf einer **Psoriasis pustulosa** treten auch am Nagelbett Pusteln auf. Dies führt zur Zerstörung des Nagelbetts und damit zu einer Dystrophie des gesamten Nagels.

Querverbiegungen der Nagelplatte mit Entwicklung von **Zwicknägeln** entstehen bei Psoriasis vulgaris nur selten. Bei diesen auch **Pincer-nail-Syndrom** genannten Veränderungen (► Abschn. 2.8.7) schneiden die zu Röhren geformten Nagelplatten mit ihren seitlichen Anteilen in das Nagelbett ein und verursachen starke Schmerzen.

Mit einer chirurgischen Entfernung solcher Nägel sollte nicht zu lange gewartet werden (► Abschn. 14.1). **Die eigentliche Psoriasis-Behandlung steht hier an zweiter Stelle.**

7

7.1.2 Verfahren zur Dokumentation des Nagelzustands

Das **Ausmaß der Nagelveränderungen** bei Psoriasis vulgaris wird im **NAPSI** (*Nail Psoriasis Severity Index*; ► Quantifizierung von Nagel- und Hautveränderungen) dokumentiert. Dieser Index wird in klinischen Studien zur Feststellung von Verbesserungen oder Verschlechterungen des Nagelzustands herangezogen.

Quantifizierung von Nagel- und Hautveränderungen

NAPSI (*Nail Psoriasis Severity Index*): Die erkrankten Nägel werden in vier Quadranten unterteilt; in jedem Quadranten wird das Ausmaß der vorliegenden Nagelmatrixveränderungen und – gesondert – der Nagelbettveränderungen beurteilt. Score 0 bedeutet keine Veränderungen, Score 1 in einem Quadranten vorhanden, Score 4 in allen vier Quadranten vorhanden. Die Summe der Scores kann in einem Nagel höchstens 8 betragen, d. h., in allen vier Quadranten liegen Matrix- und Nagelbettveränderungen vor. An allen Fingernägeln kann der Score höchstens 80 erreichen, an allen 20 Nägeln den Höchstwert von 160.

PASI (*Psoriasis Area and Severity Index*): Der NAPSI entspricht etwa dem PASI, der zur Dokumentation der Schwere psoriatischer Veränderungen der Haut herangezogen wird. Eine Besserung der Psoriasis ist durch eine Abnahme des PASI gekennzeichnet. An vier verschiedenen Körperregionen wird die Intensität von Erythem, Infiltration und Schuppung beurteilt und in einer Skala von 0–4 graduiert; die erhaltenen Werte von Erythem, Infiltration und Schuppung werden addiert und mit dem Prozentsatz der jeweiligen Region an der gesamten Körperoberfläche multipliziert. Das Produkt wird dann mit dem Ausmaß des Befalls der beurteilten Region (1 bedeutet < 10%, 6 bedeutet 90–100%) multipliziert. Die

▼

Summe der Produkte ergibt den PASI, dessen Maximalwert 72 beträgt.

NPQLS-Score (*Nail Psoriasis Quality of Life Score*) und **DLQI-Index** (*Dermatology Life Quality Index*): Mit dem NPQLS-Score werden die Auswirkungen der Nagelpsoriasis auf die Lebensqualität des Betroffenen gemessen. Die Einschränkung der Lebensqualität wird mit einer Frage nach etwaigen Schmerzen und neun Fragen nach Behinderungen bei Alltagstätigkeiten ermittelt. Der Gesamt-Score liegt zwischen 10 und 100. Je höher der Score ist, umso stärker ist die Lebensqualität vermindert. Der NPQLS-Score entspricht in der Beurteilung der dermatologischen Läsionen dem DLQI-Index, mit dessen Hilfe die Einschränkung der Lebensqualität durch psoriatische Läsionen der Haut festgestellt wird. Ein Score von 0 bedeutet keine Einschränkungen, ein Score von 30 findet sich bei maximaler Reduktion der Lebensqualität.

NAPPA-Score (*Nail Assessment in Psoriasis and Psoriatic Arthritis*): Der neueste Score zur Beurteilung der Schwere einer Nagelpsoriasis ist der NAPPA-Score. Mit dem NAPPA-Fragebogen werden die klinischen Symptome und die Beeinträchtigung der Lebensqualität erfasst. Änderungen in diesem Score dokumentieren den therapeutischen Nutzen von durchgeführten Behandlungen, sowohl objektiv vom klinischen Bild her als auch subjektiv von der Beeinträchtigung des Patienten her gesehen.

7.1.3 Behandlung

Psoriatische Onychopathien sind äußerst therapieresistent, lokale Maßnahmen bleiben meist erfolglos; vereinzelt brachte die äußerliche Anwendung von Glukokortikoiden in Lackform (8% Clobetasol-17-dipropionat) oder unter Okklusion brauchbare Ergebnisse. Verschiedenste Bestrahlungen wurden versucht, waren aber meist nur in Einzelfällen von Erfolg gekrönt. Auch topisches Zyklosporin und 0,1%iges Tazaroten-Gel brachten keine überzeugenden Erfolge. Vor der Ära der Biologicals eignete sich zur Behandlung von psoriatischen Hauteffloreszenzen noch am besten die systemische Photochemotherapie (orale Methoxsalen-Gaben und anschließende UVA-Bestrahlung, **PUVA**), bei der Nagelpsoriasis waren aber auch mit dieser Therapieform nur äußerst bescheidene Erfolge zu erzielen. Manche Autoren empfahlen die Anwendung eines gepulsten Farbstoff-Lasers.

Nach den Kriterien der evidenzbasierten Medizin bringen nur systemisch gegebene Medikamente wie **Zytostatika** (Methotrexat, Zyklosporin), **Immunmodulatoren** (Fumarsäure und Fumarsäureester) oder **Biologicals** eine Besserung der Nagelpsoriasis.

Trotz aller Zurückhaltung bei der Verordnung von Biologicals zur Behandlung der Hautveränderungen bei Psoriasis vulgaris: bei der Nagelpsoriasis sollte mit dem Einsatz dieser hocheffektiven, aber

wegen ihrer unerwünschten Wirkungen (und hohen Kosten) nicht ganz unproblematischen Medikation nicht gezögert werden.

Kontrollierte Studien über eine signifikante Besserung der Nagelpsoriasis liegen vor mit

- Adalimumab,
- Alefacept,
- Etanercept,
- Infliximab.

Als Angriffspunkte dieser neuen Therapeutika bieten sich die aktivierten T-Zellen, bestimmte Zytokine wie der Tumornekrosefaktor-α (TNFα) sowie die Interleukine 12 und 23 an. Aktivierte T-Zellen, Zytokine und Interleukine sind für die entzündliche Reaktion bei der Psoriasis von grundlegender Bedeutung. Die Behandlung mit Biologicals führte in großen Patientenkollektiven innerhalb von 6 Monaten zu einer durchschnittlichen Besserung des NAPSI um fast 60%. Bei 45% der Patienten heilten die Nagelveränderungen völlig ab. Wird mit dem Einsatz der Biologicals bei der Nagelpsoriasis zu lange gewartet, kommt es zur irreversiblen Zerstörung der Nägel.

> **Der kosmetische Störeffekt geringfügiger psoriatischer Nagelveränderungen kann in vielen Fällen durch die Anwendung eines undurchsichtigen kosmetischen Nagellacks verdeckt werden. Bei nicht mehr therapierbaren Dystrophien bleiben nur noch Acrylat-Prothesen zur Camouflage** (► Abschn. 13.2.3).

Eine PUVA-Behandlung (s. oben) kann zu kleinen subungualen Blutungen, kenntlich an kleinen roten Punkten in der Nagelmitte, führen. Hier spricht man von **PUVA-Nägeln.** Auch kann sich ein pigmentierter Streifen knapp distal von der Lunula bilden, der bei fortgesetzter PUVA-Behandlung bestehen bleibt. Selten wächst dieser Streifen auch während der Behandlung nach distal aus.

In vielen Fällen erfolgt das Auftreten psoriatischer Läsionen als Folge von lokalen Reizungen im Sinne eines Köbner-Phänomens. Beim Nagelbefall ist diese Pathogenese nicht so klar.

7.2 Acrodermatitis continua suppurativa Hallopeau

Bei der Acrodermatitis continua suppurativa Hallopeau, einer seltenen, höchstwahrscheinlich zur Psoriasis pustulosa gehörigen Dermatose unklarer Genese, treten an den Kuppen von Fingern und Zehen immer wieder sterile Pusteln auf, die allmählich zu akralen Knochenatrophien führen. Bei längerem Bestehen der Erkrankung entwickeln sich Pusteln auch am Nagelbett. Damit ist ein Verlust der Nägel verbunden.

7.3 Pityriasis rubra pilaris

Die Pityriasis rubra pilaris ist eine chronische Dermatose, die wie die Acrodermatitis continua suppurativa Hallopeau in vielen Aspekten der Psoriasis vulgaris ähnelt. Im Gegensatz zur Psoriasis vulgaris treten bei der Pityriasis rubra pilaris keine Allgemeinsymptome wie z. B. Gelenkentzündungen auf. Die meist hellroten, hyperkeratotischen Knötchen am Körperstamm und an den Extremitäten nehmen ihren Ausgang von den Haarfollikeln (»*pilaris*«) und neigen zur Konfluenz; es entsteht ein Bild wie bei psoriatischen Plaques. Eine Mitbeteiligung der Nägel ist bei der Pityriasis rubra pilaris häufig. Es entwickeln sich verdickte Nagelplatten mit subungualen Hyperkeratosen und kleinen Blutungen. Onycholysen, Einsenkungen der Nagelplatte und Ölflecke sind seltener als bei der Psoriasis. Die Haut in der Umgebung des Nagels ist gerötet und schuppig. Die Nagelveränderungen sind so stark, dass ein Schneiden der Nägel unmöglich wird und das Hantieren mit kleinen Gegenständen wie Papieren große Schwierigkeiten bereitet. Liegen bei der Pityriasis rubra pilaris ausschließlich Nagelveränderungen vor, ist zur Differenzierung gegen eine Psoriasis vulgaris oft eine Biopsie notwendig.

> **Eine Besserung der Nagelveränderungen erfolgt nur bei Behandlung der Grundkrankheit mit Retinoiden, systemischen Glukokortikoiden oder Biologicals.**

7.4 Lichen ruber planus

Die Pathogenese des Lichen ruber planus ist nach wie vor ungeklärt. Während bei der Psoriasis vulgaris viele Befunde auf das Vorliegen einer immunologischen Genese hinweisen, besteht beim Lichen ruber planus nur die Vermutung, dass es sich um eine Autoimmunkrankheit handeln könnte; Beweise fehlen hierfür. Auch eine virale Genese wird für diese Dermatose diskutiert. Das häufig symmetrisch erfolgende Auftreten der Läsionen weist auf die mögliche Beteiligung des Nervensystems hin.

Bei 10% der Patienten mit Lichen ruber planus liegt eine Mitbeteiligung der Nägel vor. Die Veränderungen gehen von der Matrix aus und zeigen unterschiedliche Schwere: zu Beginn entwickeln sich eine Verdünnung der Nägel und eine Längsriffelung der Nagelplatten, sog. **Striae longitudinales** (■ Abb. 7.11); im weiteren Verlauf kommt es zu einer **Onychoschisis**, dann zu einer

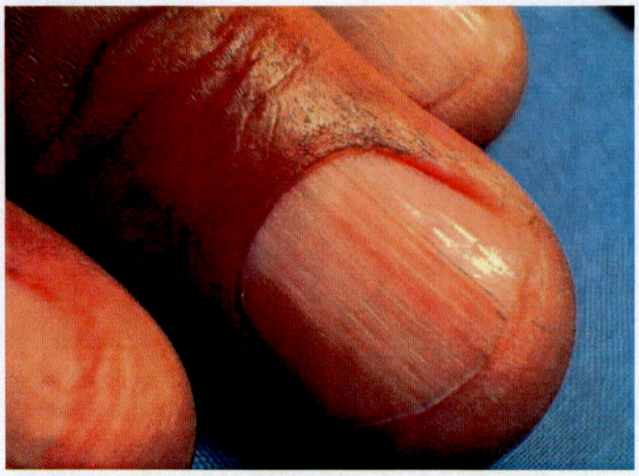

Abb. 7.11 Nagelveränderungen bei Pityriasis rubra pilaris. (Mit freundlicher Genehmigung von Galderma/DermQuest.com)

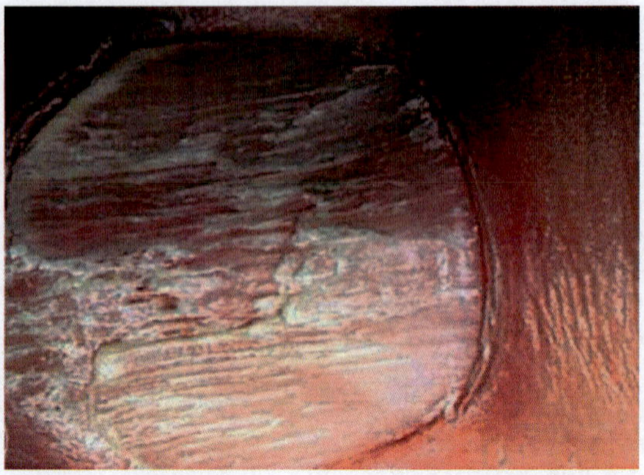

Abb. 7.12 Striae longitudinales bei Lichen ruber planus. (Mit freundlicher Genehmigung von Galderma/DermQuest.com)

Dellenbildung mit geringgradiger **Onychodystrophie** (Abb. 7.12), zu einer **Trachyonychie** (Abb. 7.13) und zu subungualen Hyperkeratosen. Auch kann die Bildung eines Pterygiums erfolgen, wobei der Nagel dann durch eine vom proximalen Ende vorwachsende narbenartige Struktur in der Mitte gespalten wird. Da der Lichen ruber planus auch die Nagelmatrix ergreift, kann eine bleibende Zerstörung eines Nagels oder vieler Nägel eintreten (Abb. 7.14), die resultierende Anonychie ist nicht mehr reversibel. Die zerstörte Matrix wird von der umgebenden Haut überzogen, man spricht von einem **Pterygium unguis.** Manchmal ist das Bild einer Zwanzig-Nägel-Dystrophie das einzige Zeichen eines Lichen ruber planus, erst Jahre später treten Hautveränderungen auf, die dann die Diagnose der bereits lange bestehenden Nagelveränderungen ermöglichen.

In einigen Fällen kommt es zur Onycholyse ohne Beteiligung der Matrix; hier liegt dann ein rein **subungualer Lichen ruber planus** vor. Die Diagnose kann nur mithilfe einer Biopsie erfolgen.

Die Behandlung des Lichen ruber planus der Nägel ist schwierig. Weitgehend unwirksam sind lokale Anwendungen von Calcineurininhibitoren (Tacrolimus und Pimecrolimus), von denen eine Heilwirkung durch Hemmung der Zytokinproduktion erwartet wurde. Auch 0,1%iges Tazaroten-Gel bleibt fast immer erfolglos. Topische Glukokortikoide wirken besser als bei psoriatischen Onychopathien, unter Okklusion wurde bei Lichen ruber planus in Einzelfällen eine deutliche Besserung der Nagelveränderungen erzielt. In der Regel sind aber topische Wirkstoffanwendungen bei Lichen ruber planus der Nägel für den Patienten und für den Arzt nur frustrierend.

Lokale Glukokortikoidinjektionen sind schmerzhaft und sollten deshalb besser vermieden werden. Wiederholungen können zu Atrophien des Nagelbetts führen.

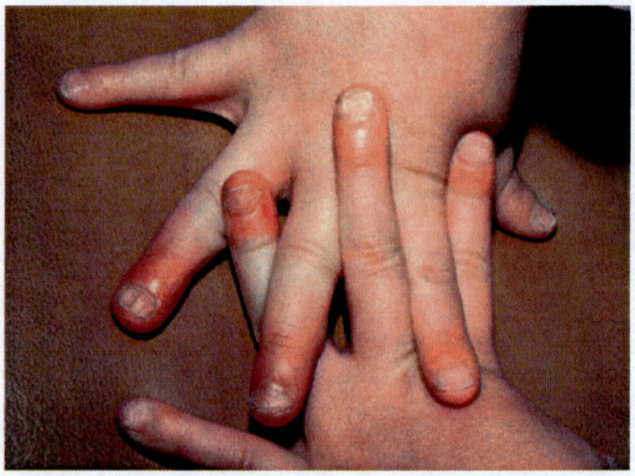

Abb. 7.13 Trachyonychie und beginnende Onychodystrophie bei Lichen ruber planus. (Mit freundlicher Genehmigung von Galderma/DermQuest.com)

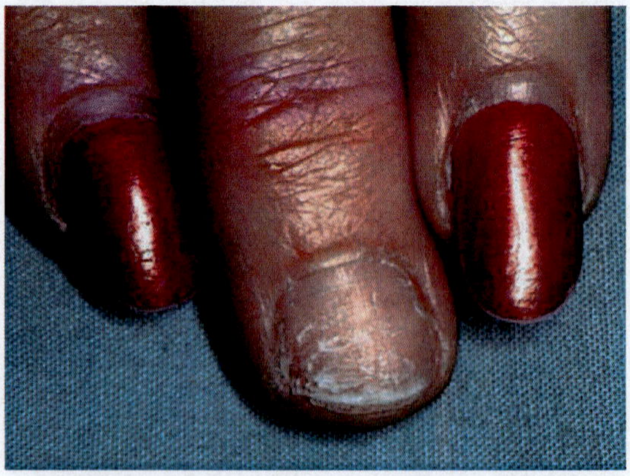

Abb. 7.14 Onychodystrophie und Trachyonychie, häufig bei Lichen ruber planus

> **Systemische Glukokortikoidbehandlungen bergen ein hohes Risiko der Auslösung unerwünschter Wirkungen. Da nur bei rechtzeitigem Behandlungsbeginn der Verlust der Nägel verhindert werden kann, ist ein Nagelbefall bei Lichen ruber planus ernst zu nehmen, weshalb – so wie bei Psoriasis ungium – mit dem Einsatz von Biologicals nicht zu lange gezögert werden sollte.**

> **Auf die mögliche Entwicklung eines Plattenepithelkarzinoms am Nagelbett oder auf der Matrix bei einem lange bestehenden Lichen ruber planus ist zu achten.**

Unklar ist die nosologische Stellung des **lichenoiden Arzneimittelexanthems**. Möglicherweise liegt hier die Provokation eines latenten Lichen ruber planus durch Arzneimittel (wie z. B. durch das nichtsteroidale Antirheumatikum Salsalat, das Dimer der Salicylsäure) vor; typisch ist das Auftreten einer Onychoschisis und einer Onychomadesis.

7.5 Lichen striatus

Lichen striatus, eine subakute, lineare Dermatitis, gehört zu den seltenen Hautkrankheiten. Die an einen Lichen ruber planus erinnernden Hautveränderungen breiten sich innerhalb eines Nervensegments aus. Die Diagnose erfolgt aufgrund des feingeweblichen Bildes (Biopsie). In der proximalen Matrix findet sich ein bandförmiges, lymphozytäres Infiltrat. Bei Kindern treten manchmal isolierte Nagelläsionen auf, ohne dass Hauterscheinungen zu sehen wären.

> **Der Lichen striatus der Nägel heilt meistens binnen eines Jahres spontan ab.**

7.6 Ekzem

Allergische oder toxische Kontaktekzeme führen ebenso wie eine atopische Dermatitis der Hände zu **Ekzemnägeln** (Abb. 7.15). Darunter werden die als Folge der beginnenden Entzündung des seitlichen und/oder proximalen Nagelwalls auftretenden Tüpfelnägel verstanden. Bei längerem Bestehen des Fingerekzems kommt es zu Aufsplitterungen, Furchen- und Rillenbildungen, Verdickungen der Nagelplatte und zur Onycholyse (Abb. 7.16, Abb. 7.17 und Abb. 7.18). Mit Abheilung des Ekzems verschwinden die Nagelveränderungen oder heilen mit dem Wachstum aus (Abb. 7.19). Bei Patienten mit rezidivierender atopischer Dermatitis und Effloreszenzen an den Endphalangen entstehen zusätzlich zu den Tüp-

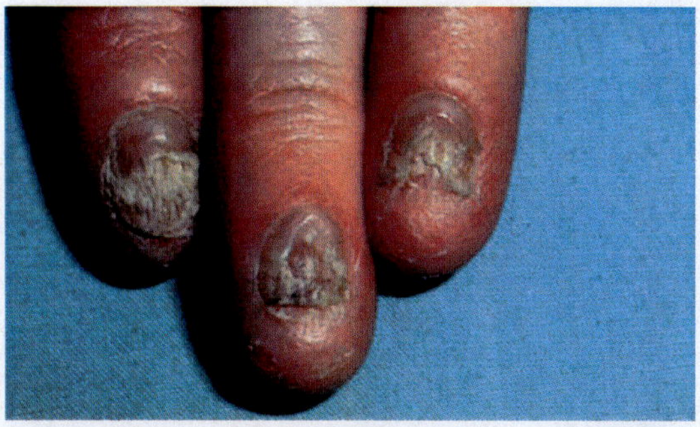

Abb. 7.15 Ekzemnägel. (Mit freundlicher Genehmigung von Galderma/DermQuest.com)

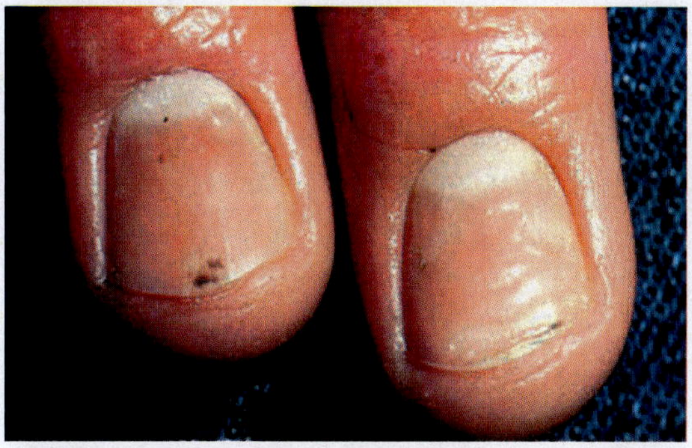

Abb. 7.16 Nagelveränderungen als Folge von Kontaktallergien an den Fingern, Beau-Reil-Querlinien. (Mit freundlicher Genehmigung von Galderma/DermQuest.com)

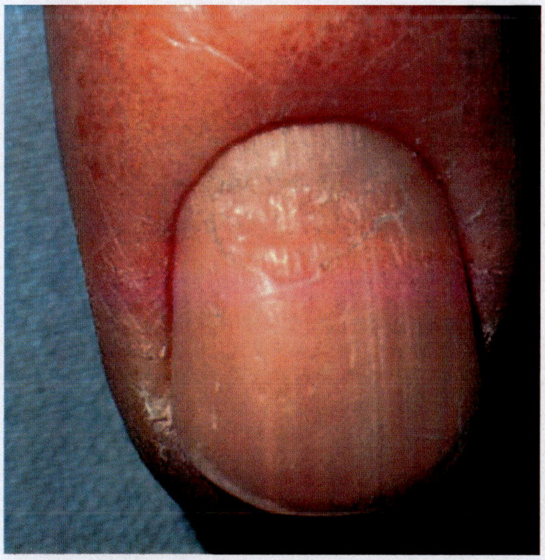

Abb. 7.17 Nagelveränderungen bei einem toxischen Fingerekzem. (Mit freundlicher Genehmigung von Galderma/DermQuest.com)

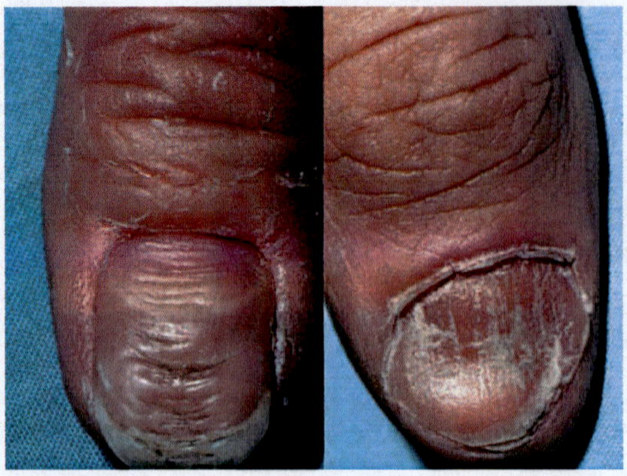

Abb. 7.18 Ekzemnägel bei chronischem Ekzem. (Mit freundlicher Genehmigung von Galderma/DermQuest.com)

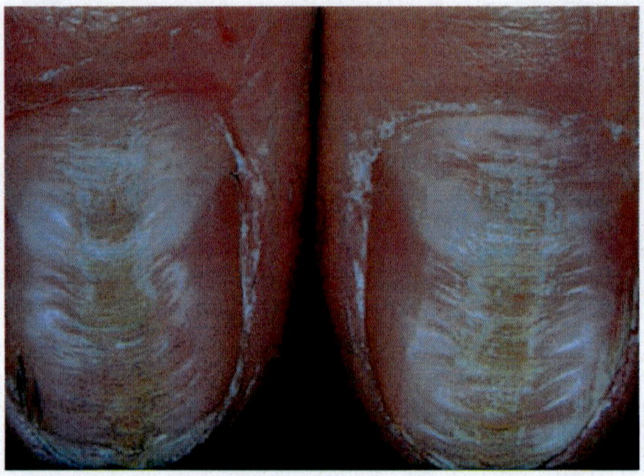

Abb. 7.19 Nägel bei atopischer Dermatitis. (Mit freundlicher Genehmigung von Galderma/DermQuest.com)

felnägeln auch quer verlaufende, die gesamte Nagelplatte ergreifende Rillen.

7.7 Alopecia areata

Die Pathogenese der Alopecia areata, des kreisrunden Haarausfalls, ist nach wie vor nicht gesichert; vermutet werden Faktoren vonseiten des Immunsystems und psychologische Belastungen. Bei vielen Patienten mit Alopecia areata weisen die Nägel kleine Grübchen auf, die meist zu Längsrillen angeordnet sind (Abb. 7.20 und Abb. 7.21). Die Nageloberfläche ist aufgeraut (**Trachyonychie**). Als Begleitsymptom einer Alopecia areata totalis entwickelt sich oft eine massive Onychodystrophie. Die Lunula zeigt punktförmige Einziehungen, selten ist sie rot gefärbt. Diese sog. *red nails* (► Abschn. 3.1.6 und ► Abschn. 7.12) gelten als Hinweis auf eine Mitbeteiligung des Immunsystems bei Alopecia areata.

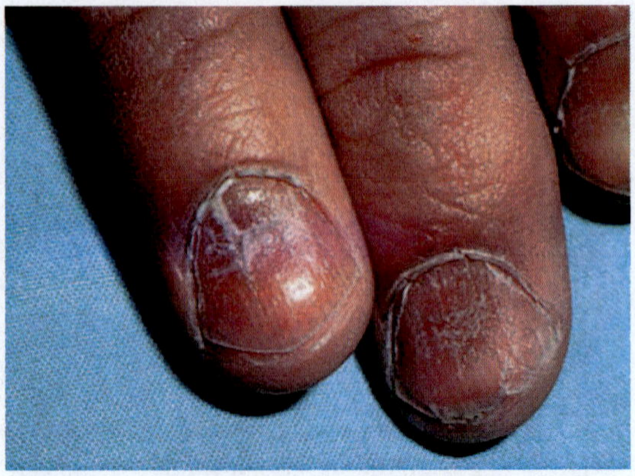

Abb. 7.20 Nagelveränderungen bei Alopecia areata. (Mit freundlicher Genehmigung von Galderma/DermQuest.com)

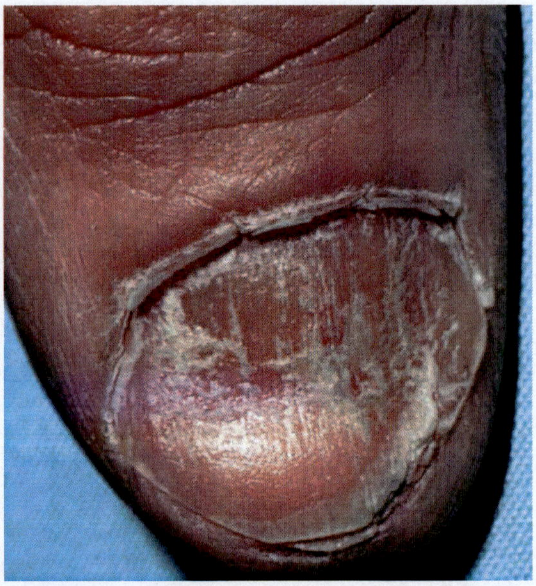

Abb. 7.21 Nagelveränderungen bei Alopecia areata totalis. (Mit freundlicher Genehmigung von Galderma/DermQuest.com)

Tritt eine Spontanremission der Alopecia areata ein, verschwinden die Nagelveränderungen, und auch bei erfolgreicher Behandlung des Haarausfalls heilen die Onychopathien ab.

Bei Kindern kann eine Alopecia areata von einer Onychomadese, einem Verlust der gesamten Nagelplatte begleitet sein.

7.8 Blasenbildende Dermatosen

Unter den **bullösen Epidermolysen** werden eine Reihe von blasenbildenden Erbkrankheiten zusammengefasst, bei denen der mechanische Zusammenhalt von Epidermis und Dermis gestört ist. Schon eine geringe äußere Belastung verursacht Blasen oder Erosionen. Für die Entstehung von Nagelveränderungen ist es weitgehend unwichtig, in welcher Höhe von Epidermis oder Basalmembran die Spaltbildung erfolgt. Geringer Druck auf das Nagelbett führt zur Blasenbildung und zur Abhebung der Nagelplatte. Bei der **Epidermolysis bullosa dystrophica** kommt es zur Narbenbildung am Nagelbett (Onychodystrophie) und zum bleibenden Verlust von vielen oder sogar allen Nägeln (Anonychie).

Beim **Pemphigus vulgaris** und beim **Pemphigoid** treten Onychorrhexis, Onycholysen, Onychomadese sowie Deformitäten und Verfärbungen der Nagelplatte auf. Als Folge der Akantholyse und der Blasenbildung am Hyponychium kommt es zum Nagelverlust. Auffallend ist die sich oft im akuten Schub bildende hämorrhagische Paronychie, die in seltenen Fällen sogar den Hautveränderungen vorangeht. Bevorzugt sind die Nägel von Daumen und Zeigefinger betroffen.

> **Die Behandlung besteht in der Gabe von hochdosierten Glukokortikoiden und Azathioprin. Nach Abheilung der Hautveränderungen wachsen die Nägel wieder nach.**

Beim autosomal-rezessiv vererbten **Kindler-Syndrom** treten an den Akren Blasen auf, und die Nägel zeigen Dystrophien. Außerdem bestehen Atrophien der Haut, besonders auf den Handrücken, und eine Poikilodermie am gesamten Integument.

Gleiches gilt für das **Syndrom der verbrannten (verbrühten) Haut**, welches durch verschiedene Arzneimittel ausgelöst werden kann; Sulfonamide, Barbiturate und Hydantoine sind die häufigsten Auslöser der arzneimittelinduzierten toxischen epidermalen Nekrolyse (TEN), früher als Lyell-Syndrom bezeichnet. Beim Syndrom der verbrühten Haut kommt es als Folge der Blasenbildung im Hyponychium zu einem Abschwimmen der Nägel.

> **Meist wachsen die Nägel wieder nach, lediglich in schweren Fällen bleibt der Nagelverlust bestehen.**

Unter schlechten hygienischen Bedingungen können bei Neugeborenen und Kleinkindern Staphylokokken z. B. aus dem Nabelstumpf das *staphylococcal scalded skin syndrome* **(SSS)** auslösen, das sich nur in Einzelheiten von der TEN unterscheidet. Die vor etwa 20 Jahren in den USA auftretende SSS-Epidemie bei Frauen ging auf eine zu lange Anwendung von Tampons zurück. Die Toxine der in den Tampons wachsenden Staphylokokken führten zu den oft dramatischen Hautveränderungen. Auch beim SSS erfolgt ein Abschwimmen der Nägel. Diese wachsen aber wieder nach.

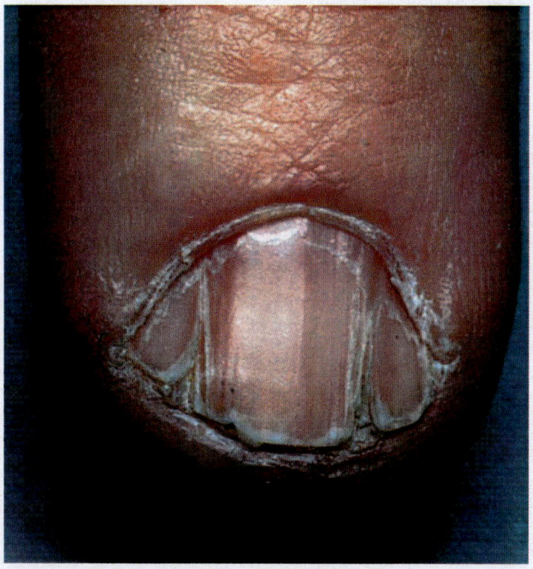

Abb. 7.22 Schwere Nageldystrophie bei Morbus Reiter. (Mit freundlicher Genehmigung von Galderma/DermQuest.com)

7.9 Morbus Reiter

Morbus Reiter, die reaktive Arthritis, wird als eine entzündliche Systemerkrankung angesehen; deren Ursache entweder in einer Urethritis durch Gonokokken oder Chlamydien oder in einer Enteritis durch Shigellen, Salmonellen, Yersinien oder Campylobakter oder in späten Stadien einer HIV-Infektion (Prävalenz zwischen 0,5 und 10%) besteht.

Morbus Reiter zeigt die klassische Trias
- Arthritis,
- Urethritis,
- Konjunktivitis.

An den Nägeln entstehen tiefe Längsfurchen mit glatten Rändern (Abb. 7.22). In 20–30% der Fälle führen diese Veränderungen zu einer schweren Nageldystrophie und zu bleibendem Nagelverlust. Die befallenen Nägel sind empfindlich und schmerzhaft. Als weiteres Hautsymptom ist das schwielenartige Keratoderma blenorrhagicum zu nennen.

> **Nagelveränderungen bei Morbus Reiter gelten als Indikation für eine Methotrexat-Behandlung oder für den Einsatz von Biologicals.**

7

7.10 Morbus Darier

Morbus Darier (Dyskeratosis follicularis Darier) ist eine autosomal-dominant vererbte Genodermatose, die erst im Erwachsenenalter auftritt. Sie besteht in Nagelveränderungen und einer fast immer symmetrischen Aussaat von keratotischen und zum Teil mit Krusten belegten Knötchen an den seborrhoischen Hautstellen. Die Inzidenz dieser Erbkrankheit ist mit einer Prävalenz von 1:15.000 vergleichsweise hoch. Es kommt zu keilförmigen subungualen Hyperkeratosen (Abb. 7.23) und zu hellen oder dunklen Längsstreifen, die von der proximalen Nagelfalte über die Lunula ziehen. Auch längs verlaufende Einrisse in der Nagelplatte können auftreten. Am freien Rand führen die Hyperkeratosen zu Einkerbungen. Die Hautsymptome bei Morbus Darier bestehen in gering entzündlichen, bräunlichen oder hautfarbenen, keratotischen, follikulär stehenden Knötchen in dichter Aussaat. Bevorzugt betroffen sind das Gesicht, die behaarte Kopfhaut, die Brust und der Rücken. Die Haut ist diffus gerötet und rau (»reibeisenartig«). Sonnenbestrahlungen führen zu einer Exazerbation der Hauterscheinungen.

Eine Retinoidbehandlung bessert die Hautsymptome bei Morbus Darier, bleibt aber ohne Einfluss auf die Nagelveränderungen.

Gleichartige Nagelveränderungen wie bei Morbus Darier finden sich auch beim familiären, benignen **Pemphigus Hailey-Hailey**, einer seltenen, der Dyskeratosis follicularis ähnelnden Dermatose.

Bei der **Dyskeratosis congenita** (Zinser-Cole-Engman-Syndrom) entwickeln sich irreversible Nagelbettatrophien mit Verlust der Nägel.

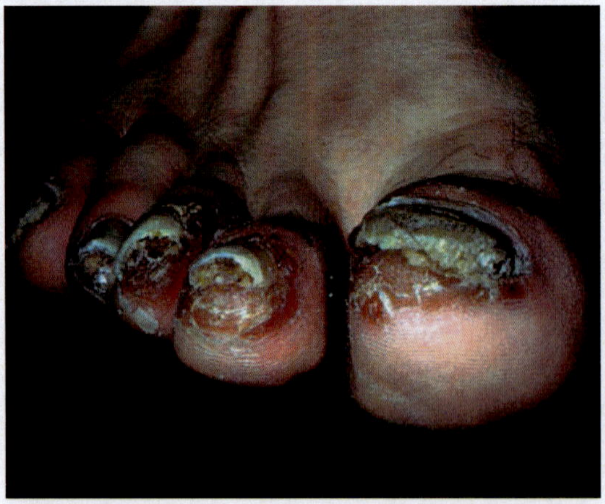

Abb. 7.23 Nagelveränderungen bei Morbus Darier. (Mit freundlicher Genehmigung von Galderma/DermQuest.com)

7.11 Acrokeratosis paraneoplastica (Bazex-Syndrom)

Bei Karzinomen von Lunge, Speiseröhre oder Oropharynx (Zunge) treten an Akren, Nase, Wangen, Ohren, Fingern und Zehen schuppende Knötchen wie bei einer Psoriasis vulgaris auf. An den Nägeln finden sich subunguale Keratosen und Dystrophien, in ähnlicher Weise wie bei einem Psoriasis-Befall der Nagelmatrix. Auffallend ist das symmetrische Erscheinen der Nagelveränderungen.

Beim Auftreten derartiger Symptome sollte der Patient genau auf das Vorliegen eines Karzinoms untersucht werden, da die Nagelerscheinungen mitunter einer stärkeren Entwicklung des Tumors vorauseilen.

Bei erfolgreicher Behandlung des Karzinoms verschwinden die Symptome der Acrokeratosis paraneoplastica. Ein neuerliches Auftreten von Haut- und Nagelveränderungen weist auf ein Rezidiv des Tumors hin.

7.12 Immundermatosen

Die wichtigsten, auch das Hautorgan betreffenden Autoimmunkrankheiten sind der akute Lupus erythematodes (akuter LE; lat. *lupus*: der Wolf und griech. *erythem*: Rötung) oder die Schmetterlingsflechte (wegen der häufig im Gesicht auftretenden Rötung in Schmetterlingsform) und die Dermatomyositis. Bei beiden Erkrankungen liegt oft eine Mitbeteiligung der Nägel vor.

Der **chronische LE** zeigt sich in erster Linie als eine in Schmetterlingsform auftretende Rötung im Gesicht (diskoider LE), verursacht aber keinerlei Nagelveränderungen. Der **akute LE** befällt innere Organe sowie Haut und Nägel in Form von Gefäßentzündungen. Es besteht eine hochgradige Sonnenlichtempfindlichkeit.

Die **Dermatomyositis** gilt als Marker für innere Malignome.

Bei suspekten Nagelveränderungen sollte nach anderen Symptomen dieser Immundermatose geforscht werden: Muskelschwäche, schalartig angeordnete, schuppende, violette Flecke am Oberkörper und Gottron-Papeln an den Fingerseiten.

Bei Immundermatosen ist in erster Linie die Matrix der Nägel betroffen, was zu longitudinalen Melanonychien mit Pigmentausbreitung in den Nagelwall (Pseudo-Hutchinson-Zeichen, ▶ Abschn. 1.3.1) führen kann. Im Schub zeigt sich eine blaurote Verfärbung und Schwellung des proximalen Nagelwalls, bedingt durch Teleangiektasien, kleine Thrombosen und punktförmige Blutaustritte. Oft tritt ein Pterygium inversum auf (Abb. 7.24 und

◘ Abb. 7.25). Rote Nägel (*red nails*), eine purpurrote Verfärbung des proximalen Drittels der Nagelplatte, sind durch eine meist schmerzhafte Hyperämie bedingt, in gleicher Weise wie beim Erythema palmare et plantare. Eine rote Lunula findet sich bei 20% aller Patienten mit akutem LE und wird von einem periungualen Erythem begleitet. Nur selten zeigen sich rote Nägel bei Alopecia areata. Diese werden oft als diagnostischer Beweis für eine Zugehörigkeit dieser Form des Haarausfalls zu den Immundermatosen gewertet (▶ Abschn. 7.7). Rote Nägel finden sich nicht nur bei Immundermatosen, sondern auch bei Arzneimitteleruptionen ▶ Kap. 12).

Splitterblutungen, kleine strichförmig verlaufende Blutungen unter der Nagelplatte, entstehen meist traumatisch.

> **Im proximalen Nagelteil auftretend sollten Splitterblutungen an einen LE, eine Dermatomyositis, eine systemische Sklerodermie, eine Glomerulonephritis oder eine Endocarditis lenta denken lassen.**

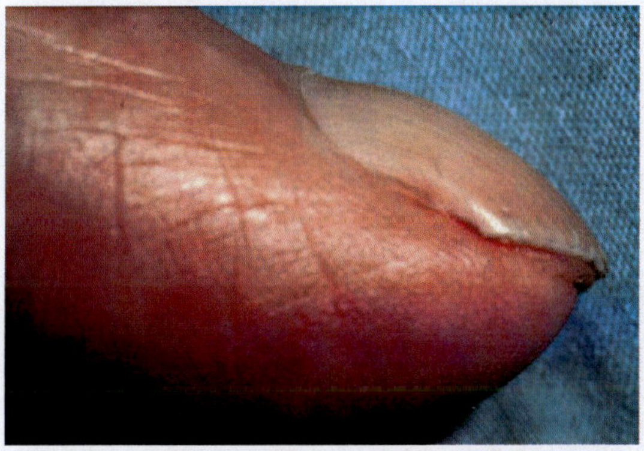

◘ **Abb. 7.24** Pterygium inversum bei Sklerodermie. (Mit freundlicher Genehmigung von Galderma/DermQuest.com)

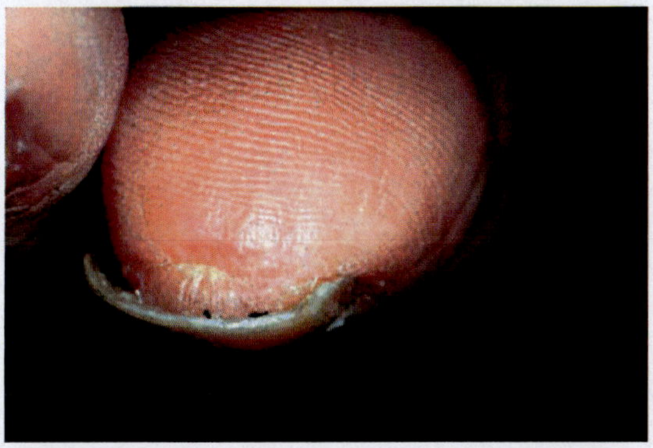

◘ **Abb. 7.25** Pterygium inversum. (Mit freundlicher Genehmigung von Galderma/DermQuest.com)

Durch Auflichtmikroskopie (Dermatoskopie) lassen sich bei verschiedenen Immundermatosen die deutlich vergrößerten Kapillarschlingen im Bereich des Nagelfalzes erkennen.

Bei der **Graft-versus-host-disease** (GvHD, Transplantat-gegen-Wirt-Erkrankung) nach allogenen Knochenmark- oder Stammzelltransplantationen kommt es selbst bei weitgehender Übereinstimmung der Gewebsantigene immer wieder zu Hautreaktionen als Folge der durch die fremden T-Lymphozyten ausgelösten Veränderungen an Wirtszellen und in Wirtsgeweben; 3–5 Monate nach der Transplantation entwickeln sich beim chronischen GvDH Haut- und Schleimhautveränderungen, vernarbende oder nichtvernarbende Alopezien sowie eine Störung der Schweißsekretion. Unter den Nagelveränderungen steht die Entwicklung von Längsfurchen an erster Stelle. Weiter entwickeln sich ähnliche Nagelveränderungen wie bei Lichen ruber planus:
- Beau-Reil-Querlinien,
- Längsstreifen,
- Längseinrisse,
- Onycholyse.

Auch kommt es zu Paronychien und Trachyonychien. Als Ursache werden Autoimmunphänomene in der Matrix angesehen, das Nagelbett ist nur in geringem Maß beteiligt. Das Ausmaß der beim GvHD auftretenden Nagelveranderungen ist gering im Vergleich zur Schwere der gleichzeitig bestehenden Hauterscheinungen. Kapillarmikroskopisch lassen sich im Nagelbereich die für diese Abstoßungsreaktion typischen Veränderungen nachweisen.

> **Die Behandlung erfolgt im Rahmen der Allgemeintherapie: Glukokortikoide und Zytostatika, lokal bewährt sich manchmal Pimecrolimus 1%. Beim chronischen GvHD, wenn also keine Immuntoleranz eintritt, ist eine dauernde Immunsuppression notwendig.**

Bei fast allen Immundermatosen kommt es zu einer Verbreiterung der Lunula und zu Schwellungen der proximalen Nagelfalte mit Teleangiektasien. Narbige Veränderungen der Matrix mit Zerstörung des Nagels sind oft die Folgen von Gefäßentzündungen. Gleichartige Veränderungen im Bereich des Nagelbetts führen zur Onycholyse.

AIDS-Patienten leiden häufig an Onychomykosen durch Dermatophyten (▶ Abschn. 8.3) und an einem Yellow-nail-Syndrom (▶ Abschn. 5.1).

7.13 Progressive diffuse Sklerodermie

Die **Sclerodermia diffusa seu progressiva** ist eine Erkrankung des Gefäßbindegewebes. An den Fingern kommt es durch Verhärtungen zu einer **Sklerodaktylie** mit Einschränkung der Beweglichkeit. Bei jedem zweiten Sklerodermiepatienten treten Veränderungen an den Fingernägeln und den Fingerspitzen auf. Selbstverständliche Tätigkeiten wie Essen mit Besteck, Schreiben, Anziehen, Händeschütteln und Umblättern beim Lesen werden fast unmöglich, die Lebensqualität erfährt eine massive Beeinträchtigung. Infektionen können zum Verlust eines Fingers führen. Die auftretenden Nagelveränderungen sind die gleichen wie bei anderen Immundermatosen und bei Morbus Raynaud. In Einzelfällen entwickelt sich, wie in ► Abschn. 4.1.9 beschrieben, ein Pterygium unguis inversum. Zusätzlich bewirkt die übermäßige Bildung von Kollagen eine Verdichtung und Versteifung des Bindegewebes, auch in den Finger- und Zehenspitzen. Die Behinderung des Blutflusses führt zu kleinen Geschwüren, ferner kommt es zu Paronychien und zu Onycholysen.

Als Folge der schleichend beginnenden, uncharakteristischen Symptome wie »Kloß im Hals«, Atemnot bei Anstrengungen und weiße, kalte Finger dauert es oft Jahre, bis die Diagnose »progressive diffuse Sklerodermie« gestellt wird. Nach so langer Zeit bilden sich bereits eingetretene Nagelstörungen nicht mehr zurück.

Zur Behandlung wurden intravenöse Gaben von Iloprost empfohlen. Iloprost ist ein synthetisches Analogon von Prostazyklin PGI und wirkt gefäßerweiternd.

Durch kapillarmikroskopische Untersuchungen lassen sich GvHD (s. oben) und systemische Sklerodermie differenzieren.

7.14 Sezary-Syndrom

Bei etwa 5% der kutanen T-Zell-Lymphome entwickelt sich ein Sezary-Syndrom. Die Erkrankung wird auch als **»leukämische Form der Mycosis fungoides«** bezeichnet. Anfangs ist beim Sezary-Syndrom die Haut nur gering infiltriert und großflächig gerötet, dann kommt es zu diffusen Lymphknotenschwellungen, zu derben Infiltrationen und Ödemen mit Verdickung der Hautfalten sowie zu einer braunrot gefärbten Erythrodermie. Typisch sind in diesem Spätstadium die hyperkeratotische Schuppung von Handtellern und Fußsohlen sowie die schweren Onychodystrophien.

Die Behandlung erfolgt durch Polychemotherapie, die bei erfolgreichem Abschluss auch zur Abheilung der Nagelveränderungen führt.

Auch bei der Langerhans-Zell-Histiozytose kommt es zu Onychodystrophien, die bei Kindern oft als Vorläufer der Grundkrankheit angesehen werden.

7.15 Scabies

In Europa liegt die Inzidenz der Scabies (Krätze) bei 1%, sie steigt aber unter schlechten hygienischen oder sozialen Verhältnissen auf 30% an. **Klinisch** ist die Scabies durch stark juckende Knötchen in den Interdigitalfalten der Hände und Füße, der Analfalte, den Achselfalten, an den Handgelenken, der Perimammillarregion, am Fußrand und am Penis charakterisiert. Nagelveränderungen fehlen. Da Milben atmen müssen, reichen ihre Gänge auch bei Befall der Fingerendglieder niemals unter die Nagelplatten.

Scabies norvegica. Ursachen für diese schwerste klinische Form sind Störungen der Immunabwehr, AIDS, Tumorkachexie, Leukämie, Autoimmunkrankheiten (LE), Diabetes mellitus, Lebererkrankungen ebenso wie systemische Behandlungen mit Zytostatika, Glukokortikoiden oder Biologicals. Topische Anwendungen von Calcineurininhibitoren oder Glukokortikoiden begünstigen die Entstehung einer Scabies norvegica. Eine Risikogruppe für Scabies-Befall stellen Menschen mit psychischer oder physischer Behinderung dar, bei denen eine ungehinderte Ausbreitung der Milben vorkommen kann. Bei der Scabies norvegica sind die üblichen Prädilektionsstellen der Krätze mit dicken Krusten, Schuppen und Blasen bedeckt, auch die Nägel sind befallen, und es kommt zu Onychodystrophien, die häufig als Mykosen verkannt werden. Isoliert auftretende Nagelveränderungen kommen praktisch nie vor, die Diagnose einer Scabies norvegica erfolgt aufgrund der Hautsymptome. Die Erkrankung ist hochinfektiös und kann bei geistig Behinderten und bei Heimbewohnern massive therapeutische und hygienische Probleme verursachen; tritt ein Fall von Scabies in einer Klinik oder in einem Pflege- bzw. Altenheim auf, sind alle Mitpatienten und das gesamte Pflegepersonal einer antiskabiösen Behandlung mit oralem Ivermektin zu unterziehen.

7.16 Amyloidose

Bei der primären systemischen Amyloidose wie auch bei der myelombedingten sekundären Amyloidose kommt es häufig zu Paronychien. Ferner treten brüchige Nägel auf, fallweise kommt es zu einer kompletten Dystrophie der Nagelplatte. Bei Patienten mit multiplem Myelom ist die Nageldystrophie oft das erste Zeichen einer beginnenden Amyloidose. Die Amyloid-Depots lassen sich im Nagelbereich fluoreszenzoptisch nachweisen.

Pilzinfektionen der Nägel

8.1 Häufigkeit und Übertragung – 61

8.2 Formen der Fußmykosen – 63

8.3 Onychomykosen – 64
8.3.1 Inzidenz – 64
8.3.2 Pathogenese – 65
8.3.3 Begünstigende Faktoren – 66
8.3.4 Klinisches Bild – 67
8.3.5 Diagnose – 72
8.3.6 Differenzialdiagnose – 74
8.3.7 Eingeschränkte Lebensqualität – 76
8.3.8 Gefahren durch Onychomykosen – 77
8.3.9 Behandlung – 78

8.4 Empfohlener Algorithmus bei Verdacht auf Onychomykose – 89

8.5 Zusammenfassung – 89

Pilzinfektionen gehören in unseren Breiten zu den häufigsten Zoonosen. Nach der Definition der WHO sind Zoonosen Infektionen, die auf natürlichem Weg von Tieren auf den Menschen übertragen werden. An erster Stelle der mit Myzeten infizierten Tiere stehen Meerschweinchen, Katzen, Hunde oder Rinder auf dem Bauernhof. Kinder sind hier besonders gefährdet. Rückkehrer aus den Tropen bringen häufig Pilzinfektionen mit nach Hause, da feuchte Hitze im Urlaubsland die Entstehung von Hautmykosen begünstigt.

Myzeten (Mycetes, Fungi, Eumycetes) können den chlorophyllfreien Pflanzen zugerechnet werden und sind in der Natur weit verbreitet. Myzeten können beim Menschen vier Arten von Erkrankungen verursachen (◘ Abb. 8.1).

Durch Myzeten verursachte Erkrankungen des Menschen

- **Myzetismus:** »Pilzvergiftung« im landläufigen Sinn, z. B. nach dem Genuss von Knollenblätter- oder Fliegenpilzen
- **Mykoallergien** gegen Pilzsporen: Typ-I-Allergien wie Rhinitis oder Bronchitis und Typ-III-Allergien wie die exogen allergische Alveolitis
- **Mykotoxikosen**: Vergiftungen durch die Stoffwechselprodukte lebensmittelverderbender Pilze, die z. B: auf verschimmeltem Brot leben
- **Mykosen:** Entzündliche, durch Myzeten verursachte Erkrankungen verschiedener Organe, Gewebe oder Strukturen

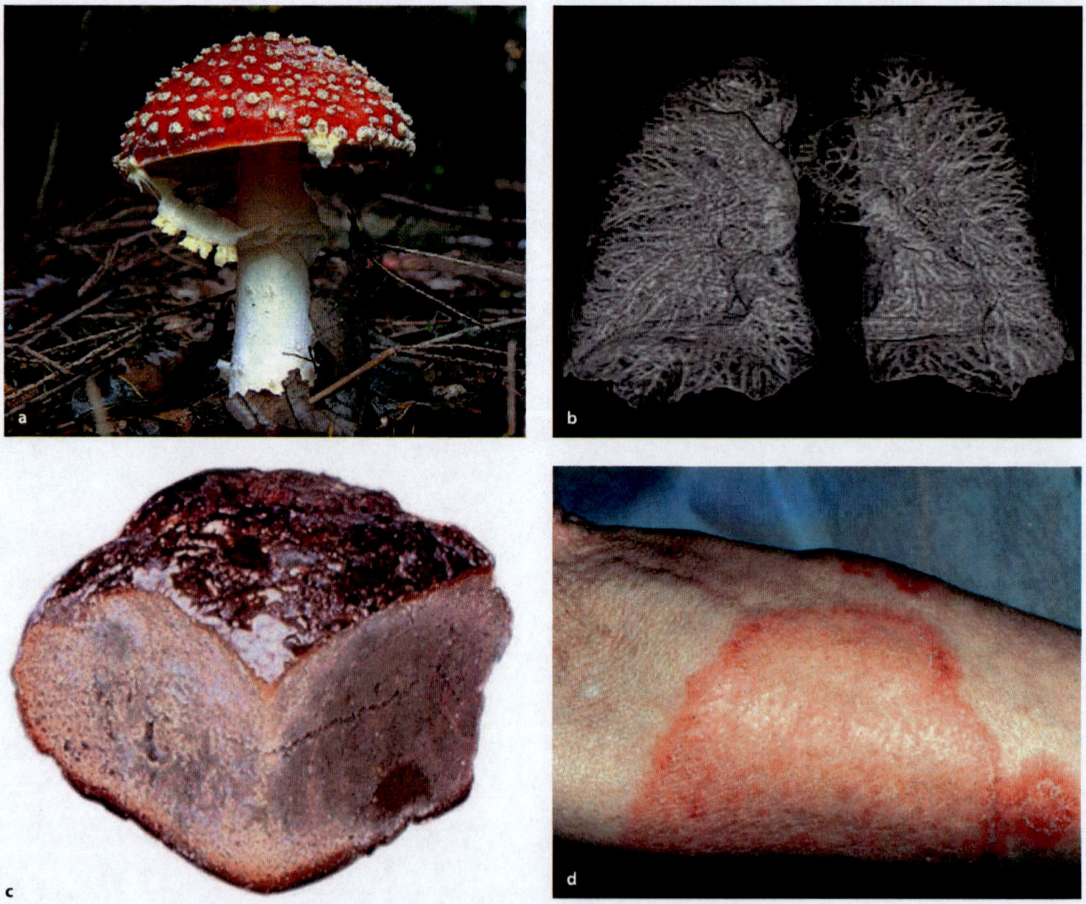

◘ **Abb. 8.1** Myzeten als Verursacher von Krankheiten. **a** Fliegenpilz (Myzetismus), **b** Pilzsporen (Mykoallergie), **c** Brotschimmel (Mykotoxikose), **d** Mykose

Ob ein Kontakt mit Myzeten zu einer Mykose führt, hängt von drei Faktoren ab:
- von den Erregern: Zahl und Pathogenität der Myzeten,
- vom exponierten Gewebe: lokale Schädigung, feuchte Hautstellen, schlechte Durchblutung, bei Nägeln minderwertiges Keratin,
- vom Organismus: Abwehrschwäche, Stoffwechselkrankheiten.

Myzeten als Erreger von Haut-, Haar- und Nagelmykosen nach der Klassifizierung gemäß DHS-System
- Dermatophyten
- Hefen
- Schimmelpilze

Dermatophyten wirken direkt pathogen, da sie mit ihren Keratinasen epidermales und unguales Keratin angreifen können, aber gesundes Nagelkeratin ist aufgrund seiner Festigkeit und Trockenheit gegen Pilzinfektionen resistent.

Hefen und Schimmelpilze sind dagegen als fakultativ pathogene Erreger zu klassifizieren und verursachen nur **opportunistische Mykosen**, also Infektionen bei Vorliegen einer Abwehrschwäche des Organismus. Opportunistische Infektionen sind Erkrankungen, in deren Pathogenese Faktoren seitens des Organismus eine wichtigere Rolle spielen als die infizierenden Keime.

Bei Hefe- und Schimmelpilzinfektionen der Haut trifft also die gleiche Feststellung zu wie bei den Organmykosen: Mykosen sind Erkrankungen des Kranken.

Antimyzetika sind Substanzen, die fungizid oder fungistatisch wirken; **Antimykotika** sind dagegen Wirkstoffe, die zur Besserung einer Mykose führen. Überspitzt formuliert könnten auch Glukokortikoide als Antimykotika angesehen werden, da ihre Anwendung die durch den Pilzbefall ausgelösten entzündlichen Reaktionen des Organismus unterdrückt. Antimyzetisch wirken auch toxische Substanzen, deren klinischer Einsatz sich aus Verträglichkeitsgründen verbietet.

8.1 Häufigkeit und Übertragung

Die häufigsten Mykosen beim Menschen betreffen das Hautorgan und seine Anhangsgebilde Haare und Nägel. 10% der Gesamtbevölkerung und 30% der Patienten dermatologischer Praxen und Kliniken leiden an Mykosen. Mykosen zählen zu den häufigsten Hauterkrankungen. Bei allen Schwimmern und Sportlern lassen sich Pilzsporen an der Haut, insbesondere in den Zwischenzehenräumen, nachweisen. Ein Myzet verursacht jedoch noch keine Mykose. Zu Infektionen innerer Organe (Lunge, ZNS) kommt es in der Regel nur bei Defekten der körpereigenen Abwehr (Marasmus, Blutkrankheiten) und bei Patienten unter Immunsuppressiva. Eine direkte Einwirkung der Myzeten allein reicht im Allgemeinen für den Ausbruch einer systemischen Infektion nicht aus.

Wie bereits erwähnt, leidet etwa jeder dritte Patient, der eine dermatologische Praxis oder eine dermatologische Ambulanz aufsucht, an einer Mykose (Abb. 8.2). Nach neueren Schätzungen ist etwa jeder dritte Mitteleuropäer von einem Fuß- oder Nagelpilz betroffen, aber nur wenige Betroffene unternehmen etwas dagegen. Fußmykosen gelten als die häufigste Pilzerkrankung der Haut. Bei neun von zehn Patienten mit Hautmykosen sind die Füße befallen, und bei 70% aller Fußmykosen besteht gleichzeitig eine Onychomykose. Nach den Ergebnissen von Erhebungen an über 10.000 Patienten sind Männer von Haut- und Nagelmykosen häufiger betroffen als Frauen, wahrscheinlich weil sie derartige Veränderungen nicht weiter beachten und weder rechtzeitig noch konsequent behandeln. In Mitteleuropa leidet jeder vierte Mensch zumindest einmal in seinem Leben an einer Fußmykose, man spricht deshalb von einer »Volksseuche«. Mit dem Lebensalter steigt die Inzidenz von Fußmykosen und von Pilzinfektionen der Zehen- und Fußnägel (Abb. 8.3). Unter den Onychomykosen liegt die Häufigkeit eines Befalls der Zehennägel mit 85% weit vor den Mykosen der Fingernägel mit nur 15% (Abb. 8.4). Ein besonderes Problem stellen die Fuß- und Zehennagelmykosen bei Diabetikern dar (▶ Abschn. 8.3.8).

In Russland liegt die Inzidenz der Fußmykosen mit 82% auffallend hoch, in Indien als Folge des Barfuß-

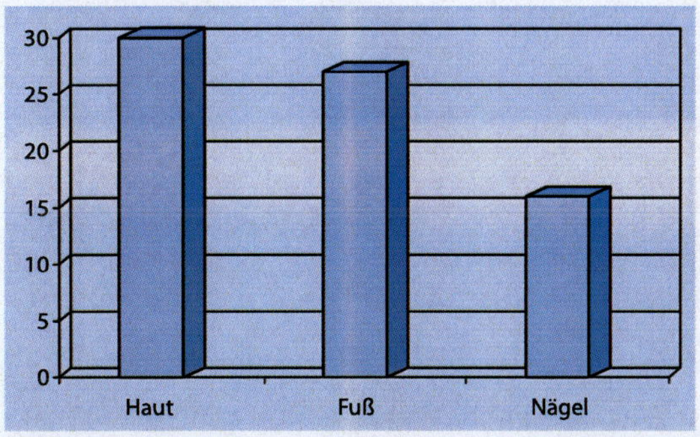

Abb. 8.2 Häufigkeit von Mykosen in dermatologischen Kliniken und Praxen; Angaben in %

gehens im Staub sehr niedrig (1%). Die Häufigkeit von Fußmykosen in verschiedenen Ländern ist in ◘ Tab. 8.1 zusammengestellt. Die Unterschiede beruhen auf den verschiedenen Lebens- und Kleidungsformen sowie auf den klimatischen Bedingungen.

Die Ansteckung der Nägel erfolgt meist vom eigenen Fußpilz und nur selten direkt aus der Umwelt.

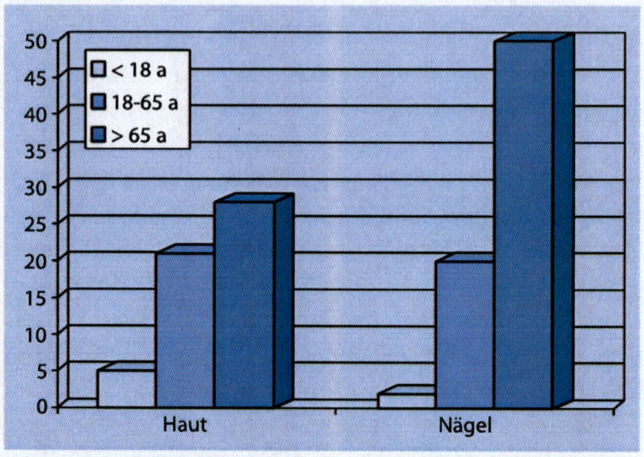

◘ **Abb. 8.3** Häufigkeit von Mykosen in Abhängigkeit vom Alter des Patienten; Angaben in % (> 10.000 Patienten)

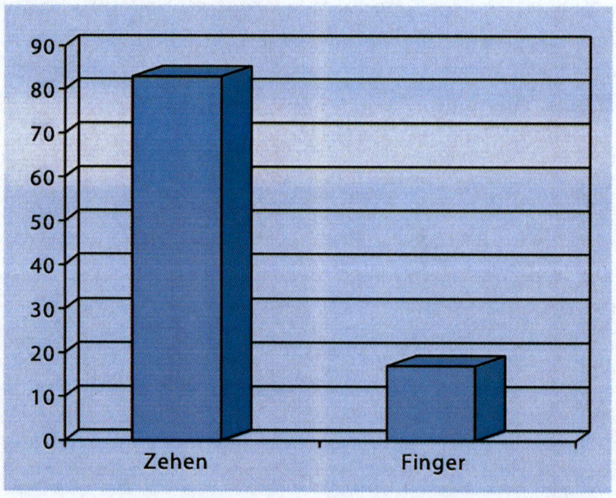

◘ **Abb. 8.4** Häufigkeit von Onychomykosen an Fingern und Zehen

◘ **Tab. 8.1** Inzidenz von Fußmykosen in verschiedenen Ländern

Land	% der Gesamtbevölkerung
Russland	82%
Mitteleuropa	24%
Südeuropa	10%
Indien	1%

Aus sozioökonomischer Sicht ist festzustellen, dass die Landbevölkerung häufiger unter Mykosen leidet als die Stadtbevölkerung. Ursachen dafür sind die größere Zahl von Infektionsquellen und zum Teil auch der geringere hygienische Standard auf dem Land. Sportler leiden wesentlich häufiger an Fuß- und Nagelmykosen als der Durchschnitt der Gesamtbevölkerung, was auf die Belastung der Füße und Fußnägel durch Schuhdruck, auf das Tragen von Schuhen aus impermeablen Materialien mit der sich daraus ergebenden Schweißmazeration der Haut und auf die häufige Benutzung öffentlicher Bäder und Duschen zurückgeht. Auch in Fitnesszentren bestehen gute Möglichkeiten, sich mit Pilzen zu infizieren.

Die weltweite, insbesondere die Industrieländer betreffende Zunahme der Mykosen geht auf mehrere **Ursachen** zurück:

- Geänderte Lebens- und Urlaubsgewohnheiten (regelmäßiger Besuch von Saunen, Schwimmbädern und Fitnesszentren; Urlaub auf dem Bauernhof, Fernreisen – man denke nur an das zwangsweise Tragen von Überschuhen oder vielfach benutzten Pantoffeln z. B. beim Besuch von Moscheen),
- Überernährung und daraus resultierende Stoffwechselerkrankungen (metabolisches Syndrom),
- zunehmende Verwendung von Kleidern, engen Hosen und Schuhen aus synthetischen Geweben (vermehrtes Schwitzen, Einschluss von Feuchtigkeit),
- gesteigertes Schwitzen an den Füßen, z. B. auch als Folge der Heizung im Auto,
- steigende Tendenz zu »Fitness und Wellness«, die zu Bildern wie *athlete's foot* (Gladiatorenfüße) oder *jogger's toenail* (Zehennagelmykose von Joggern) führt; an den Füßen von 80% aller Laufsportler und von 100% aller regelmäßigen Besucher von Schwimmbädern lassen sich Pilzsporen nachweisen, zum Teil allerdings ohne klinische Konsequenzen, also ohne Auslösung einer Mykose,
- zunehmende Zahl von Patienten mit erworbenem Immundefizienzsyndrom (AIDS),
- vermehrte Anwendung moderner Pharmakotherapien (Chemotherapie, Immunsuppression).

Ansteckung bei Mykosen der Haut

- Anthropophil: von anderen Menschen, in Schwimmbädern bzw. Fitnesszentren (häufigste Infektionsart), Ansteckung durch Familienmitglieder (seltener, aber nicht zu vergessen)
- Zoophil: von Haus- und Nutztieren (Meerschweinchen, Hamster, Hunde, Katzen, Rinder, Pferde)
- Geophil: durch in der Erde lebende Myzeten

8.2 Formen der Fußmykosen

Bei den Fußmykosen (Tinea pedis; *tinea*: lat. Motte oder Holzwurm) sind drei verschiedene Formen bekannt:

- **Tinea interdigitalis** (◘ Abb. 8.5): Befall der Schwimmhautstellen; wichtig ist der Hinweis, dass mazerierte Haut in den Zwischenzehenräumen (◘ Abb. 8.6, ◘ Abb. 8.7) nicht ohne weitere Diagnose als »Fußmykose« klassifiziert werden darf,
- **Tinea pedis** (◘ Abb. 8.8): vorwiegender Befall des Fußgewölbes,
- **Tinea squamosa oder Mokassinmykose** (◘ Abb. 8.9 und ◘ Abb. 8.10): oft nur unauffällige Schuppung der Fußsohle.

Alle drei klinischen Formen einer Fußmykose können zur Entwicklung einer Onychomykose führen, ebenso

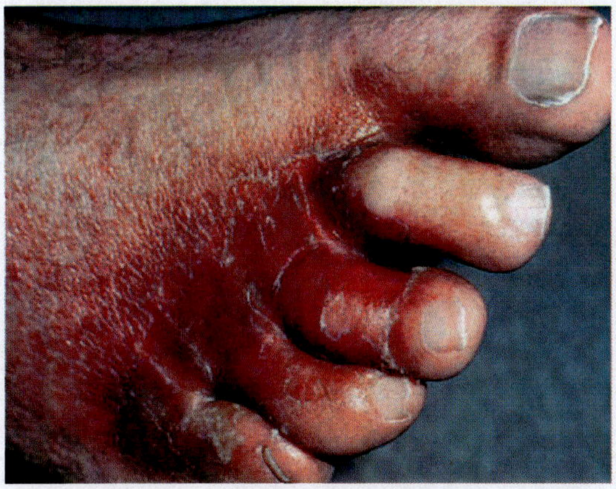

◘ **Abb. 8.7** Akute Tinea pedis, von einer interdigitalen Mykose ausgehend. (Mit freundlicher Genehmigung von Galderma/DermQuest.com)

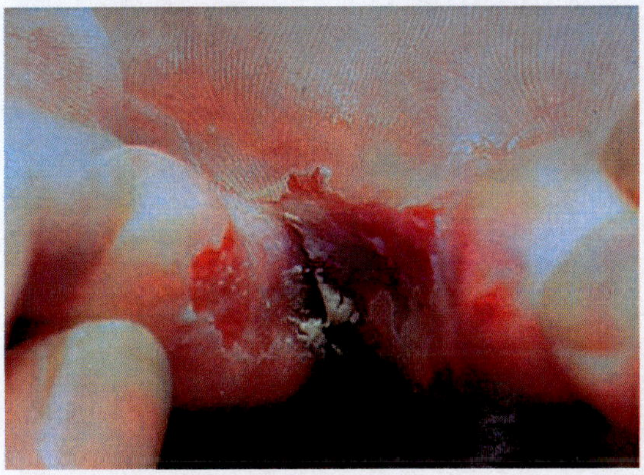

◘ **Abb. 8.5** Akute interdigitale Mykose. (Mit freundlicher Genehmigung von Galderma/DermQuest.com)

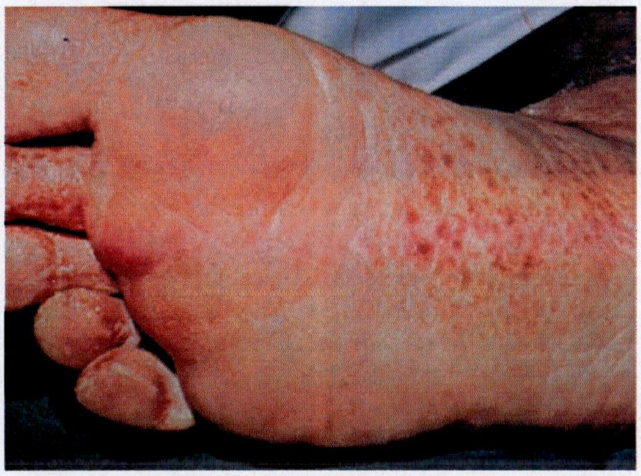

◘ **Abb. 8.8** Tinea squamosa im Fußgewölbe. (Mit freundlicher Genehmigung von Galderma/DermQuest.com)

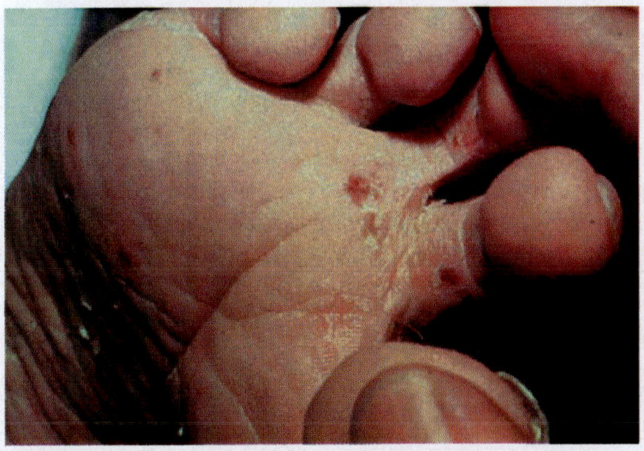

◘ **Abb. 8.6** Interdigital mazerierte Haut, oft fälschlicherweise als »Mykose« bezeichnet. (Mit freundlicher Genehmigung von Galderma/DermQuest.com)

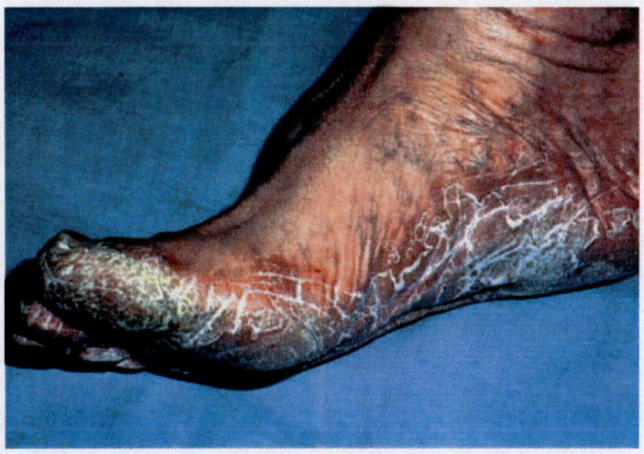

◘ **Abb. 8.9** Massive Fußsohlenmykose. (Mit freundlicher Genehmigung von Galderma/DermQuest.com)

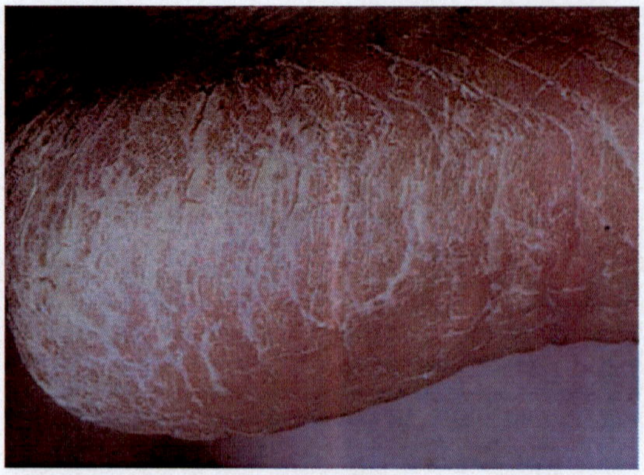

Abb. 8.10 Inveterierte Mokassinmykose. (Mit freundlicher Genehmigung von Galderma/DermQuest.com)

Tab. 8.2 Häufigkeit von Onychomykosen, ein Vergleich zwischen den Jahren 1910 und 2010

Jahr	Inzidenz
1910	< 0,02%
2010: Kinder im Alter zwischen 5 und 15 Jahren	0,2%
2010: Erwachsene im Alter zwischen 20 und 60 Jahren	20%
2010: Generation 65+	50%
2010: Gesamt	5–18%

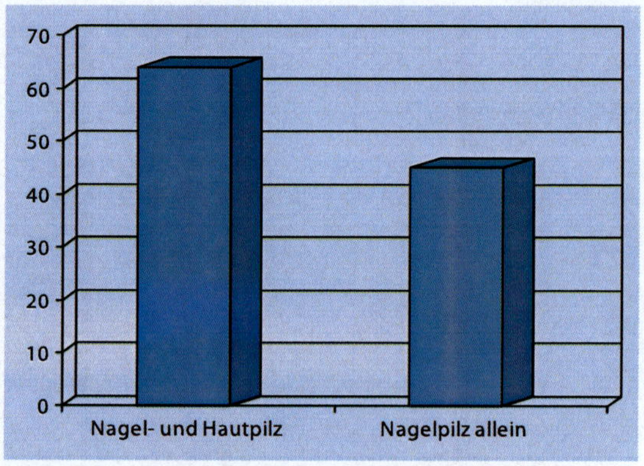

Abb. 8.11 Zeitintervall (Monate) zwischen dem ersten Auftreten von Nagelveränderungen und der Diagnose einer Mykose

wie zur Ausbreitung der Hautinfektion auf andere Körperstellen. Besonders gefährdet ist die Intertrigo-Gegend, da dort wie in den Zwischenzehenräumen Haut auf Haut zu liegen kommt und feuchte Hautstellen das Auftreten von Mykosen begünstigen.

Die chronische Form der Mokassinmykose wird von Diabetikern oft als eine mit ihrer Stoffwechselstörung assoziierte Hauttrockenheit verkannt und nicht als potenziell ansteckende Hautinfektion dem Arzt vorgestellt. Die Gefahr hinsichtlich der Entstehung einer Nagelmykose und in weiterer Folge auch eines diabetischen Fußgeschwürs wird übersehen.

8.3 Onychomykosen

8.3.1 Inzidenz

5–18% der Weltbevölkerung leiden heute an Onychomykosen, in früheren Jahren lag die Häufigkeit dieser Erkrankung unter 1% (Tab. 8.2); da derartige Nagelinfektionen nur selten dem Arzt vorgestellt wurden und die Diagnostik die längste Zeit im Argen lag, ist eine hohe Dunkelziffer anzunehmen. Aber die Zahl der Patienten mit Onychomykosen war zweifellos weit niedriger als heute. Hier spielt auch die in früheren Zeiten geringere Lebenserwartung eine gewichtige Rolle; die Nägel alter Menschen sind weit weniger widerstandsfähig gegen Pilzinfektionen als die Nägel junger Menschen, bei denen, wie bereits erwähnt, nicht einmal eine experimentelle Infektion mit Dermatophyten möglich ist. Nagelmykosen machen etwa 30% aller Pilzinfektionen der Menschen in den westlichen Industriestaaten aus. Bei Fußmykosen liegt in fast 70% der Fälle zusätzlich eine Nagelmykose vor.

Von allen Nagelveränderungen beruhen 50% auf Pilzinfektionen. Zur Diagnose braucht es oft lange Zeit, die meisten Betroffenen stören die Veränderungen ihrer Zehennägel nur wenig, und besonders Männer finden es übertrieben, damit zum Arzt zu gehen. Durchschnittlich dauert es in Mitteleuropa 40 Monate, bis Nagelveränderungen als »Onychomykose« erkannt und entsprechend behandelt werden (Abb. 8.11).

Wie bereits in ► Abschn. 8.1 zusammengestellt, betreffen 85% der Onychomykosen die Zehennägel und 15% die Fingernägel (Abb. 8.4). An dieser Stelle ist auf das *two-feet-one-hand syndrome* hinzuweisen, eine Onychomykose an den Nägeln einer Hand und beider Füße.

Mit zunehmendem Alter steigt die Inzidenz der Onychomykosen; auch die höhere Lebenserwartung und die mit der altersbedingten Verschlechterung der Blutversorgung oder mit orthopädischen Störungen vergesellschaftete Entwicklung von minderwertigem Nagelkeratin tragen zu diesem Anstieg bei. Von 1200 Patienten mit Onychomykosen gehören 38% in die Altersgruppe 55+, 34% in die Altersgruppe 40–55 Jahre, 24% in die Alters-

Tab. 8.3 Häufigkeit der verschiedenen Formen von Onychomykose

Klinisches Bild	Häufigkeit
Distale und laterale Onychomykose	50%
Proximale subunguale Onychomykose	20%
Myzetische Paronychien	10–15%
Leukonychien	2%

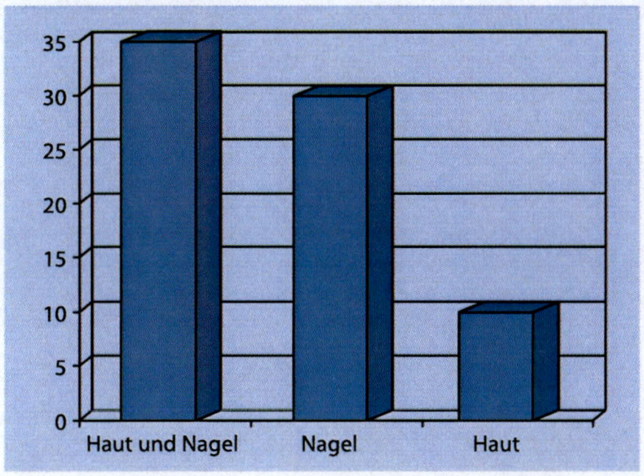

Abb. 8.12 Fuß- und Nagelmykosen bei Diabetikern; Angaben in %

gruppe zwischen 20 und 40 Jahren und 4% in die Altersgruppe < 20 Jahre. Die Inzidenz der Onychomykosen bei Patienten über 60 Jahre liegt heute bei 50% und hat sich damit seit 1996 mehr als verdoppelt (Tab. 8.2).

Die Inzidenz der Onychomykosen an Fingern und Zehen schwankt in Abhängigkeit von den Lebensgewohnheiten. Im Gegensatz zu den westlichen Industrienationen liegt z. B. in Indien die Zahl der Patienten mit Fingernagelmykosen dreimal höher als die Zahl der Patienten mit Zehennagelmykosen, wahrscheinlich bedingt durch die geringere Inzidenz der Fußmykosen (s. oben).

Auffallend ist die höhere Inzidenz von Onychomykosen bei Diabetes mellitus, Immunschwäche (AIDS) und Gefäßerkrankungen sowie bei Patienten unter immunsuppressiver Therapie. Die besonders hohe Inzidenz von Pilzinfektionen der Füße und der Zehennägel bei Patienten mit Diabetes mellitus ist in Abb. 8.12 dargestellt; Haut- und Nagelmykosen treten häufig gemeinsam auf, isolierte Zehennagelmykosen sind bei Immunschwäche häufiger als isolierte Hautmykosen am Fuß.

Am häufigsten finden sich die distale und die laterale Onychomykose, an zweiter Stelle steht die proximale subunguale Infektion, Paronychien sind mit 10–15% weit seltener (Tab. 8.4). Diese drei Formen können in eine

Tab. 8.4 Erreger von Onychomykosen

Pilzstämme	Häufigkeit
Dermatophyten	80%
Hefen	15%
Schimmelpilze	5%

totale Onychodystrophie münden. Die niedrige Inzidenz von Leukonychia trichophytica von 2% dürfte darauf zurückzuführen sein, dass diese Form einer Onychomykose dem Arzt nur selten gezeigt wird und damit in der Statistik nur unvollkommen berücksichtigt bleibt.

8.3.2 Pathogenese

Onychomykosen sind generell als opportunistische Mykosen zu betrachten. Das Keratin gesunder Nägel ist im Gegensatz zum Keratin der Epidermis gegen Dermatophyten resistent; wie schon in ▶ Kap. 1 dargelegt, lassen sich gesunde Nägel nicht einmal im Experiment mit Myzeten infizieren. Hefen und Schimmelpilze wirken beim Menschen generell nur als opportunistische Erreger.

Die Pilzinfektion des Nagels erfolgt am häufigsten vom freien Rand her oder von einer myzetischen Paronychie; auf eine bakterielle Infektion des Nagelwalls – meist als Folge einer mechanischen Schädigung durch falsche Nagelkosmetik – pfropft sich eine Mykose auf. Von hier aus kommt es zur Infektion des Nagels. Weitere Infektionswege werden in ▶ Abschn. 8.3.4 besprochen. Aus dem klinischen Bild der Onychomykose lässt sich meist leicht erkennen, von wo die Infektion ihren Ausgang genommen hat. Die häufigsten Ursachen für eine Nagelmykose sind – bei Vorliegen entsprechender Voraussetzungen für eine opportunistische Infektion – die Fußmykosen.

Die häufigsten Erreger von Nagelmykosen sind *Trichophyton rubrum* und *Trichophyton mentagrophytes*. Seltener liegen Hefepilze (*Candida albicans*, *Candida parapsilosis*) und Schimmelpilze (*Scopulariopsis brevicaulis*, *Aspergillus niger*, *Scytalidum*) vor. Bei Kindern findet sich nicht so selten *Trichophyton mentagrophytes* als zoonotische Infektion, übertragen von Meerschweinchen oder Kaninchen. In Afrika werden auch Onychomykosen durch *Trichophyton soudanense* beobachtet. Bewohner von Westindien oder Afrika ebenso wie Heimkehrer aus diesen Regionen leiden oft an Onychomykosen durch *Scytalidum dimidiatum* oder *Scytalidum hyalinum*. Dies ist im Hinblick auf die hohen Resistenzraten dieser Pilzstämme zu berücksichtigen.

In Bezug auf die Häufigkeit der Erreger im DHS-System stehen Dermatophyten an erster, Hefen an zweiter und Schimmelpilze an dritter Stelle (◘ Tab. 8.4).

Je nach Patientenkollektiv finden sich auch Angaben über eine höhere Inzidenz von Schimmelpilzinfektionen. Fingernägel sind häufiger von Hefen befallen als Zehennägel, wahrscheinlich als Folge von Kontakten aus der Umgebung.

Umstritten ist die Bedeutung von *Malassezia furfur* als Erreger von Onychomykosen. In der Regel handelt es sich um einen die Nagelveränderungen kolonisierenden Keim, in Einzelfällen konnte bei Kindern eine pathogenetische Bedeutung dieses Pilzstamms nachgewiesen werden.

Myzeten sind äußerst resistent. Pilzsporen vertragen Temperaturen zwischen –20 °C und +80 °C.

8.3.3 Begünstigende Faktoren

Verschiedene Störungen des Organismus begünstigen den Ausbruch einer Onychomykose. An erster Stelle stehen die Faktoren höheres Alter, AIDS, Diabetes mellitus und periphere Gefäßkrankheiten. Im Einzelnen sind anzuführen:

Störungen, die die Bildung eines Nagelpilzes fördern

- Durchblutungsstörungen (Nikotinabusus, Diabetes mellitus, Altersschwäche, chronische Veneninsuffizienz)
- Hautkrankheiten, insbesondere Psoriasis ungium (▶ Kap. 7)
- Orthopädische Fehlstellungen, Schuhdruck
- Angeborene Nagelstörungen
  - Onychomykosen durch *Trichophyton rubrum* bei Neugeborenen
  - Durch *Candida albicans* verursachte Onychomykosen bei Frühgeborenen
- Verletzungen der Zehe, des Nagels, des Nagelwalls oder des Nagelhäutchens
- Stoffwechselstörungen, metabolisches Syndrom, Übergewicht, Diabetes mellitus, erhöhte Serumlipide
- Immunschwäche bei Leukämie oder AIDS
  - Jeder vierte AIDS-Patient weist eine Onychomykose auf, Erreger sind bei dieser Infektion in einem überproportionalen Maß opportunistische Erreger wie Hefen oder Schimmelpilze
  - Patienten unter Immunsuppression und Chemotherapie leiden häufiger an Onychomykosen, als es dem Durchschnitt der gleichaltrigen Menschen entspricht

Als häufig zu Onychomykosen führende Durchblutungsstörungen, die letztlich zur Bildung von minderwertigem, infektionsanfälligem Keratin führen, sind folgende zu nennen:

Durchblutungsstörungen, die Nagelpilzinfektionen begünstigen

- Gefäßerkrankungen
- Atherosklerose
- Übergewicht (metabolisches Syndrom)
- Hypotonie
- Anämie
- Diabetes mellitus: Diabetiker haben ein dreimal höheres Risiko für eine Nagelpilzinfektion als Stoffwechselgesunde, Männer sind häufiger betroffen als Frauen, wahrscheinlich aufgrund einer gewissen Unbekümmertheit gegenüber »kosmetischen« Nagelstörungen der Männer
- Nikotinabusus
- Orthopädische Verletzungen, oft schon lange zurückliegend
- Orthopädische Fehlstellungen, wie z. B. die Überlagerung eines Zehennagels durch die Nachbarzehe
- Altersnägel als Folge der physiologischen Involution
- Neurologische Störungen

Ein Patient mit Fußpilz klagt fast immer über »kalte Füße« als Folge einer Minderdurchblutung der Körperakren; die Ursachen hierfür sind oft nicht behandelbar, weshalb alte, kranke Menschen signifikant häufiger an Onychomykosen leiden als Erwachsene im mittleren Lebensalter. Aber auch Frühgeborene und Kinder weisen unter bestimmten Bedingungen Pilzinfektionen der Nägel auf, wobei hier häufiger Hefen vorliegen als bei Onychomykosen im späteren Lebensalter.

An lokalen Faktoren, die die Entstehung einer Pilzinfektion der Nägel begünstigen, sind enge, luftdichte Fußbekleidung anzuführen, sowie das Tragen von billigen, nicht atmungsaktiven oder schlecht passenden Schuhen. Bei zu engen Schuhen sind die kleinen Zehen oft einem ständigen Druck ausgesetzt, Mikrotraumen an den Nägeln führen zu Deformitäten und zur Bildung von minderwertigem Keratin.

Selbst bei gut passenden Schuhen kommt es bei verschiedenen Sportarten zu einer starken Belastung der Zehen. Dies ist dem Sportler meist gar nicht bewusst. So verursacht das plötzliche Anhalten in einem Bewegungsablauf eine Überbelastung der großen Zehen und begünstigt die Entwicklung einer Onychomykose. Eine Umfrage bei deutschen Dermatologen ergab folgende

»Hitliste« der mit Onychomykosen verknüpften Sportarten, die Reihung erfolgt nach Gefährdungspotenzial:

- **Schwimmen:**
  Hoher Pilzgehalt im Wasser, durch Chlorierung nicht völlig zu unterdrücken,
  besonders infektionsgefährdete, im Wasser aufgequollene Haut,
  zahlreiche Pilzsporen in Schwimmbecken und Duschbereich, auch wenn in öffentlichen Bädern keine Kokosläufer mehr zugelassen sind.
- **Joggen, Laufen, Fußball:**
  Geschwollene Füße stoßen vorne an den Zehenkappen an und belasten die Nägel,
  Schürfungen begünstigen das Zustandekommen von Infektionen. Schlecht passendes Schuhwerk führt nicht nur zu Nagelstörungen (▶ Abschn. 10.1), sondern begünstigt auch bakterielle Infektionen und Onychomykosen.
- **Marathonlauf, lange Wanderungen, Golf:**
  Es kann eine belastungsinduzierte Vaskulitis und Purpura auftreten,
  Auslöser: körperliche Dauerbelastung bei warmer Witterung,
  Ursache: Kombination von Wärme, körperlicher Anstrengung, Veränderungen im Blutfluss und Lymphstauung.
  Bei intensiver Sportausübung kann so eine »Golfer-Vaskulitis« allmählich zu einer Onychomykose führen.
- **Tennis und Tischtennis:**
  Häufiger schneller Richtungswechsel erfordert Stopp- und Drehbewegungen, die zu Belastungen der Nägel und zu Reibungen an der Haut führen.
- **Skilaufen und Snowboarding:**
  Anschwellen der Füße,
  Treibhauseffekt in den Skischuhen,
  Andauung der Haut besonders im Interdigitalbereich, von Leihschuhen ist wegen der Infektionsgefahr abzuraten.
- **Wandern und Radfahren:**
  Schwellung der Füße,
  oft luftundurchlässige Schuhe,
  feuchte Kammer,
  beim Abwärtsgehen Druck auf die freien Enden der großen Zehen und Großzehennägel
  Erst wenn es zu Blutungen im Matrixbereich kommt, wird dem Touristen das Fehlverhalten bewusst. Abhilfe schafft die Kürzung der Nägel und die Anschaffung von passendem Schuhwerk.
- **Reiten und Golf:**
  Bei gutem Schuhwerk für die Füße schonend (s. aber oben, Golfer-Vaskulitis),
  Infektionsgefahr beim Duschen nach der Sportausübung.

Als weitere Belastung der Zehen ist das Tragen von Arbeitsschuhen mit Metallkappen anzuführen, die Zehen werden gedrückt, ein Abdampfen des Schweißes ist nicht möglich; dadurch erfolgt in verstärktem Maß eine Mazeration der Zwischenzehenräume mit Begünstigung von Infektionen.

8.3.4 Klinisches Bild

Das klinische Bild der Onychomykosen hängt von der Eintrittspforte der Erreger ab. Es kommt zu ganz unterschiedlichen Veränderungen an den Nägeln in Abhängigkeit davon, ob die Infektion von der Oberfläche, von der Seite, vom distalen Paronychium, von der Matrix, von der Oberfläche der Nagelplatte, vom freien oder seitlichen Nagelrand, von der Nagelwurzel, vom vorderen oder distalen Anteil des Nagelbetts oder von einer Paronychie erfolgt (◘ Abb. 8.13, ◘ Abb. 8.14 und ◘ Abb. 8.15).

Die häufigsten klinischen Bilder von Onychomykosen werden im Folgenden dargestellt.

Leukonychia trichophytica

Leukonychia trichophytica, die weiße, oberflächliche Onychomykose, zeigt sich in kreideweißen, meist scharf begrenzten Flecken auf feuchtigkeits- oder schweißmazerierten Nagelplatten, oft auch an Druckstellen von einer orthopädisch fehlgestellten Nachbarzehe. Die Erreger befallen die geschädigte Nageloberfläche, können aber nicht tiefer eindringen. Eine Leukonychia trichophytica ist gegen eine genetisch bedingte Leukonychie zu differenzieren. Häufig begegnet man dieser Form der Trichophytie bei orthopädischen Fehlstellungen der Zehen und bei AIDS, als Erreger liegt fast immer *Trichophyton mentagrophytes* vor. Eine »weiße« Onychomykose ist nicht selten mit einer distalen und lateralen Onychomykose verknüpft, was im Hinblick auf die Behandlung zu beachten ist (◘ Abb. 8.15 und ◘ Abb. 8.16). Nur selten wird eine aus den Tropen

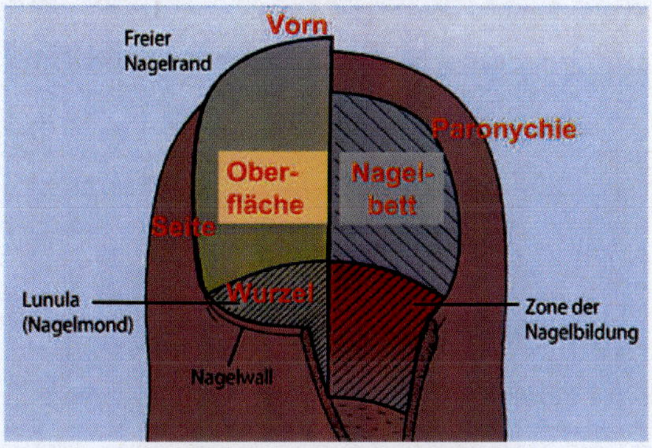

◘ Abb. 8.13 Eintrittspforten der Myzeten bei Onychomykosen

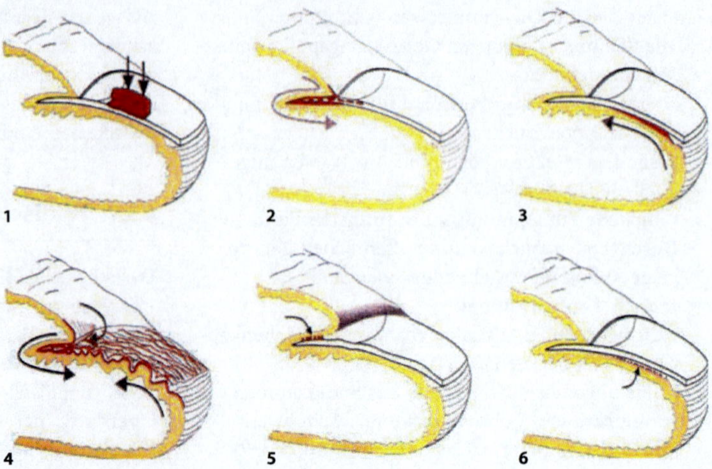

Abb. 8.14 Sechs Wege der Nagelinfektion mit Myzeten: *1* Oberfläche, *2* Nagelwurzel, *3* Nagelrand, *4* gesamtes Nagelbett, *5* Nagelmatrix, *6* distales Nagelbett. (Mit freundlicher Genehmigung von Sanofi-Aventis)

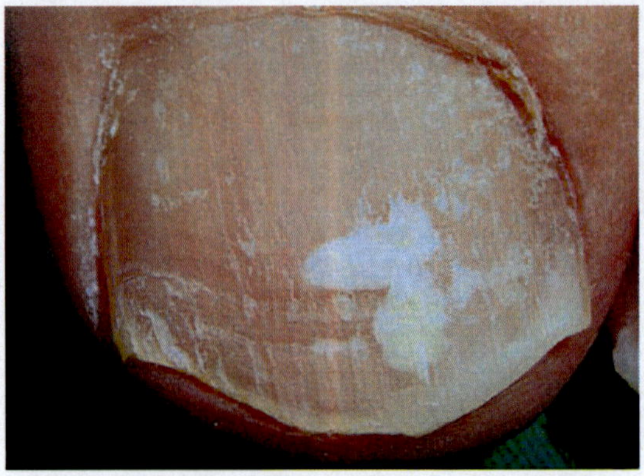

Abb. 8.15 Myzetische Leukonychie. (Mit freundlicher Genehmigung von Galderma/DermQuest.com)

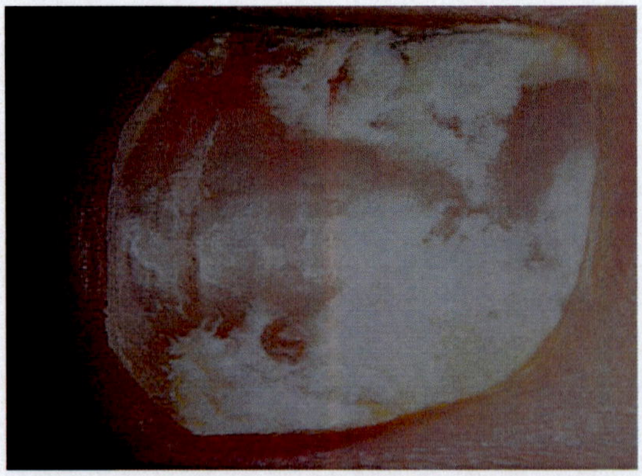

Abb. 8.16 Ausgedehnte myzetische Leukonychie. (Mit freundlicher Genehmigung von Galderma/DermQuest.com)

mitgebrachte Leukonychia nigra gesehen, eine schwarze, oberflächliche Onychomykose durch einen in den Tropen beheimateten Hefepilz (*Hendersonula toruloidea*).

Distale und laterale subunguale Onychomykose

Eine distale oder laterale Infektion findet sich in weit über 50% aller Onychomykosen und wird in erster Linie von Dermatophyten (*Trichophyton rubrum*), seltener von Hefen verursacht (Abb. 8.17, Abb. 8.18, Abb. 8.19, Abb. 8.20, Abb. 8.21 und Abb. 8.22). Über Mikroläsionen dringen die Erreger in den freien lateralen oder distalen Rand der Nagelplatte ein; von dort breitet sich die Infektion in Form von gelben, nach proximal spitz zulaufenden oder queren Streifen aus. Diese Streifen (*streaks*) bestehen aus dicht gepackten, auffallend dickwandigen Pilzelementen, was zur Namensgebung »Dermatophytom« geführt hat (Abb. 8.20 und Abb. 8.21). Bei längerem Bestehen zerfällt die Nagelplatte an den Stellen der *streaks* (Abb. 8.21). Mit der Einbeziehung der untersten Anteile der Nagelplatte wird so allmählich das gesamte distale Drittel des Nagels zerstört (Abb. 8.18). Bei der lateralen subungualen Onychomykose entspringen vom seitlichen Nagelrand querverlaufende *streaks* (Abb. 8.23), besonders wenn durch eine orthopädische Fehlstellung der Nachbarzehe Druck ausgeübt wird (Abb. 8.24). Die von den Pilzen abgegebenen Toxine verursachen eine subunguale Hyperkeratose mit massiver Verdickung des Nagels (Pachyonychie) und damit eine Abhebung der Nagelplatte vom Nagelbett. Dieses Bild ähnelt dem Bild eines Wäscherinnennagels (Onycholysis semilunaris), der mechanisch verursachten Abhebung der distalen Nagelplatte (► Abschn. 10.1). Wenn Schimmelpilze die Erreger der Onychomykose sind, entwickelt sich eine beson-

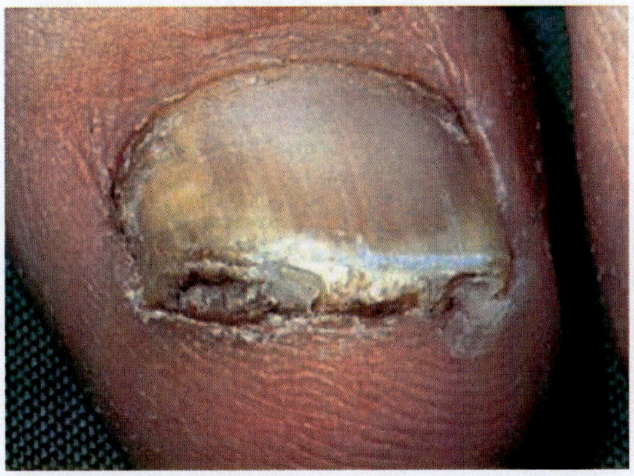

■ **Abb. 8.17** Distale Onychomykose. (Mit freundlicher Genehmigung von Galderma/DermQuest.com)

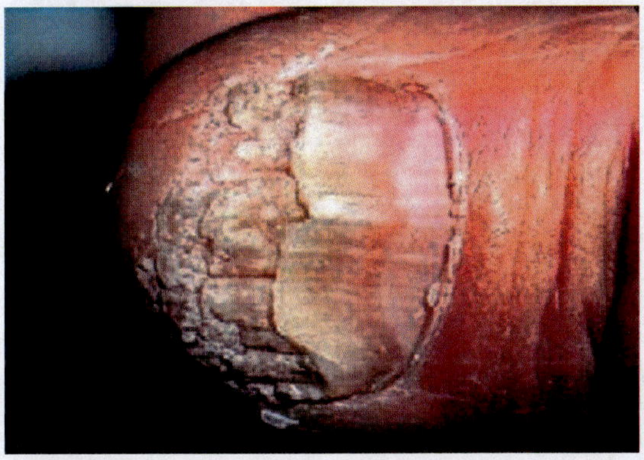

■ **Abb. 8.18** Distale Onychomykose in fortgeschrittenem Stadium, Zerfall der distalen Nagelanteile. (Mit freundlicher Genehmigung von Galderma/DermQuest.com)

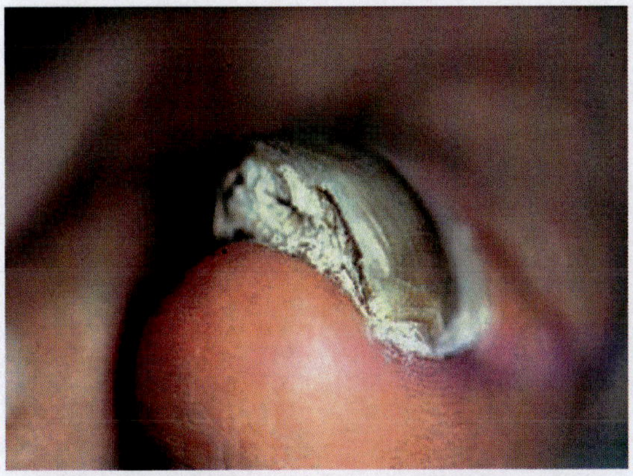

■ **Abb. 8.19** Distale Onychomykose mit Abhebung der Nagelplatte. (Mit freundlicher Genehmigung von Galderma/DermQuest.com)

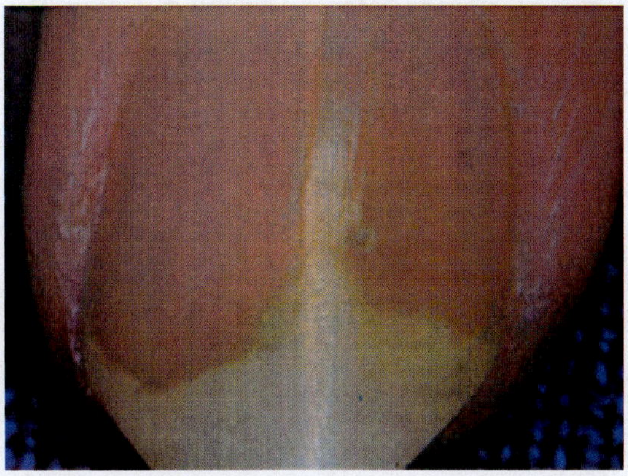

■ **Abb. 8.20** Längs verlaufender *streak* (Dermatophytom) bei distaler Onychomykose. (Mit freundlicher Genehmigung von Galderma/DermQuest.com)

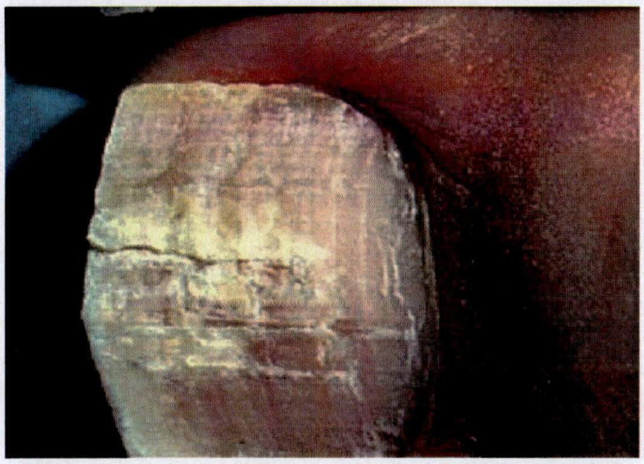

■ **Abb. 8.21** Alte, längs verlaufende, zerfallende *streaks* bei distaler Onychomykose. (Mit freundlicher Genehmigung von Galderma/DermQuest.com)

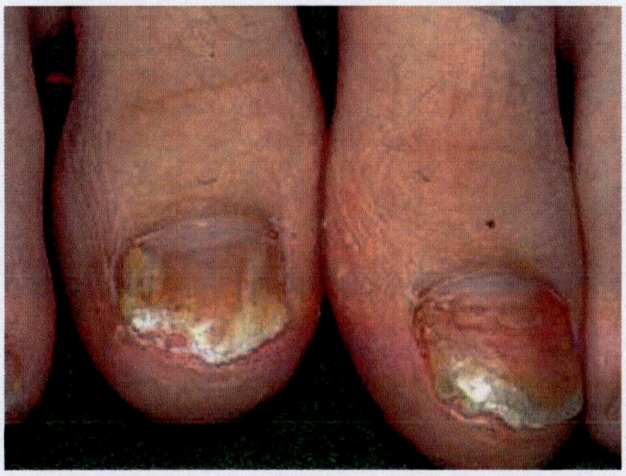

■ **Abb. 8.22** Distale Onychomykose an mehreren Zehennägeln. (Mit freundlicher Genehmigung von Galderma/DermQuest.com)

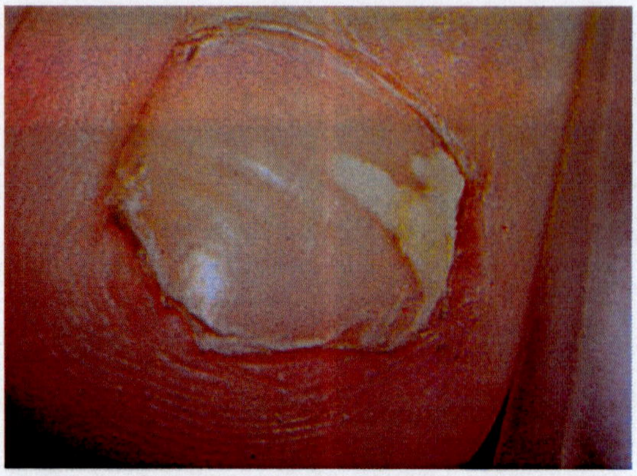

Abb. 8.23 Vom seitlichen Rand ausgehende Onychomykose, querer *streak*. (Mit freundlicher Genehmigung von Galderma/DermQuest.com)

ders starke Pachyonychie und eine massive Onycholyse (Abb. 8.25). Bei *Candida*-Infektionen kommt es oft zu einer dunklen Verfärbung des Nagels. Die Ausbreitung einer distalen Onychomykose erfolgt nur langsam. Zwar wachsen die Myzeten in Richtung Nagelwurzel, sie kommen aber kaum weiter, da sie **gegen** das Nagelwachstum wandern. Erst bei langem Bestehen der Onychomykose oder bei altersbedingtem langsamem Wachstum erkrankt als Folge der distal begonnenen Mykose der gesamte Nagel und zerfällt. Bei distalen subungualen Mykosen verlaufen die *streaks* der Länge nach (Abb. 8.20), bei lateralem Beginn der Infektion quer (Abb. 8.23).

Myzetische Paronychie mit Befall des Nagels

Diese Form einer Onychomykose entwickelt sich in erster Linie an den Fingernägeln (Abb. 8.26 und Abb. 8.27).

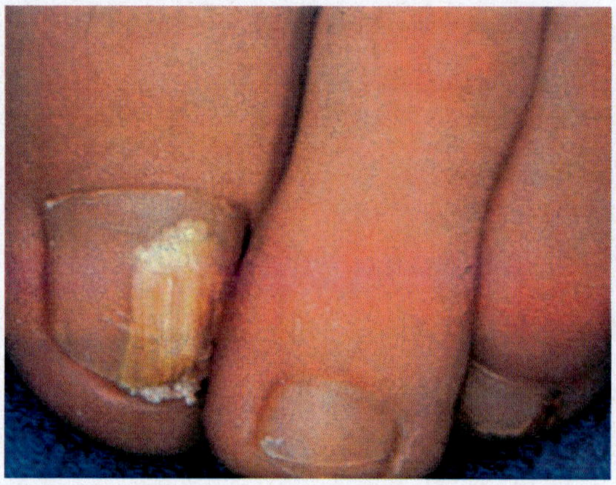

Abb. 8.24 Vom freien und vom seitlichen Rand ausgehende Onychomykose bei orthopädischer Fehlstellung der zweiten Zehe. (Mit freundlicher Genehmigung von Galderma/DermQuest.com)

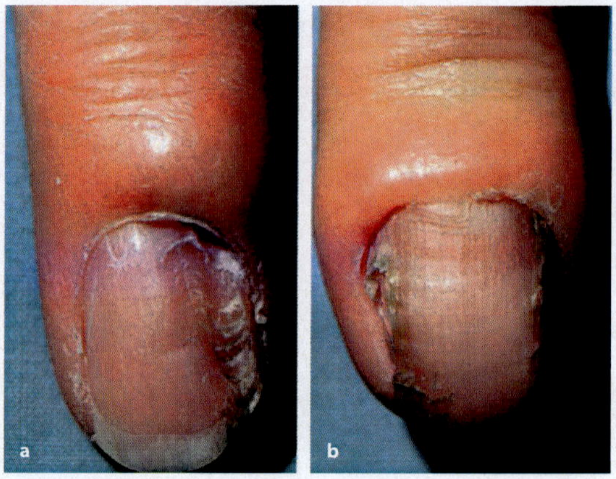

Abb. 8.26 a, b Myzetische Paronychie an den Fingernägeln. (Mit freundlicher Genehmigung von Galderma/DermQuest.com)

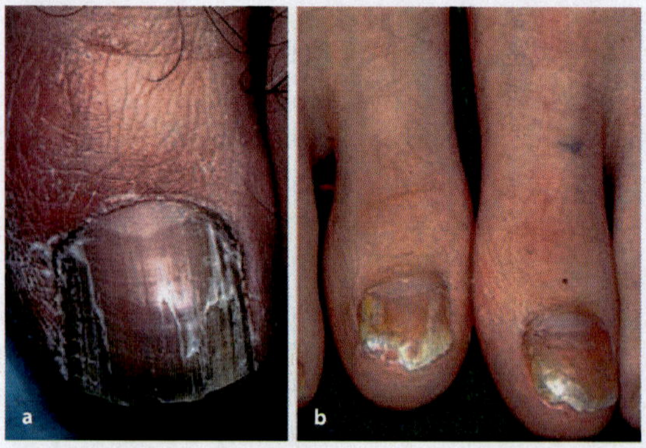

Abb. 8.25 a, b Myzetische Paronychie an den Zehennägeln. (Mit freundlicher Genehmigung von Galderma/DermQuest.com)

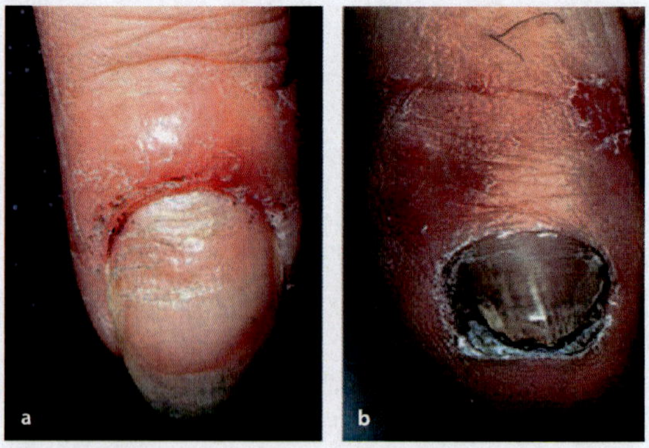

Abb. 8.27 a, b Myzetische Paronychien, Verfärbung durch den *Candida*-Befall. (Mit freundlicher Genehmigung von Galderma/DermQuest.com)

Charakteristisch für einen Befall mit *Candida albicans* ist die gelbbraune Verfärbung der erkrankten Nagelanteile, erst der Nagelränder, dann des gesamten Nagels (■ Abb. 8.27b). Ursachen für eine myzetische Paronychie sind regelmäßiges Arbeiten in feucht-warmem Milieu oder häufiger Kontakt mit Mehl wie z. B. bei Bäckern und Konditoren. Das Außerachtlassen der notwendigen hygienischen Vorsorge bei den Angehörigen dieser Berufsgruppen oder eine fehlende Immunabwehr ermöglicht unter den genannten Bedingungen ein gutes Wachstum von Hefen (*Candida albicans*) unter dem Nagelwall. Die Pilze dringen vom entzündeten Nagelwall mit zerstörter Kutikula in die vorderen, seitlichen oder proximalen Anteile des Nagels ein und besiedeln allmählich die gesamte Nagelplatte. Unter dem Nagelwall lässt sich oft ein seröses oder eitriges Sekret ausdrücken, welches reichlich Erreger enthält. Bei Kindern mit myzetischen Paronychien und Nagelbefall ist *Candida albicans* überproportional häufig vertreten. Wie bereits erwähnt, können bakterielle Paronychien, wie sie häufig als Folgen falscher Nagelkosmetik entstehen, eine Superinfektion mit Hefen erfahren, was dann zu einer myzetischen Paronychie führt. Von dieser Paronychia candidiomycetica aus erfolgt die Infektion des Nagels. Auch eine gestörte Immunabwehr (AIDS oder andere Immunkrankheiten, Einnahme von Immunsuppressiva) begünstigt die Entstehung myzetischer Paronychien.

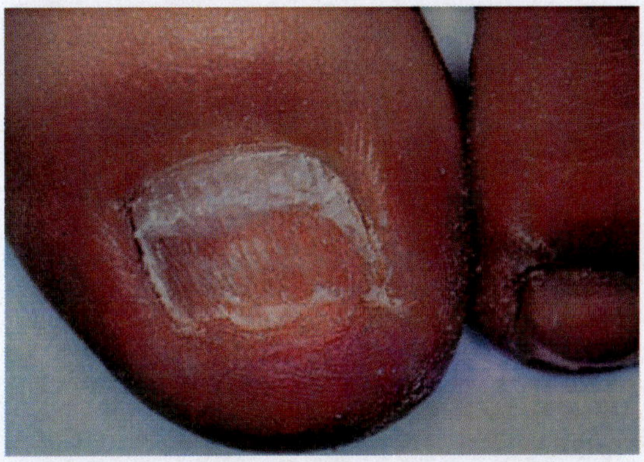

■ **Abb. 8.28** Von Nagelwurzel ausgehende Onychomykose. (Mit freundlicher Genehmigung von Galderma/DermQuest.com)

Proximale subunguale Onychomykose

Bei dieser vergleichsweise seltenen Form der Onychomykose nimmt die Infektion ihren Ausgang vom proximalen Nagelwall und erreicht rasch die Matrix. Alles neu gebildete Nagelmaterial ist von Myzeten durchsetzt. Fast immer kommt es zu einer vollständigen Zerstörung des Nagels (■ Abb. 8.28 und ■ Abb. 8.29). Ursache ist meist eine Schädigung der Kutikula durch Fehler bei der Maniküre (**mechanische Schädigung**) oder durch unsachgemäßes Ablackieren des Nagels (**chemische Schädigung**).

Endonyx-Onychomykose

Diese Form einer Nagelpilzerkrankung (Erreger *Trichophyton violaceum* oder *Trichophyton soudanense*) ergreift die tieferen Anteile der Nagelplatte, Oberfläche und Nagelbett bleiben jedoch unverändert (■ Abb. 8.30). Alle drei Erregertypen von Onychomykosen (Dermatophyten, Hefen und Schimmelpilze) können bei einer Endonyx-Onychomykose zu einer gelblichen Verfärbung des Nagels (Yellow-nail-Syndrom) oder zu eine dunklen Pigmentierung (■ Abb. 8.31) führen (▶ Abschn. 5.1).

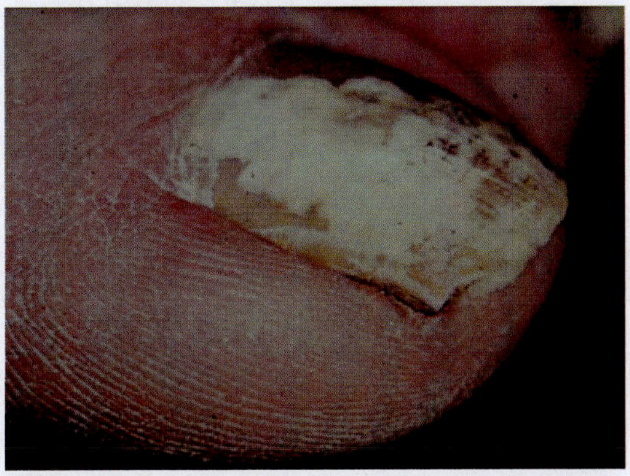

■ **Abb. 8.29** Von Nagelwurzel ausgehende Onychomykose mit Zerstörung des gesamten Nagels. (Mit freundlicher Genehmigung von Galderma/DermQuest.com)

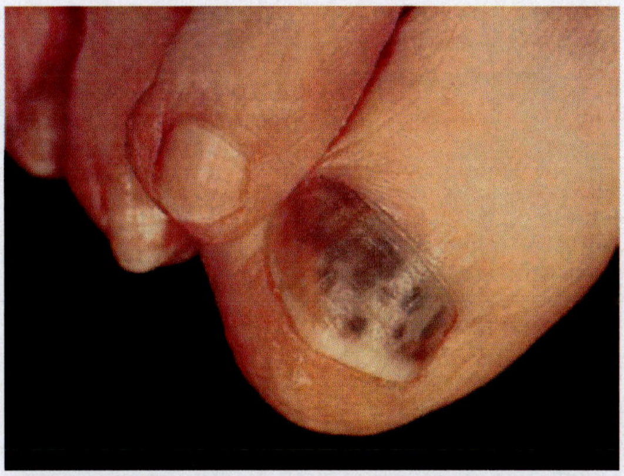

■ **Abb. 8.30** Endonyx-Onychomykose des Nagelbetts. (Mit freundlicher Genehmigung von Galderma/DermQuest.com)

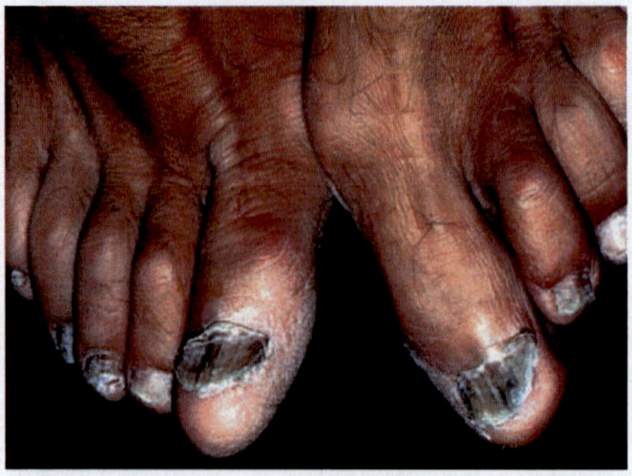

■ **Abb. 8.31** Pigmentierte Nagelplatten bei lange bestehender Onychomykose und Onychodystrophie. (Mit freundlicher Genehmigung von Galderma/DermQuest.com)

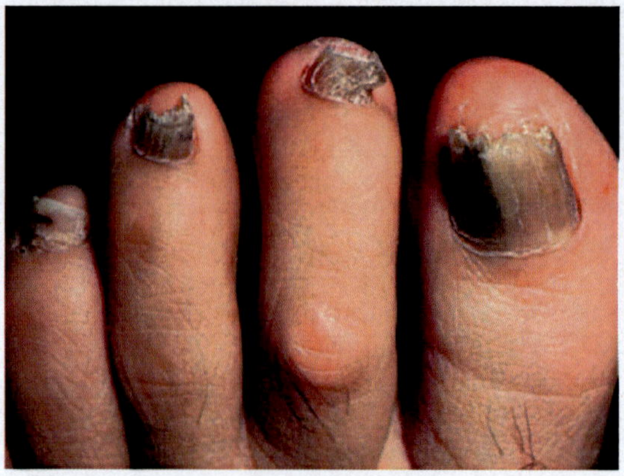

■ **Abb. 8.32** Myzetisch bedingte Onychodystrophie. (Mit freundlicher Genehmigung von Galderma/DermQuest.com)

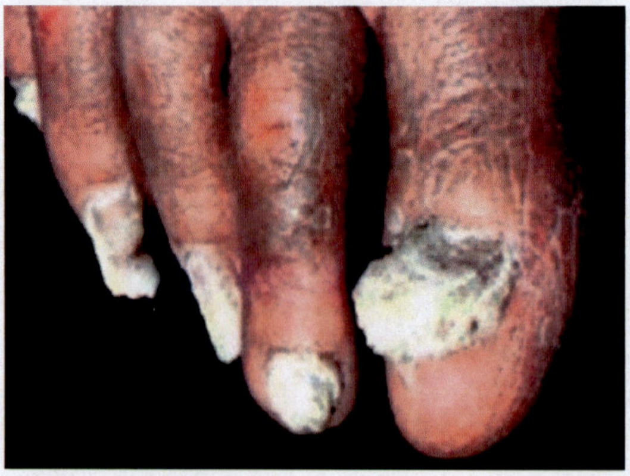

■ **Abb. 8.33** Onychodystrophie bei Zehennägeln durch Myzeten. (Mit freundlicher Genehmigung von Galderma/DermQuest.com)

Totale dystrophische Onychomykose

Sämtliche Formen einer Onychomykose können in eine totale dystrophische Onychomykose münden (▶ Abschn. 2.4). Meist über Monate und Jahre erfolgt eine komplette Zerstörung der Nagelplatten, oft sogar an allen zwanzig Nägeln gleichzeitig (■ Abb. 8.32 und ■ Abb. 8.33). Die gesamte Nagelplatte löst sich auf und nimmt den Aspekt von wurmstichigem Holz an. Vom Nagel bleibt oft nur ein dystrophischer Stumpf im proximalen Bereich übrig. Bei Stoffwechselstörungen, Chemotherapie oder massiven Durchblutungsstörungen kann der Zerfall einen foudroyanten Verlauf nehmen, schon wenige Wochen nach dem Beginn der Onychomykose liegen völlig zerstörte Nägel vor.

8.3.5 Diagnose

Diagnose einer Onychomykose

- Durch das klinische Bild (▶ Abschn. 8.3.4)
- Durch den mikrobiologischen Erregernachweis im nativen Präparat (KOH) oder in der Pilzkultur
- Durch die histologische Untersuchung von subungualen Hyperkeratosen und von abgeschabtem Nagelmaterial nach Färbung mit dem Schiff-Reagens

Das klinische Bild ist diagnostisch oft schwer zu deuten. Bei praktisch allen Nagelveränderungen kann es sich um eine primäre Mykose oder um eine sekundär myzetisch infizierte Onychopathie anderer Ursache handeln.

Der **Erregernachweis** erfolgt üblicherweise durch den **Nativbefund**. Mit dem Skalpell abgekratztes und homogenisiertes oder mit der Fräse abgenommenes Nagelmaterial wird auf einen Objektträger aufgebracht, mit zwei Tropfen 30%iger Kalilauge versetzt und mit einem Deckgläschen bedeckt. Über einem Bunsenbrenner, einem Campingkocher oder auch nur über der Flamme eines Feuerzeugs wird das Präparat erwärmt, aber nicht vollständig eingedampft. Dann erfolgt die mikroskopische Untersuchung bei 100- bis 400-facher Vergrößerung. Pilzelemente zeigen sich als verzweigte und septierte Fäden mit gelblich-bräunlichen Zellkernen (■ Abb. 8.34). Bessere Ergebnisse brachte die Verwendung von Kalilauge mit Parker-Tinte, welche die Pilzfäden blauschwarz anfärbte (■ Abb. 8.35); Parker-Tinte ist heute für diesen Zweck leider nicht mehr erhältlich. Pilzsporen sind als rundliche Elemente mit deutlichen Zellkernen zu erkennen (■ Abb. 8.36). Ein positiver Nativbefund ist binnen weniger Minuten abzulesen und beweist das Vorliegen von Myzeten. Die Aussage, ob es sich um eine primäre Mykose oder um einen sekundären Pilzbefall von er-

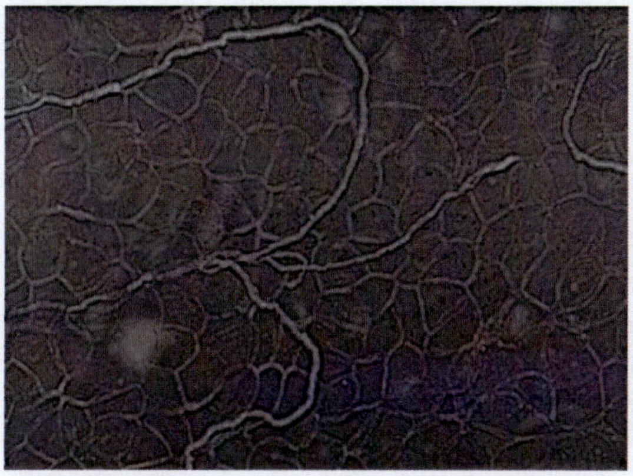

Abb. 8.34 Nativbefund: Dermatophyten im Nagelgewebe. (Mit freundlicher Genehmigung von Sanofi-Aventis)

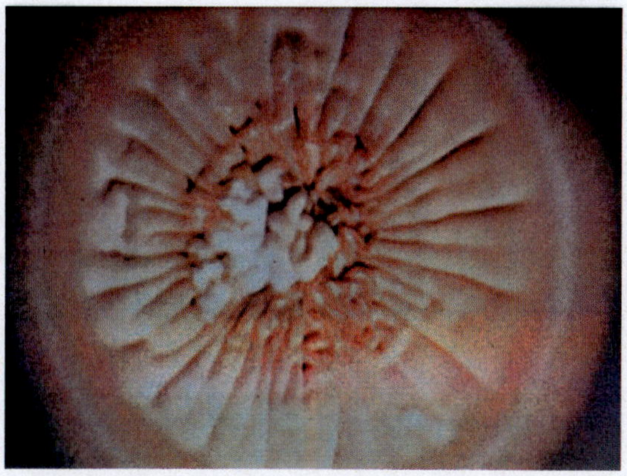

Abb. 8.37 Reinkultur von *Epidermophyton floccosum*. (Mit freundlicher Genehmigung von Sanofi-Aventis)

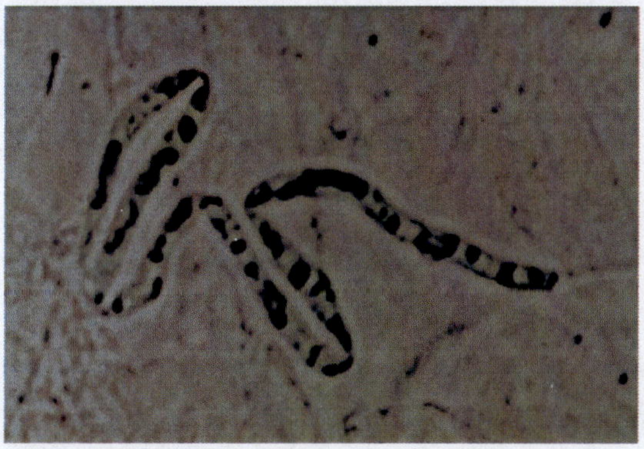

Abb. 8.35 Dermatophyten im Nagelgewebe, mit Parker-Tinte gefärbt. (Mit freundlicher Genehmigung von Sanofi-Aventis)

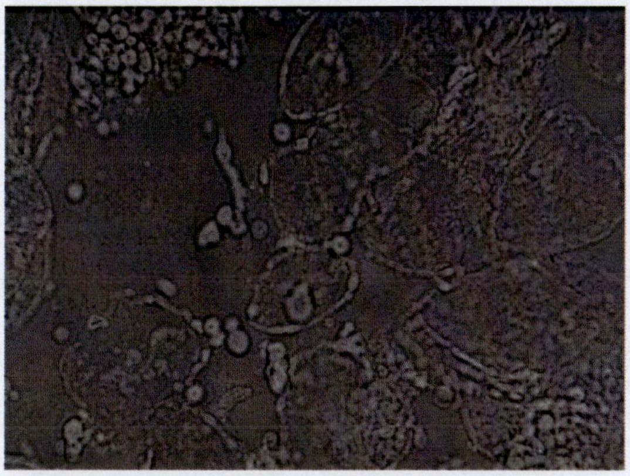

Abb. 8.36 Pilzfäden und -sporen im Nagelgewebe (nativ). (Mit freundlicher Genehmigung von Sanofi-Aventis)

kranktem Nagelgewebe handelt, ist jedoch nicht möglich. Im Nativbefund müssen allerdings oft Dermatophyten gegen Textilfasern differenziert werden; Textilfasern sind größer als Pilzfäden, weisen eine gleichmäßige Struktur auf und zeigen keine Septierung.

Für das **Anlegen einer Pilzkultur** fehlt in den meisten dermatologischen Praxen die Ausrüstung. Deshalb wird entnommenes Material auf entsprechende Nährböden überimpft und in ein mikrobiologischen Laboratorium eingesendet. Eine exakte Beurteilung der angelegten Kultur ist allerdings erst nach 2–4 Wochen möglich:

- **Dermatophyten** weisen nur ein langsames Wachstum auf, die Kulturen sind watteartig und weißlich (Abb. 8.37).
- **Hefen** entwickeln innerhalb weniger Tage runde, weißliche Kolonien. Abb. 8.38 zeigt eine Kolonie von *Candida albicans*, am Rand eine Verunreinigung mit einem Schimmelpilz. Bei stärkerer Vergrößerung sind in der Kolonie von Hefen die Fäden und die Sporen zu erkennen (Abb. 8.39).
- **Schimmelpilze** wachsen rasch in Form von gefärbten Kolonien, sind meist aber nur Verunreinigungen auf der Kulturplatte oder, wenn wirklich aus dem Nagel stammend, Saprophyten ohne pathogenetische Bedeutung. Abb. 8.40 zeigt eine Kultur von *Aspergillus niger*.

Ist auch nach vier Wochen noch kein Pilz gewachsen, gilt die Kultur als negativ. Seit Einführung der Breitspektrum-Antimyzetika ist die Identifikation der Erreger in der Pilzkultur bei Onychomykosen weitgehend überflüssig geworden (▶ Abschn. 8.3.9). Anzuführen ist an dieser Stelle, dass von 100 an ein mikrobiologisches Laboratorium eingesandten Nagelproben nur etwa 30% in der

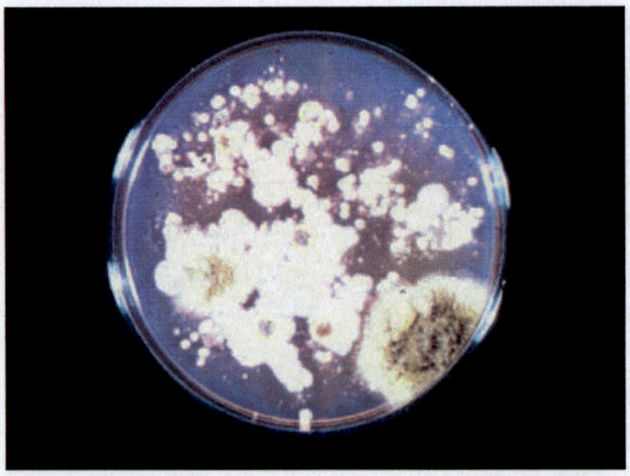

Abb. 8.38 Reinkultur von *Candida albicans*, am rechten Rand ein Schimmelpilz. (Mit freundlicher Genehmigung von Sanofi-Aventis)

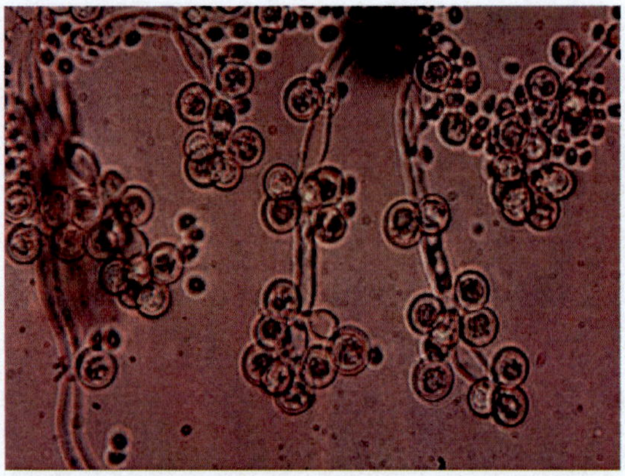

Abb. 8.39 *Candida albicans* in Kultur, Pilzfäden und Sprossen. (Mit freundlicher Genehmigung von Sanofi-Aventis)

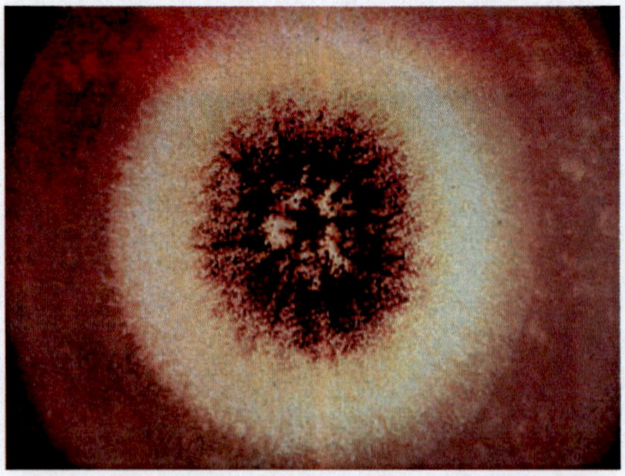

Abb. 8.40 Reinkultur eines Schimmelpilzes, *Aspergillus niger*. (Mit freundlicher Genehmigung von Sanofi-Aventis)

Pilzkultur positiv sind. Höchstwahrscheinlich wird bei zu vielen Nagelstörungen an eine Mykose gedacht und – sicherheitshalber, um nichts zu übersehen – Material zur Pilzkultur eingeschickt. Weiter oben wurde bereits erwähnt, dass eine antimyzetische Behandlung auch bei sekundären Mykosen, z. B. bei einer psoriatischen Onychopathie, oft eine Besserung des Zustandsbildes ergibt.

In der nachstehenden Übersicht findet sich eine Auflistung der Gesichtspunkte für die Entscheidung, ob eine **primäre Onychomykose** vorliegt oder ob es sich um eine Onychopathie anderer Ursache handelt.

Wahrscheinlichkeit für das Vorliegen einer primären Onychomykose aus klinischer Sicht

Sehr hohe Wahrscheinlichkeit:

- Brüchige, bröcklige Nägel
- Gelbliche, bräunliche oder weiße Verfärbung
- Undurchsichtige Nagelplatten
- Vorliegen einer Psoriasis vulgaris oder eines Lichen ruber planus (Sekundärinfektion krankhaft veränderter Nägel durch Myzeten)
- Durchblutungsstörungen
- Orthopädische Fehlstellungen
- Stoffwechselerkrankungen (Diabetes mellitus)

Geringe Wahrscheinlichkeit.

- Chemische Schädigung (Onychoschisis, Onychorrhexis, Onychomalazie)
- Physikalische Schädigung (Schuhdruck, subonychiale Blutungen, Quetschungen)
- Orthopädische Fehlstellung bei Röhrennägeln
- Angeborene Rau-, Löffel- oder Hakennägel
- Onychotillomanie
- Lang- und Waschbrettnägel
- Braunfärbung durch Melanin
- Blaufärbung durch *Pseudomonas aeruginosa* (*Bacillus pyocyaneus*)

Zu beachten ist, dass jede Onychopathie eine Infektion mit Myzeten erfahren kann, da hier krankhaft verändertes Keratin ohne Widerstandkraft gegen Pilze vorliegt.

8.3.6 Differenzialdiagnose

In vielen Fällen bereitet die Differenzialdiagnose bei Onychomykosen beträchtliche Schwierigkeiten, da viele angeborene oder durch schlechte Durchblutung und Traumen bedingte Nagelveränderungen bei längerem Bestehen eine Superinfektion mit Myzeten erfahren. Klinisch ist bei einer großen Zahl von Nagelveränderungen schwer zu entscheiden, ob wirklich eine primäre Pilzinfektion mit pathogenetischer Bedeutung vorliegt. Selbst wenn im erkrankten Nagelgewebe Myzeten nachgewiesen werden, ist die Beurteilung, ob diese Erreger wirklich als Ursache für die vorliegende Störung anzusehen sind, nicht leicht. Auf alle Fälle soll zur Hilfestellung ein Nativbefund angelegt oder Material für eine Pilzkultur abgenommen werden (▶ Abschn. 8.3.5).

Ein negativer Nativbefund kann Zufall sein und beweist nicht viel, aber zusammen mit einer negativen Kultur erlaubt er den Ausschluss der Diagnose »Onychomykose«, sowohl einer primären Onychomykose als auch eines sekundären Pilzbefalls anderer Nagelstörungen.

Bei primär genetisch, traumatisch oder durch eine Mangeldurchblutung hervorgerufenen Onychopathien bleiben selbst bei einer tatsächlich vorliegenden Superinfektion mit Myzeten (positiver Nativbefund, positive Pilzkultur) auch nach erfolgreicher Behandlung der Mykose die erscheinungsmedizinisch störenden Veränderungen, die den Patienten zum Arzt geführt hatten, weiter bestehen. In diesem Zusammenhang ist auch an die Mitbeteiligung der Nägel bei Psoriasis vulgaris, Lichen ruber planus und Alopecia areata zu denken. Der Patient ist durch den mangelnden Erfolg der Pilzbehandlung nicht eben beglückt und zweifelt an der Richtigkeit der Diagnose und an der Sinnhaftigkeit der meist langwierigen Behandlung.

Zahlreiche Nagelstörungen müssen gegen primäre Onychomykosen differenziert werden; allerdings können, wie bereits mehrfach erwähnt, die meisten der im Folgenden aufgeführten Nagelveränderungen eine Superinfektion mit Myzeten erfahren:

- Gerontoonychien wie Pachyonychie, Onychogrypose, Onycholyse und Yellow-nail-Syndrom (▶ Abschn. 5.1): Bei diesen Nagelveränderungen erfolgt fast immer eine Sekundärinfektion mit Myzeten.
- Chemische Nagelschäden durch Nagellackentferner oder Putzmittel, die die Kittsubstanz zwischen den einzelnen Keratinschichten angreifen und zu Spaltbildung, u. U. sogar mit kompletter Nagelerweichung, führen (Onychoschisis, Onychorrhexis, Onychomalazie).
- Bakterielle Infektionen: Die wenigsten Bakterien besitzen ausreichend Proteasen und Keratinasen, um das Nagelkeratin anzugreifen. Nur *Pseudomonas aeruginosa* und *Proteus mirabilis* können die untersten Nagelschichten zerstören und zu grünlichblauen bzw. schwarzen Verfärbungen führen (▶ Abschn. 3.2.1), die obersten Nagelschichten erfahren keine Veränderungen.
- Nagelschäden bei Intoxikationen (Arsen).
- Traumatische Nagelläsionen als Folge orthopädischer Fehlstellungen, zu engen Schuhwerks oder psychischer Störungen (Onycholyse, Leukonychie, Röhrennägel, *jogger's toenail*, Onychotillomanie).
- Onycholysen als Folge bestimmter, regelmäßiger, den freien Rand der Nagelplatten abhebender Beschäftigungen (»Wäscherinnennägel«, »Waschrumpelnägel«, Onycholysis semilunaris). »Echte« Wäscherinnennägel sind im Zeitalter der Waschmaschinen in Europa sehr selten geworden.
- Innervationsbedingte Schädigungen der Fingernägel bei neurologischen Störungen oder psychisch bedingten »Unarten« wie Nägelbeißen und Nagelzupfen.
- Leukonychien, angeboren oder als Folge falscher Nagelkosmetik.
- Angeborene Nagelmissbildungen oder Verfärbungen (Twenty-nail-Syndrom).
- Immunopathien (Trachyonychie).
- Subonychiale Tumoren, benigne oder maligne Geschwülste, z. B. auch Melanome, in seltenen Fällen unter pigmentierten Onychomykosen verborgen oder amelanotische Melanome.
- Dermatosen (Psoriasis vulgaris, Lichen ruber planus, Ekzeme, atopische Dermatitis, Alopecia areata). Bei Psoriasis vulgaris lohnt die mykologische Untersuchung etwa bestehender Nagelveränderungen, insbesondere bei Onycholysen; liegt ein positiver Befund vor, lässt sich durch eine antimyzetische Behandlung das Bild der Nägel wesentlich verbessern.

Besonders zu erwähnen ist eine der häufigsten, traumatisch bedingten Nagelstörungen als Folge falscher Maniküre, der **Waschbrettnagel** (Selbstverstümmelung). Immer wieder erfolgende Verletzungen des Nagelwalls im Bereich der Nagelwurzel verursachen in regelmäßigen Abständen Wachstumsstörungen, die sich als bleibende Einziehungen zeigen und der Nageloberfläche ein zwar glattes, aber welliges Aussehen verleihen. Das Bild der quer verlaufenden Wellen erinnert an ein Waschbrett (Waschrumpel).

Es sei mit aller Deutlichkeit festgestellt, dass weder die proximale noch die laterale Umschlagfalte des Nagelbetts mit einer Schere bearbeitet werden dürfen. Zur Pflege soll nach Erweichung durch ein Fingerbad nur ein vorsichtiges Zurückschieben der Haut erfolgen.

Liegt der Verdacht auf eine Onychomykose vor, sollte der Patient nach durchgemachten Fußpilzinfektionen gefragt werden. Bestanden nie Fußpilzinfektionen, ist das primäre Auftreten einer Nagelpilzinfektion eher unwahrscheinlich.

Betont seien die Nagelveränderungen bei Patienten mit **Diabetes mellitus**, da hier ein besonderes Gefährdungspotenzial besteht (▶ Abschn. 6.1). Eine Untersuchung von fast 100 Diabetikern mit Fuß- und Nagelveränderungen ergab

- eine nachgewiesene Mykose in 72% der Fälle,
- eine vom Arzt klinisch vermutete Mykose in 82% der Fälle,
- eine vom Patienten vermutete Mykose in 35% der Fälle.

Bei dieser Untersuchung gaben zwei Drittel der Patienten an, über Onychomykosen und mögliche Komplikationen nicht informiert zu sein.

> **Das Bewusstsein der Allgemeinheit im Hinblick auf das Vorliegen einer Mykose ist erschreckend niedrig, was die späte Diagnose und die dadurch häufig auftretenden Komplikationen wie Geschwürbildung und Gangrän beim Diabetiker erklärt.**

8

8.3.7 Eingeschränkte Lebensqualität

Repräsentative Befragungen von Patienten mit Nagelmykosen ergaben, dass die Betroffenen durch diese Erkrankung eine massive Einschränkung ihrer Lebensqualität erfahren (Abb. 8.41). Dies geht auf physische und psychische Faktoren zurück. Für das Ausmaß der psychischen und mechanischen Beeinträchtigung durch Nagelveränderungen wurden eigene Indizes erarbeitet, allerdings in erster Linie im Hinblick auf die Psoriasis vulgaris, die vorwiegend die Fingernägel befällt; die Onychomykosen betreffen vorwiegend die Zehennägel. Die drei relevanten Indizes NAPSI, NPQ10-Score und NAPPA-Score wurden bereits in ▶ Abschn. 7.1.2 besprochen. Tab. 8.5 zeigt eine Übersicht über die häufigsten Ursachen einer gestörten Lebensqualität als Folge von Onychomykosen, Indizes wurden nicht berechnet.

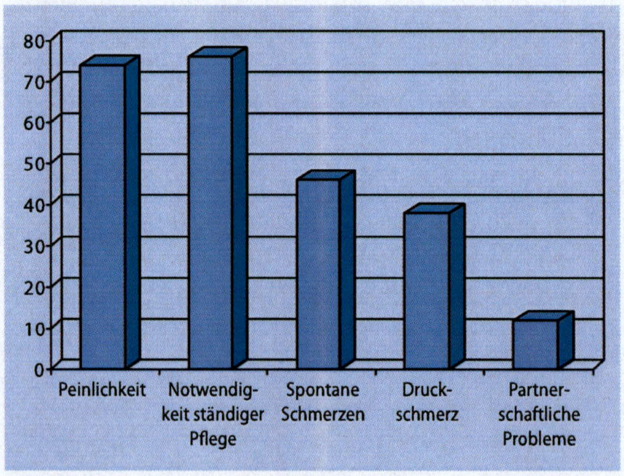

Abb. 8.41 Reduzierte Lebensqualität der Patienten mit Onychomykosen; Angaben in %

Im Einzelnen wurden folgende Problembereiche angegeben:

> **Beeinträchtigungen und Probleme durch Onychomykosen**
>
> - Probleme bei der Nagelpflege
> - Peinlichkeit im täglichen Leben, bei ausschließlichem Befall der Zehennägel nur im Schwimmbad, in der Sauna, im Fitnesszentrum und beim Arzt; bei Befall der Fingernägel kann die nicht zu verbergende erscheinungsmedizinische Störung zu einem psychischen Problem (»unsaubere«, »ansteckende« Nägel) führen
> - Spontane Schmerzen, besonders bei Diabetikern
> - Schmerzen beim Tragen von Schuhen, wenn die Zehennägel stärker befallen sind
> - Schmerzen beim Gehen bei 75% der Diabetiker
> - Partnerschaftliche Probleme
> - Bei stärkerer Zerstörung der Fingernägel Störung der Feinmotorik und der Griffsicherheit, Schwierigkeiten bei der Berufsausübung

Onychomykosen – insbesondere der Zehennägel, von denen besonders alte Menschen betroffen sind – verursachen nicht nur ein störendes Bild, sondern erwecken auch den Eindruck von Unsauberkeit. Außerdem besteht die Gefahr einer Ansteckung der im gemeinsamen Haushalt lebenden Personen, besonders der Enkelkinder. Immer wieder ist der Satz »Die Pilzinfektionsquelle sind die Schuhe des Großvaters« zu hören. Zerfallene Nägel (Abb. 8.33) oder pigmentierte, dicke Nägel mit Onychogrypose (Abb. 8.42) reduzieren das Selbstwertgefühl der Betroffenen in starkem Ausmaß. Das fast zwanghafte Tragen von Handschuhen bei Befall der Fingernägel wird von der Umgebung belächelt.

Tab. 8.5 Beeinträchtigung der Lebensqualität durch Onychomykosen (Übersicht)

Beschwerden	Prozentsatz der Patienten mit Nagelpilz
Notwendigkeit der Nagelpflege	76%
Peinlichkeit	72%
Spontane Schmerzen	46%
Unangenehmer Druckschmerz	38%
Partnerschaftliche Probleme	12%

Onychomykosen dürfen keinesfalls als ein ausschließlich ästhetisches Problem betrachtet werden. Die Erkrankung schafft bei der Mehrzahl der Betroffenen einen Leidensdruck, der bei Befall der Fingernägel besonders groß ist.

Letztendlich verursachen alle Nagelveränderungen, sei es durch eine Pilzinfektion, durch eine Dermatose, anlagebedingt, traumatisch ausgelöst oder als Folge von Versorgungsstörungen, gleichartige Beschwerden für den Betroffenen. Die besten Chancen auf eine Wiederherstellung eines optisch gefälligen Bildes bestehen bei den primären Onychomykosen. Wie bereits erwähnt, bleibt bei den sekundären Mykosen immer noch das ursprüngliche Leiden bestehen, auch nach Abheilung der Pilzinfektion.

Tritt zu einer myzetisch verursachten distalen Onycholyse eine bakterielle Infektion hinzu, besteht für die Umgebung eine nicht zu unterschätzende Ansteckungsgefahr.

Angeführt sei der Fall einer Krankenschwester, die mit ihrer *Pseudomonas*-Infektion zahlreiche Patienten in einer chirurgischen Station infizierte, und das trotz des konsequenten Tragens von Latexhandschuhen im Dienst. Die Identität des Bakterienstamms unter den onycholytischen Nägeln mit dem aus den frischen Operationswunden isolierten Stamm konnte zweifelsfrei nachgewiesen werden.

Aber auch bei erfolgreicher Behandlung von primären Onychomykosen bleiben erscheinungsmedizinisch störende Restzustände wie gelbliche Streifen oder proximale bzw. seitliche Abhebungen der Nagelplatte mit Onycholyse noch jahrelang bestehen. Das Erscheinungsbild des Nagels der kleinen Zehe ist aufgrund von ständigem Schuhdruck von der Seite und von oben überhaupt nur schwer zu verbessern.

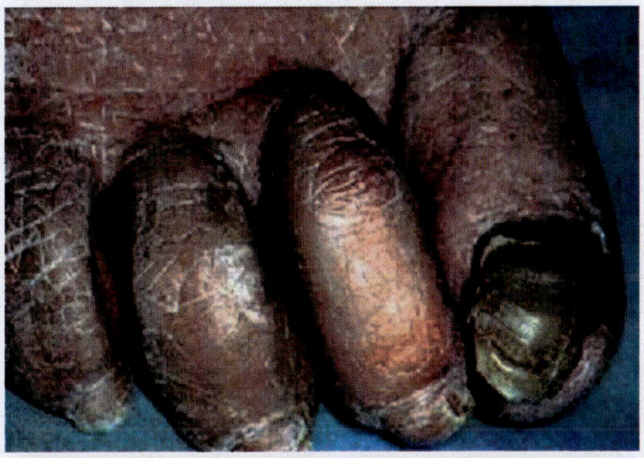

Abb. 8.42 Onychomykose mit Braunverfärbung der Nägel und beginnender Onychogrypose. (Mit freundlicher Genehmigung von Galderma/DermQuest.com)

8.3.8 Gefahren durch Onychomykosen

Onychomykosen verursachen nicht nur eine Beeinträchtigung der Lebensqualität, sondern bedeuten auch ein gesundheitliches Risiko für den Patienten und seine Umgebung.

Onychomykosen heilen nicht spontan ab, zeigen also **keinerlei Selbstheilungstendenz**. Von einem infizierten Nagel ausgehend können weitere Nägel oder die Haut des Patienten angesteckt werden. Am häufigsten ist eine Tinea pedis mit einer Onychomykose vergesellschaftet, wobei oft nicht mehr feststellbar ist, was zuerst aufgetreten ist, der Nagelpilz oder der Hautpilz. In der Regel ist der Hautpilz als die primäre Infektion anzusehen; in diesem Fall besteht im Gegensatz zu Onychomykosen die Möglichkeit einer Spontanheilung. An zweiter Stelle der Hautinfektionen, die von einer Onychomykose ihren Ursprung nehmen können, steht die Tinea inguinalis, die Infektion an den Innenseiten der Oberschenkel. Auch kann es zu einer generalisierten Tinea corporis kommen. In seltenen Fällen verursachen Onychomykosen Mykide, eine hämatogene Aussaat entzündlicher Knötchen am gesamten Integument als Folge einer hyperergischen Reaktion auf Antigene der Myzeten. Als weitere Gefahr von Onychomykosen ist die mögliche Ansteckung anderer Menschen in der Familie, im Schwimmbad, in der Sauna oder im Fitnesszentrum anzuführen.

Bei **Diabetikern** bereiten myzetische Nagelinfektionen (Häufigkeit über 30%, Abb. 8.12) den Weg für tiefe bakterielle Wund- und Knocheninfektionen, da bei dieser Stoffwechselstörung eine verringerte Immunabwehr besteht. Auffallend häufig erfolgt die Infektion mit *Candida albicans* oder *Candida parapsilosis*. Die größte Gefahr geht von der sekundären Entwicklung eines **Erysipels** (Erreger: *Streptococcus pyogenes*) oder einer **gramnegativen Fußinfektion** (häufigster Erreger: *Pseudomonas aeruginosa*) aus. Von einer seitlichen Nagelmykose ausgehend kommt es zu einer myzetischen Paronychie, weiter zu einer bakteriellen Paronychie, zu einem eingewachsenen Nagel mit Granulombildung nach Art eines Granuloma teleangiectaticum (= pyogenicum) und zum Eindringen der Bakterien in das perionychiale Gewebe oder sogar auch in den Knochen der Endphalanx.

Da eine Onychomykose häufig zur Entwicklung eines diabetischen Fußgeschwürs führt, gilt sie als Indikator für einen Hochrisikopatienten.

Das Vorliegen einer Onychomykose ist bezüglich der Entstehung des diabetischen Fußsyndroms, das häufig in eine Unterschenkelamputation mündet, von größerer Bedeutung als starkes Rauchen. Bei einem Diabetiker mit Polyneuropathie können sich unter den verdickten Großzehennägeln druckbedingte Nekrosen bilden.

Diabetiker sollten regelmäßig auf das Vorhandensein von Onychomykosen untersucht werden; liegen derartige Veränderungen vor, ist sofort mit einer Behandlung zu beginnen.

Als Erreger von Nagelmykosen finden sich bei Diabetikern gehäuft Hefepilze (*Candida albicans, Candida glabrata, Candida parapsilosis, Candida guillermondi*).

In ähnlicher Weise wie bei Diabetikern ist auch bei Patienten mit arterieller Verschlusskrankheit das Auftreten von Onychomykosen als Gefahrenzeichen zu werten. Wie bei einem Diabetiker können Bakterien in das Gewebe gelangen und zu schwer heilenden Geschwüren führen.

Bei Patienten unter immunsuppressiver Behandlung können auch Schimmelpilze zu Infektionen des Nagels führen. Zu nennen ist die **Fusariosis**, eine generalisierte Infektion mit *Fusarium* bei Empfängern von Knochenmarktransplantaten. Bei Vorliegen einer Neutropenie führen Fusarien zu Haut- und Nagelmykosen, von denen ausgehend eine Ausbreitung möglich ist.

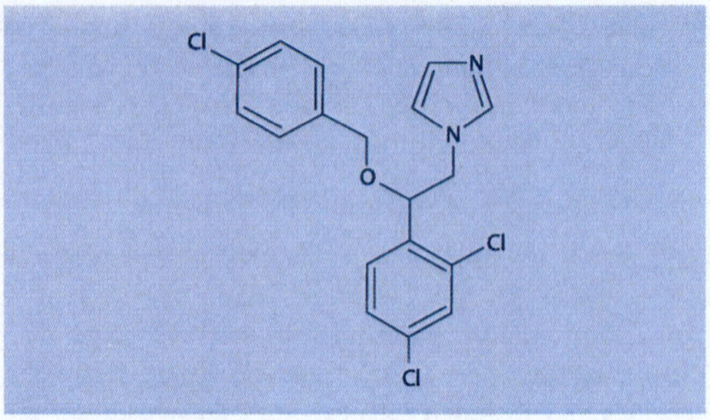

Abb. 8.43 Econazol

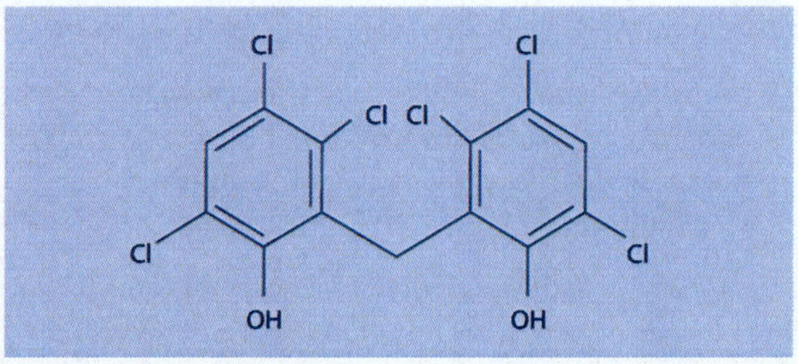

Abb. 8.44 Hexachlorophen

8.3.9 Behandlung

Bis zur Mitte des vorigen Jahrhunderts bestand die Behandlung der Nagelmykosen in Bädern mit Kaliumpermanganat, lokalen Abschleifungen mit Sandpapier und Pinselungen mit Karbolfuchsin, der Castallani-Lösung. Gegen das Ende des vorigen Jahrhunderts erfolgte eine Revolution der **lokalen** Mykosebehandlung durch die Imidazole, Pyridone, Allylamine und Morpholine. 1958 kam das Benzofuranderivat Grisofulvin als erstes **oral** wirksames Antimyzetikum auf den Markt, 1990 folgten das Azol Itraconazol und das Allylamin Terbinafin.

Die schon als »historisch« anzusprechenden lokalen Antimyzetika wie organische Säuren (Benzoesäure, Undezylensäure) und organische Farbstoffe (Fuchsin, Methylenblau, Gentianaviolett, Malachitgrün, Brillantgrün) waren bei Onychomykosen weitgehend erfolglos, da sie nicht in den Nagel eindringen. Gleiches trifft für die ersten Polyenantibiotika Nystatin und Natamycin zu. Nicht viel besser waren die Erfolge der Imidazolderivate Clotrimazol, Miconazol, Isoconazol und Econazol (Abb. 8.43) bei der Behandlung von Onychomykosen.

Zwar sind die genannten Substanzen die Mittel der Wahl bei der Behandlung von Hautmykosen, die Behandlung von Nagelpilzinfektionen bleibt dagegen weitgehend erfolglos. Amphotericin B war früher das einzige Polyenantibiotikum, das systemisch eingesetzt werden konnte, allerdings ist sein Spektrum für Onychomykosen ungeeignet und die Verträglichkeit viel zu schlecht. Ähnliches gilt für das Imidazolderivat Ketoconazol, dessen systemische Nebenwirkungen einen Einsatz auf lokale Anwendungen beschränken.

Halogenierte Salicylanilide und 8-Hydroxychinoline ebenso wie chlorierte Phenole (Hexachlorophen, Abb. 8.44) werden weltweit als Mikrobizide und Desinfizienzien eingesetzt.

Eine medizinisch-therapeutische Anwendung bei Onychomykosen kann nicht erfolgen

1. wegen der zu schwachen Wirkung,
2. wegen der zum Teil schlechten Hautverträglichkeit und der möglichen systemischen Nebenwirkungen (man denke nur an die vor vielen Jahren erfolgte Vergiftung von Kindern durch irrtümlich zu hoch konzentrierte Hexachlorophen-Produkte),
3. wegen der mangelnden Penetration in den Nagel.

Wie aus diesen Ausführungen zu entnehmen ist, bleiben aus dem ganzen Spektrum antimikrobieller Substanzen nur sehr wenige für die Behandlung von Nagelpilzinfektionen übrig. Darüber hinaus verlangt die lokale Onychomykosebehandlung den Einsatz von Wirkstoffen in speziellen Vehikeln, in Lacken.

Allgemeine Gesichtspunkte

Nach den Richtlinien der Deutschen Dermatologischen Gesellschaft sollte bei jeder Onychomykose gewisserma-

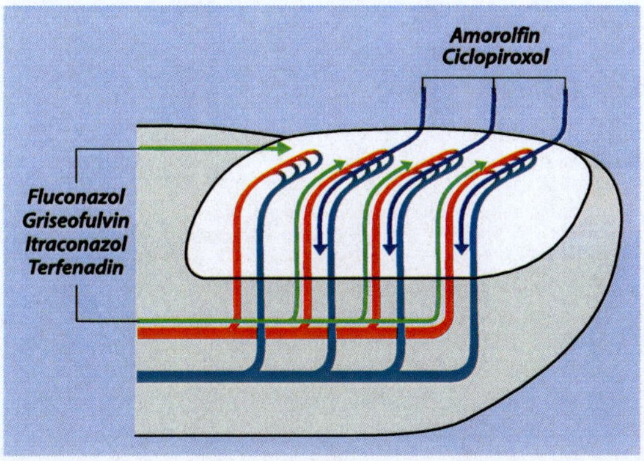

Abb. 8.45 Wege von topisch und systemisch verabreichten Antimyzetika in den infizierten Nagel. (Modifiziert nach Galderma/DermQuest.com; mit freundlicher Genehmigung)

ßen als Vorbehandlung eine Ablösung des infizierten Materials vorgenommen werden, unabhängig davon, ob eine lokale oder eine systemische Behandlung geplant ist. Dies erfolgt am besten mit einer 40%igen Harnstoffpräparation unter Pflaster-Okklusion. Bis zur Ablösung des infizierten Materials dauert es 1–3 Wochen. Abtragung mit einer Fräse führt binnen Minuten zu einer Entfernung der infizierten Nagelanteile, allerdings nicht ganz so gründlich wie mit Harnstoff.

Zur Behandlung der Onychomykosen stehen lokale Maßnahmen, topische Antimyzetika und systemisch wirksame Pharmaka zur Verfügung. Morpholine, Azole (Imidazole) und Allylamine sind heute die Standardtherapeutika bei Onychomykosen, sowohl für eine lokale als auch für eine systemische Anwendung. In Abb. 8.45 ist der Weg der lokalen und der systemischen Antimyzetika in den infizierten Nagel dargestellt. Systemische Antimyzetika gelangen über die Matrix und die Arteriolen des Hyponychiums in den Nagel und werden im Keratin abgelagert. Lokal aufgetragene Antimyzetika – in entsprechenden Vehikeln – penetrieren in die Nagelplatte, gelangen also direkt an den Ort der erwünschten Wirkung. Die durch die Infektion entstandenen Hohlräume im Nagel behindern das Eindringen der Antimyzetika und gewähren den Erregern Schutz.

> **Bei jeder Onychomykose muss auch immer die Behandlung einer eventuell bestehenden Hautmykose erfolgen. Dringend zu empfehlen ist eine Desinfektion der Schuhe. Bei alten Schuhen sollte man sich aber besser zur Entsorgung entschließen.**

Zur Desinfektion werden die Schuhe zusammen mit einem mit Desinfektionsmittel getränkten Wattebausch für 24 Stunden in einen luftdicht verschlossenen, dunklen Plastiksack gesteckt. Früher wurde zur Schuhdesinfektion Formaldehyd eingesetzt; Formaldehyd ist aber giftig, ein Einatmen der Dämpfe zu vermeiden, weshalb nach der Desinfektion die Schuhe für 2–3 Tage gut gelüftet werden sollten. Bei den modernen Desinfektionsmitteln ist diese Vorsichtsmaßnahme nicht mehr notwendig. Heute wird zur Schuhdesinfektion z. B. das nichttoxische und biologisch abbaubare Akacid in Aerosolform eingesetzt; Akacid, ein kationisches Polymer auf Guanidin-Basis, dockt an die negativ geladenen Zellwände von Myzeten und anderen Mikroorganismen an und zerstört sie.

Die Behandlung einer Onychomykose ist langwierig. Schon bei Hautmykosen wird eine mindestens vierwöchige Behandlungsdauer bis zur kompletten Hauterneuerung verlangt, da die Pilze als Reaktion auf die üblichen Antimyzetika resistente Sporen ausbilden. Die Sporen keimen alle 3–5 Tage aus, und es kommt zum Rezidiv. Im Nagelgewebe finden die Pilze gut »Unterschlupf«. Die Behandlung muss deshalb so lange fortgesetzt werden, bis alle infizierten Nagelteile ausgewachsen bzw. entfernt sind.

Die Empfehlungen für das therapeutische Vorgehen bei Verdacht auf das Vorliegen einer Nagelmykose und die bei gesicherter Diagnose zu treffenden Maßnahmen sind in Tab. 8.6 zusammengefasst.

Lokale Pilzmittel sind bei jeder Onychomykose indiziert, orale Wirkstoffe nur bei Befall zahlreicher Nägel oder bei tief greifenden Veränderungen. Zu bedenken ist die Tatsache, dass alte Menschen, die die überwiegende Gruppe der Patienten mit Onychomykosen ausmachen, häufig nicht in der Lage sind, die in allen Fällen wichtigen lokalen Maßnahmen wie das Flachfeilen des erkrankten Nagels vor der Wirkstoffaufbringung in entsprechender Weise durchzuführen. Eine chirurgische Entfernung erkrankter Nägel bringt keine besseren Resultate als die alleinige lokale Wirkstoffanwendung, führt praktisch immer zu Rezidiven und beeinträchtigt das Wohlbefinden des Patienten in unverantwortlichem Maße.

> **Nagelextraktionen zu Behandlung einer Onychomykose werden heute als Kunstfehler angesehen.**

Bei jeder Behandlungsform von Onychomykosen ist mit einer hohen Rezidivrate zu rechnen.

Ursachen für Rezidive bei Onychomykosen

- Fehlende oder falsch durchgeführte lokale Pflegemaßnahmen
- Unwirksamkeit oder falsche Anwendung des Antimyzetikums
- Auswachsen von in geschützten Nischen verbliebenen Erregern
- Bei bestehen gebliebener Grundstörung neuerliche Infektion, unter Umständen sogar mit eigenen, in der Wohnung (Badezimmer) verbliebenen Schuppen

Tab. 8.6 Vorgehen bei Verdacht auf eine Nagelmykose und bei gesicherter Diagnose

Verdacht	Gesicherte Diagnose
Ausschluss anderer Nagelkrankheiten	Entfernung der infizierten Teile des Nagels, durch 40%igen Harnstoff oder durch Fräsung
Suche nach Mykosen an den Füßen und an anderen Körperstellen	Anwendung eines antimyzetischen Lacks ein- bis zweimal pro Woche
Beurteilung des Gesundheitszustands und der Motilität des Patienten (Kreislauf, Durchblutung, Alter)	Verordnung eines systemisch wirksamen Antimyzetikums wie Itraconazol oder Fluconazol
Nativbefund, Einsenden von abgeschabtem Nagelmaterial an ein mikrobiologisches Labor zur Pilzkultur	Beendigung der Behandlung erst bei kompletter Nagelerneuerung, eventuell weitere lokale Lackanwendungen in größeren Abständen zur Verhinderung von Rezidiven

Tab. 8.7 Ausdehnung der Onychomykose und empfohlene Behandlungsart

Befallene Nagelteile	Behandlungsart
Freier Rand	Lokal
Seitenränder	Primär lokal, nur bei größerer Ausdehnung auch systemisch
Nageloberfläche	Lokal
Tiefe proximale und distale Anteile	Systemisch und lokal
Matrix	Systemisch und lokal
Mehr als 3 Nägel erkrankt	Systemisch und lokal
Mehr als die Hälfte eines Nagels befallen	Systemisch und lokal

Als Entscheidungshilfe, ob nur eine lokale oder zusätzlich auch eine systemische Therapie indiziert ist, sind die klinischen Befunde und die sich daraus ergebenden Konsequenzen in Tab. 8.7 zusammengestellt. Unnötig zu betonen, dass sich der Arzt bei Wirkungslosigkeit der lokalen Maßnahmen zu einer systemischen Behandlung entschließen muss.

Bei einer mehr als drei Nägel betreffenden Onychomykose sollte immer zusätzlich zur Lokalbehandlung auch eine systemische Therapie vorgesehen werden. Gleiches gilt, wenn mehr als 50% einer Nagelplatte infiziert sind. Allerdings werden diese Empfehlungen nicht allgemein akzeptiert. Vor- und Nachteile der lokalen und der systemischen Therapie sind in Tab. 8.8 einander gegenübergestellt.

Sowohl bei der Behandlung der Onychomykose mit lokalen als auch mit systemischen Wirkstoffen empfehlen sich folgende zusätzliche Maßnahmen:

Ergänzende Maßnahmen bei einer Onychomykose-Behandlung

- Fräsen
- Atraumatische Entfernung infizierter Nagelanteile durch 40%igen Harnstoff
- Atraumatische Entfernung infizierter Nagelteile durch Abkleben
- Atraumatische Entfernung infizierter Nagelanteile durch Abfräsen
- Verhinderung weiterer Traumatisierung
- Durchblutungsförderung
- Verhinderung einer Infektionsausbreitung am eigenen Körper

Fräsen. Als Vorbereitung für eine Lokalbehandlung müssen zunächst alle infizierten Nagelteile wie Hyperkeratosen und Dermatophytome durch 40%igen Harnstoff (s. unten), durch Fräsen (Arzt, medizinisch orientiertes Nagelstudio) oder durch Feilen (Patient selbst oder Angehörige) entfernt werden. Hierbei sei darauf verwiesen, dass myzetisch infizierte Nagelteile hohl liegen, also keinen Kontakt mit dem Nagelbett haben, was ihre schmerzfreie Entfernung erleichtert. Zu beachten ist die hohe Infektiosität der abgefrästen Nagelstückchen; ein Dermatophytom (*streak*) besteht aus dicht gepackten Myzeten! Beim Fräsen eines infizierten Nagels – ebenso wie überhaupt beim Nagelfräsen – sind Einmalhandschuhe und eine Atemmaske zu tragen. Alle infizierten Nagelteile müssen entfernt werden, ein »Kratzen« an der Nageloberfläche ist wertlos. Die Verwendung steriler Fräsköpfe wird empfohlen. Dicke Hyperkeratosen müssen unbedingt durch Abfräsen entfernt werden, da weder lokale noch systemische Antimyzetika die dort versteckten Pilze erreichen können.

Atraumatische Entfernung infizierter Nagelanteile durch 40%igen Harnstoff. Eine weitere, von vielen Ärz-

Tab. 8.8 Vor- und Nachteile sowie durchschnittliche Dauer der lokalen und der systemischen Behandlung von Onychomykosen

Lokale Wirkstoffanwendung	Systemische Wirkstoffgabe
Vorteile	
Keine Belastung des Gesamtorganismus	Einfache Anwendung
Nachteile	
Nur in leichten Fällen komplette Heilung, wirkungslos bei Befall der tiefen Schichten Zusätzliches Feilen und Fräsen oder atraumatische Nagelentfernung unbedingt erforderlich Beschwerlich, besonders für alte Patienten	Wirkstoff gelangt nur durch passive Diffusion in den nicht durchbluteten Nagel Belastung des Gesamtorganismus (von manchen Patienten abgelehnt!) Unerwünschte systemische Effekte möglich Interaktionen mit anderen Pharmaka Vergleichsweise hohe Kosten
Dauer	
Bis zur Abheilung, evtl. weitere Behandlung zur Verhinderung von Rezidiven	Je nach klinischem Bild 4 Monate oder mehr bis zur Abheilung

ten und Patienten bevorzugte Möglichkeit der Entfernung des zerstörten Nagelgewebes ist die Anwendung von 40%igem Harnstoff unter Luftabschluss (Okklusion). Dieses Vorgehen ist schmerzfrei und atraumatisch. Spezielle Produkte enthalten Harnstoff zusammen mit einem lokalen Antimyzetikum und werden unter einem gut klebenden Pflaster über einen Zeitraum von 2 Wochen auf den Nagel appliziert. Die Behandlung ist beliebig wiederholbar, so lange bis alle infizierten und zerstörten Nagelteile entfernt sind. Nicht infizierte Nagelteile werden durch 40%igen Harnstoff kaum angegriffen und bleiben erhalten. Nach Entfernung der infizierten Nagelteile wird die Behandlung mit einem lokalen oder systemischen Antimyzetikum begonnen.

Atraumatische Entfernung infizierter Nagelteile durch Abkleben. Für diese Methode wird ein Pflaster aus selbstklebender, wirkstofffreier Gelfolie angeboten. Unter Feuchtigkeitseinschluss heilen Dystrophien verschiedenster Art ab, allerdings muss bei Fingernägeln die Folie über 6 Monate, bei Fußnägeln über mindestens 12 Monate immer wieder aufgeklebt werden. Die Compliance für diese Methode lässt verständlicherweise zu wünschen übrig.

Myzetisch bedingte Onychodystrophien heilen nach atraumatischer Entfernung der infizierten Teile bei Wirkstoffzusatz schneller (s. oben), weshalb in erster Linie 40%iger Harnstoff mit einem Antimyzetikum verwendet wird.

Verhinderung weiterer Traumatisierung. Tragen bequemer Schuhe, Behebung orthopädischer Fehlstellungen.

Durchblutungsförderung. Behebung von Versorgungsstörungen, Setzen von Maßnahmen gegen eine venöse Insuffizienz (Stripping), eventuell auch orale Gaben von Nahrungsmittelergänzungsstoffen (wie Koenzyme, schwefelhaltige Aminosäuren, Gelatine, ► Abschn. 13.4).

Verhinderung einer Infektionsausbreitung am eigenen Körper. Erforderlich sind äußerste Hygiene bei der Körperpflege, eigene Wäsche im Badezimmer zur Verhinderung einer Ansteckung von Familienmitgliedern, das Tragen bequemer Schuhe, in denen man nicht so leicht schwitzt, keine Stöckelschuhe wegen der ungünstigen Druckverteilung am Fuß, gründliches Abtrocknen auch der Zehenzwischenräume nach einem Fußbad, im Schwimmbad und im Fitnessstudio Sandalen tragen, Nägel kurz halten, aber die Fußnägel unbedingt gerade und nicht bogenförmig schneiden.

Bei Onychomykosen gilt die chirurgische Nagelextraktion als **kontraindiziert** (s. oben). Der Eingriff ist schmerzhaft und muss in Lokalanästhesie (Oberst-Leitungsanästhesie) erfolgen (► Kap. 14). Nach Aufhören der anästhetischen Wirkung ist das Nagelbett äußerst druckempfindlich, der Patient kann nur sehr weite Schuhe tragen. Als größter Nachteil ist anzuführen, dass der nachwachsende Nagel oft Missbildungen und praktisch immer eine Pilzinfektion aufweist. Auch die Zerstörung des kranken Nagels durch Laserstrahlen ist schmerzhaft und für die Erzielung eines Dauererfolgs ungeeignet.

Lokale Wirkstoffe

Substanzen aus vier verschiedenen chemischen Gruppen können ärztlicherseits zur Lokalbehandlung von Onychomykosen eingesetzt werden (Tab. 8.9). Das Wirkspektrum der aufgelisteten Wirkstoffe umfasst Dermatophyten, Hefen und in schwächerer Form auch Schimmelpilze, also alle drei Erregertypen im DHS-System.

Tab. 8.9 Wirkstoffe zur Lokalbehandlung von Onychomykosen

Substanzgruppe	Wirkmechanismus	Wirkstoff
Azole	Hemmung der Ergosterol-Biosynthese Primär fungistatisch	Bifonazol, Clotrimazol, Miconazol, Ketoconazol
Morpholine	Wie Azole Fungizid und fungistatisch	Amorolfin!
Allylamine	Wie Azole Fungizid und fungistatisch	Terbinafin
Pyridone	Störung der Transportmechanismen in der Zellmembran Fungistatisch und fungizid	Ciclopiroxol(amin)!

! Ausgezeichnete klinische Erfolge, Angebot adäquater Vehikel für eine Onychomykosebehandlung.

8

Antimyzetisch wirksame Polyenantibiotika und Imidazolderivate bringen wegen ihrer schlechten Penetration bei lokalem Einsatz zur Behandlung von Onychomykosen keinen Erfolg. Heute stehen Wirkstoffe zur Verfügung, die bei lokaler Aufbringung in entsprechenden Lackgrundlagen in den Nagel eindringen und damit eine wirksame Behandlung von Onychomykosen ermöglichen, sogar in Form einer Monotherapie:

- Amorolfin (Abb. 8.46) als Lack in 5%iger Konzentration. Amorolfin wirkt nicht nur gegen wachsende Pilze (**fungizide Wirkung**), sondern auch gegen Myzeten in der Ruhephase (**sporozide Wirkung**).
- Ciclopiroxolamin (Abb. 8.47) als Lack in 8%iger Konzentration. Ciclopiroxolamin ist ebenfalls fungizid und sporozid wirksam.

Ergosterol ist ein überaus wichtiger Baustoff der Pilzzellmembran. Die Bildung von Ergosterol aus Koenzym A, erfolgt in mehreren Schritten, von denen einzelne durch bestimmte Antimyzetika gehemmt werden:

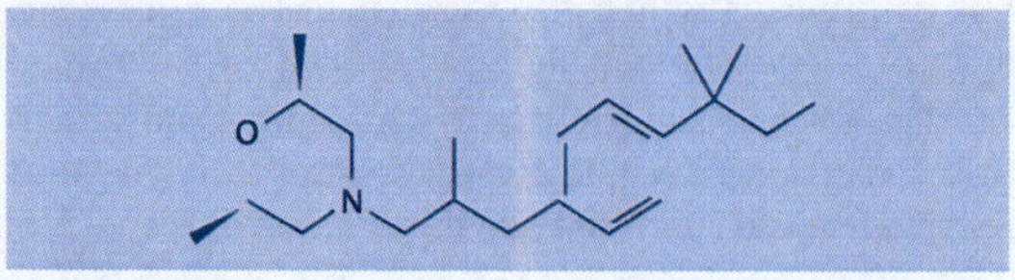

Abb. 8.46 Amorolfin

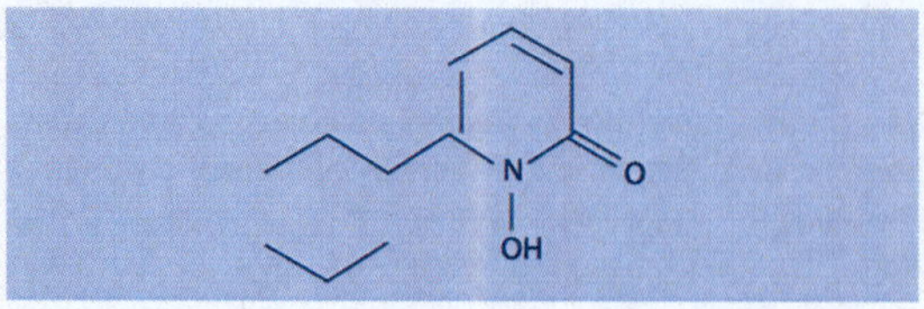

Abb. 8.47 Ciclopiroxolamin

Eingriff von Antimyzetika in die Ergosterol-Synthese

1. Aus Acetyl-Coenzym A (CoA) wird Hydroxymethylglutaryl-Coenzym A (HMG-CoA) gebildet.
2. Aus HMG-CoA erfolgt die Bildung von Mevalonsäure unter der Einwirkung von HMG-CoA-Reduktase. Dieses Enzym wird durch Bifonazol gehemmt.
3. Über mehrere Zwischenschritte wird aus Mevalonsäure Squalen gebildet.
4. Aus Squalen entsteht Squalenepoxid unter dem Einfluss der Squalenepoxidase. Dieses Enzym wird durch Allylamine gehemmt.
5. Aus Squalenepoxid wird Lanosterol gebildet.
6. Aus Lanosterol entsteht 4,4-Dimethylcholesta-8,-14,24-trien-3-ol unter der Einwirkung der Lanosterol-14-demethylase. Dieses Enzym wird durch alle Azole gehemmt.
7. Dann entsteht 4,4-Dimethylzymosterol unter der Einwirkung der δ-14-Reduktase. Dieses Enzym wird durch Morpholine gehemmt.
8. Aus 4,4-Dimethylzymosterol wird über mehrere Zwischenschritte Fecosterol gebildet.
9. Aus Fecosterol entsteht Episterol unter der Einwirkung einer Isomerase. Auch dieses Enzym wird durch Morpholine gehemmt.
10. Als letzter Schritt entsteht aus Episterol Ergosterol, das in die Zellmembran eingebaut wird.

Von großer Bedeutung ist die galenische Form, in der die Wirkstoffe auf den erkrankten Nagel aufgebracht werden. Im Modellversuch an Dünnschnitten von Rinderhufen und an Nägeln von Verstorbenen wurde die Penetration von Antimyzetika in verschiedenen Grundlagen geprüft. Beste Ergebnisse brachte die Einarbeitung der Wirkstoffe in verschiedene Lackgrundlagen. Wassereinschluss im

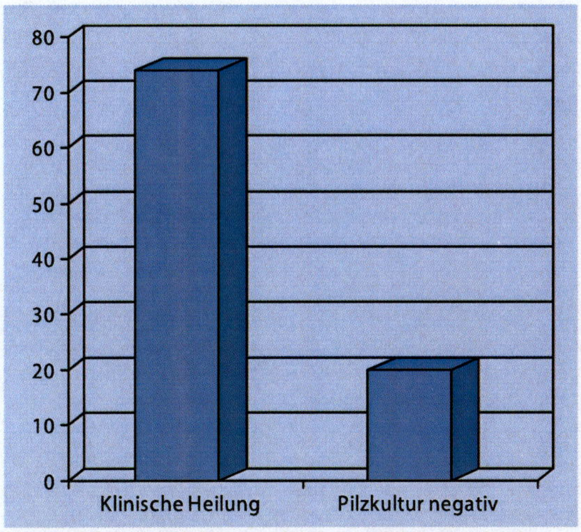

Abb. 8.48 Behandlung von Zehennagelmykosen mit Amorolfin-Lack: 126 Patienten, 6 Monate Behandlung, Kontrolle 3 Monate nach Therapieende; Angaben in %. (Mit freundlicher Genehmigung von Galderma/DermQuest.com)

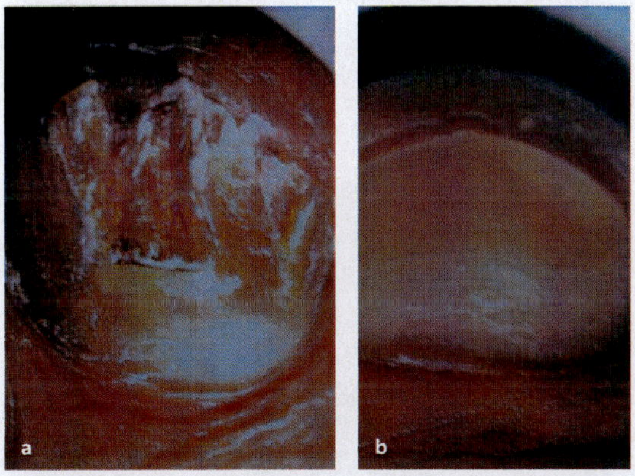

Abb. 8.49 a, b Erfolg einer elfmonatigen Behandlung mit Amorolfin-Lack. (Mit freundlicher Genehmigung von Galderma/DermQuest.com)

Nagel lockert das kranke Gewebe auf und ermöglicht eine bessere Penetration von Wirkstoffen, wie wiederholt in experimentellen Untersuchungen bewiesen werden konnte.

Bei der Anwendung von Amorolfin und Ciclopiroxolamin in **Lackform** bildet sich ein Wirkstoffdepot, aus dem über mehrere Tage das Antimyzetikum in die Tiefe penetriert. Der Okklusiveffekt des Lacks verhindert das Abdampfen von Wasser, lockert damit die obersten Nagelschichten auf und verbessert das Eindringen des Wirkstoffs. Die Anwendung in Lackform hat den zusätzlichen Vorteil, dass die Absplitterung infektiöser Nagelteilchen

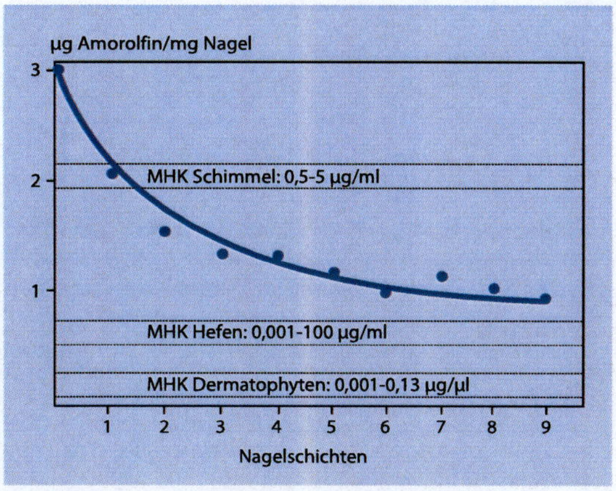

Abb. 8.50 Amorolfin-Spiegel im Nagel nach 8 Anwendungen über 4 Wochen; *MHK* minimale Hemmkonzentration

verhindert wird, womit sich die Gefahr einer Ansteckung der Umgebung vermindert. Bei konsequenter Behandlung lassen sich mit einer lokalen Monotherapie mit Amorolfin Abb. 8.48, Abb. 8.49 und Abb. 8.50) oder Ciclopiroxolamin (s. unten) ausgezeichnete Erfolge erzielen.

Der Wirkstoff Amorolfin besitzt die Eigenschaft der Sublimation(direkter Übergang vom festen in den gasförmigen Aggregatzustand), dadurch werden auch Pilzsporen in den kleinen Hohlräumen der infizierten Nagelplatten erreicht und zerstört. Weiter wird die gute Haftung von Amorolfin-Lack auf der Nageloberfläche betont.

Zu beachten ist, dass erfahrungsgemäß bei einem klinisch »gesund« wirkenden Nagel die lokale und/ oder systemische Pilzbehandlung vorzeitig beendet wird, auch wenn in der Pilzkultur noch Myzeten nachweisbar sind. Nach zu kurzer Behandlungszeit sind Rezidive häufig. Lokalbehandlungen sollten deshalb mindestens über ein Jahr fortgesetzt werden bzw. bis zur kompletten Erneuerung des infizierten Nagels.

Zum Beispiel brachte eine sechsmonatige Amorolfin-Behandlung ohne zusätzliche systemische Medikation ein klinisch zufriedenstellendes Ergebnis bei drei von vier Patienten, aber bei vier von fünf Patienten fanden sich noch Myzeten in der Kultur.

In Tab. 8.10 sind die minimalen Hemmkonzentrationen (MIC) und die minimalen fungiziden Konzentrationen (MFC) von Ciclopiroxolamin, Terbinafin und Amorolfin gegen Dermatophyten zusammengestellt. MIC 90 bedeutet 90% Wachstumshemmung und MFC 90 90% Abtötung der Dermatophyten in vitro. Die angegebenen Konzentrationen differieren in den Ergebnissen einzelner Untersucher.

Tab. 8.10 Minimale Hemmkonzentrationen (MIC) und minimale fungizide Konzentrationen (MFC) wichtiger Antimyzetika gegen 20 Dermatophytenstämme[a]

Wirkstoff	MIC 90	MFC 90
Amorolfin	0,008	0,25
Terbinafin	0,016	0,125
Ciclopiroxolamin	1	> 32

[a] Gepoolte Daten, Angaben in mg pro Liter.

8

Amorolfin 5% als Lack auf Akrylatbasis wird gut vertragen. Zu Beginn sollte die flach gefeilte oder gefräste Nagelplatte zweimal pro Woche behandelt werden, später genügt die einmal wöchentliche Anwendung. Durch Flachfeilen wird ein wesentlich tieferes Eindringen des Wirkstoffs in die Nagelplatte ermöglicht, nach der Abtragung mehrerer Schichten durch Fräsen oder Feilen werden die minimalen Hemmkonzentrationen von Amorolfin auch gegen Schimmelpilze und Hefen überschritten (Abb. 8.50). Amorolfin ist vergleichsweise kostengünstig. In einem Simulationsmodell ergab sich in pharmaökonomischer Hinsicht eine Überlegenheit von Amorolfin-Lack gegenüber Ciclopiroxolamin-Lack. Dass die minimalen Hemmkonzentrationen von Amorolfin gegen Schimmelpilze (*Aspergillus niger*, *Aspergillus fumigatus*) höher liegen als die Vergleichswerte von Ciclopiroxolamin, sollte bei der Wirkstoffauswahl nicht stören, da wegen der fehlenden keratolytischen Aktivität die genannten Schimmelpilze keine pathogenetische Bedeutung bei Onychomykosen haben. Den ungünstigeren Ausgangsbedingungen zum Trotz ergab die Amorolfin-Monotherapie von Nagelmykosen bei 339 Diabetikern mit 86,1% eine praktisch gleich hohe Erfolgsrate wie bei 852 Stoffwechselgesunden mit 91,8%.

Ciclopiroxol und sein Amin Ciclopiroxolamin weisen ein breites antimyzetisches Spektrum auf und werden ebenfalls in Lackform zur Onychomykose-Behandlung eingesetzt. In den USA wird ein Gel angeboten, das 40% Harnstoff und 8% Ciclopiroxol enthält. Das Eindringen in den Nagel konnte mit radioaktiv markiertem Ciclopiroxolamin nachgewiesen werden (Abb. 8.51). Die genannten Pyridone hemmen die RNA-und die DNA-Synthese, die Proteinsynthese und die Zellatmung der für Onychomykosen bedeutsamen Myzeten. Vor kurzem wurde eine galenische Trägerform von Ciclopirox mit Hydroxypropyl-Chitosan entwickelt, was die Verträglichkeit und die Wirksamkeit verbesserte. Der Lack glänzt nicht, ist kaum sichtbar und leicht abwaschbar. Chitosan dürfte eine zusätzliche Verbesserung der Nagelstruktur erbringen; nach sechsmonatiger Behandlung kann bei entsprechend kon-

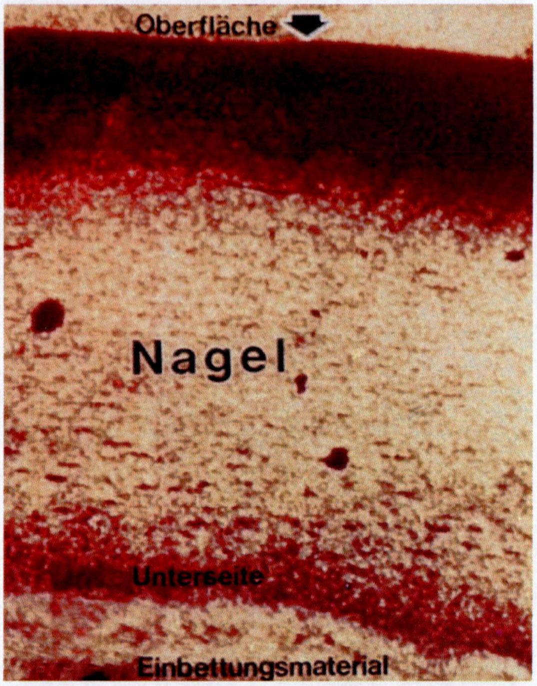

Abb. 8.51 Eindringen von radioaktiv markiertem Ciclopiroxolamin in den Nagel. (Mit freundlicher Genehmigung von Sanofi-Aventis)

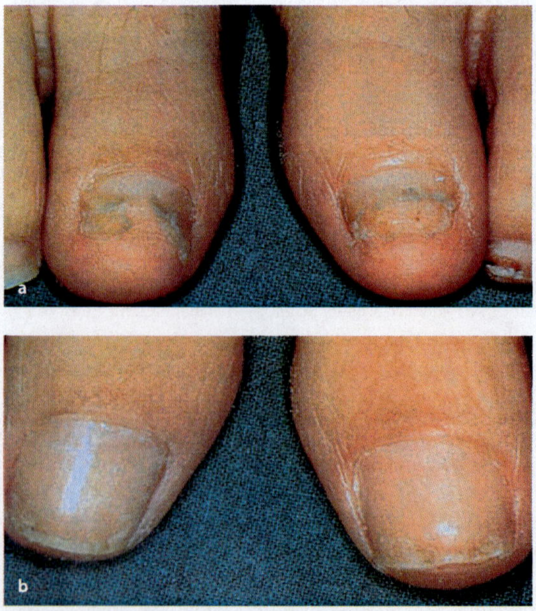

Abb. 8.52 a, b Distale subunguale Onychomykose, Abheilung nach fünfmonatiger Lokalbehandlung mit Ciclopiroxolamin. (Mit freundlicher Genehmigung von Sanofi-Aventis)

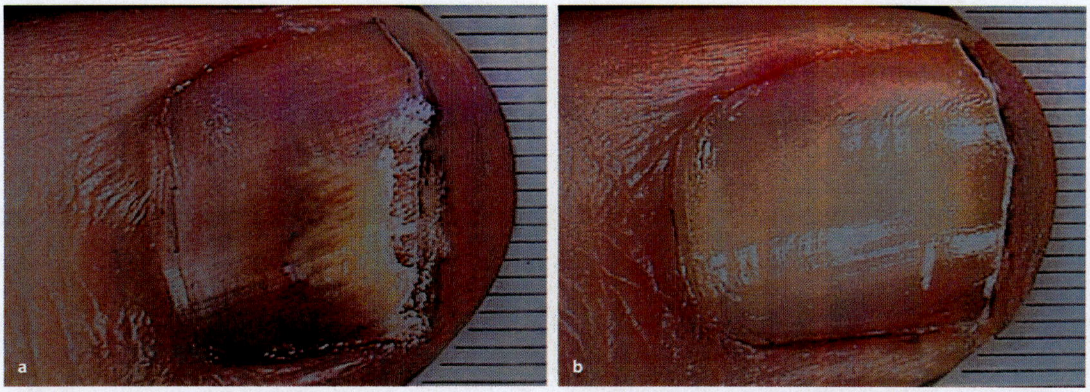

■ **Abb. 8.53 a, b** Onychomykose der großen Zehe, Abheilung nach Lokalbehandlung mit Ciclopiroxolamin. (Mit freundlicher Genehmigung von Sanofi-Aventis)

sequenter Behandlung eine Abheilung der Nagelmykose erzielt werden (■ Abb. 8.52 und ■ Abb. 8.53).

> **Bei Unverträglichkeitsreaktionen gegen Ciclopiroxolamin sollte daran gedacht werden, dass vereinzelt Kontaktallergien gegen diesen Wirkstoff beobachtet wurden.**

An weiteren Produkten, die erfolgreich zur Behandlung von Onychomykosen eingesetzt wurden, sind Bifonazol- und Terbinafin-Creme anzuführen. Die galenische Formulierung als Creme oder Lösung ermöglicht meist ein nur ungenügendes Eindringen des Wirkstoffs in die infizierte Nagelplatte.

Die Wirksamkeit der lokalen Antimyzetika erfährt durch gleichzeitige Verabreichung von systemischen Mitteln wie Itraconazol, Fluconazol oder Terbinafin eine signifikante Steigerung. Auch bringt die Kombination eine Verkürzung der Behandlungszeit. Allerdings sträuben sich manche Patienten gegen eine systemische Behandlung wegen einiger unansehnlicher Zehennägel.

Mögliche Indikationen für eine ausschließlich lokale Behandlung

- Befall von maximal fünf Nägeln
- Beschränkung der Infektion auf die distalen Nagelhälften
- Matrix frei
- Ein motivierter, disziplinierter und körperlich zur regelmäßigen Durchführung der notwendigen lokalen Maßnahmen befähigter Patient

Eine klassische Indikation für die Lokalbehandlung mit regelmäßigen Nagelfräsungen und Applikationen eines antimyzetischen Nagellacks ist die »weiße« und die distal-laterale Onychomykose; selbst bei Diabetikern ist diese Behandlungsmethode ohne zusätzliche Gabe systemischer Antimyzetika erfolgreich.

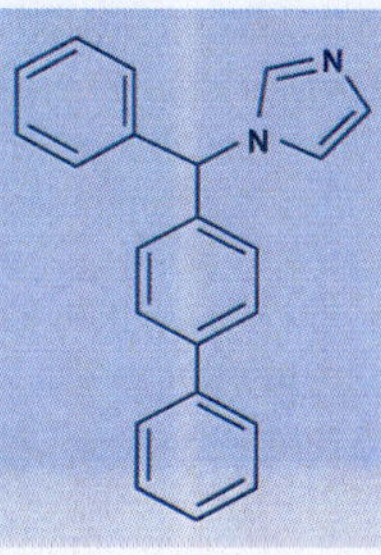

■ **Abb. 8.54** Bifonazol

Die pharmazeutische Industrie bietet zur Lokalbehandlung der Onychomykosen patientenfreundliche Sets an, die neben dem Lack (Amorolfin, Ciclopiroxolamin) oder der Lösung (Bifonazol) Nagelfeilen zum einmaligen Gebrauch enthalten.

Bisher erlangten in Mitteleuropa folgende Produkte nur geringe Bedeutung in der Lokalbehandlung der Nagelmykosen, was zum Teil auch durch eine ungünstige galenische Formulierung bedingt ist:

- Tioconazol-Lotio oder -Lack (28%ig),
- Ketoconazol-Creme (2%) unter Okklusion,
- Oxiconazol-Creme (1%) unter Okklusion,
- Bifonazol 1% (■ Abb. 8.54) mit Harnstoff-Pflaster
- Sertoconazolnitrat als 2%ige Creme zur Behandlung von Fußmykosen und Onychomykosen

Weitere, derzeit in Mitteleuropa zur Onychomykose noch nicht häufig eingesetzte Substanzen sind:

- **Sertaconazol** in Form eines Nagelpflasters, 3,63 mg Wirkstoff auf einer Pflasterfläche von 2,2 cm^2; nach sechswöchiger Behandlung übersteigt die Konzentration dieses Triazols im Nagelgewebe die MIC aller bei Onychomykosen relevanten Myzeten. Sertaconazol hat sich bislang in Mitteleuropa zur Behandlung von Onychomykosen nicht durchgesetzt, da bisher kontrollierte Untersuchungen fehlen.
- **Oxaborole** sind Substanzen einer ganz neuen Wirkstoffklasse, sie dringen gut in den menschlichen Nagel ein und hemmen die RNA-Synthese von Dermatophyten, Hefen und Schimmelpilzen. Über Oxaborole liegt zwar eine reichhaltige Patentliteratur vor, in ihrer klinischen Wirkung bei Onychomykosen ist diese Substanzklasse aber noch nicht ausreichend erprobt.

Aufgrund der Tatsache, dass die derzeit vorhandenen Möglichkeiten einer Onychomykose-Behandlung mit pharmazeutischen Wirkstoffen nicht immer zu zufriedenstellenden Ergebnissen führen, fehlt es nicht an Verbesserungsvorschlägen. Empfohlen wird die Laser-Therapie mit einem 0,65 ms gepulsten Nd:YAG 1064 Laser, mit Strahlen einer Wellenlänge zwischen 870 und 930 nm; Laserstrahlen erwärmen das Gewebe, schädigen die Myzeten und verbessern die Kollagenstrukturen, lösen aber oft Schmerzsensationen aus. Auch der Einsatz einer photodynamischen Behandlung wurde empfohlen, im Besonderen bei Infektionen mit *Trichophyton rubrum*. Zum Teil wurde in klinischen Versuchen über gute Erfolge berichtet, aber das letzte Wort ist hier noch nicht gesprochen.

Biologische Produkte wie z. B. ein »Nagelpilzkiller« aus Extrakten tropischer Früchte werden von Ärzten wegen fehlender Untersuchungen nach den Richtlinien der evidenzbasierten Medizin nicht verordnet.

Systemische Behandlung

Einschränkend muss schon zu Beginn dieses Abschnitts festgehalten werden, dass die systemische Behandlung von Onychomykosen weit weniger erfolgreich ist als die systemische Behandlung von Hautmykosen. Dies ist damit zu erklären, dass die überwiegende Zahl der Onychomykosen auf Störungen des Nagelkeratins als Folge schlechter Durchblutung zurückgeht. Bei reduzierter Blutversorgung gelangen auch systemisch verabreichte Antimyzetika nicht in ausreichender Konzentration und mit ausreichender Geschwindigkeit an und in das Nagelgewebe.

Zur systemischen Behandlung von Onychomykosen stehen heute die beiden Triazole **Itraconazol** und **Fluconazol** sowie das Allylamin **Terbinafin** zur Verfügung. Das Polyenantibiotikum Amphotericin B kann zwar ebenso wie 5-Fluorouracil systemisch verabreicht werden, nur verbieten das Wirkspektrum und die schlechte Verträglichkeit dieses vergleichsweise »alten« Antimyzetikums einen Einsatz bei der Indikation Nagelmykose. Weiter oben werden einige kurze Hinweise auf die modernen, bei Organmykosen systemisch anwendbaren Antimyzetika gegeben.

Tab. 8.11 Minimale Hemmkonzentrationen (MIC) der oralen Antimyzetika gegen Dermatophyten, Hefen und Schimmelpilze (Angaben in mg/l)

Substanz	Dermatophyten	Hefen	Schimmelpilze
Griseofulvin	1	–	–
Fluconazol	6,4	0,34	> 200
Itraconazol	0,1	100	1
Terbinafin	0,001–0,25	128	8

Griseofulvin, das erste zur systemischen Behandlung von Pilzinfektionen eingesetzte Pharmakon, wirkt ausschließlich gegen Dermatophyten, was seine Verwendungsmöglichkeit bei Onychomykosen stark einschränkt. Die meisten Ärzte verzichten auf eine genaue Identifizierung des Erregers und beginnen gleich mit einer Breitspektrum-Behandlung von Myzeten. In Tab. 8.11 sind die minimalen Hemmkonzentrationen der heute verwendeten systemischen Antimyzetika gegen die Pilze aus dem DHS-System zusammengestellt. Wie bei den topischen Antimyzetika differieren auch hier die Angaben einzelner Untersucher.

Die Auswahl des systemischen Antimyzetikums erfolgt nach folgenden Gesichtspunkten:

- **Griseofulvin** (Abb. 8.55): Das Benzofuranderivat war bis 1970 das einzige oral wirksame Mittel bei Dermatophyten-Infektionen (Markteinführung 1960). Die Substanz weist aber nur ein schmales antimyzetisches Spektrum auf, weshalb die Verordnung von Griseofulvin nur nach positivem Nachweis von Dermatophyten Erfolg verspricht. Die üblichen Tagesdosen liegen zwischen 0,5 und 1,0 g. Die Verabreichung erfolgte in mikrofeiner Form (*fine particles*, Teilchengröße um 4 µm), am besten zusammen mit einer fettreichen Mahlzeit. Durch Hemmung der Zellteilung (Störung der Entwicklung von Mikrotubuli) wirkt Griseofulvin fungistatisch, in klinisch relevantem Ausmaß allerdings nur bei Dermatophyten. Griseofulvin lagert sich an neu gebildetes Keratin der Nagelmatrix an und dringt nur langsam in obere Nagelschichten vor. Deshalb ist eine lange Behandlungsdauer vorzusehen. Da andere, gut verträgliche Antimyzetika rascher wirken und ein viel breiteres Spektrum aufweisen, ist heute die Griseofulvin-Behandlung der Onychomykosen

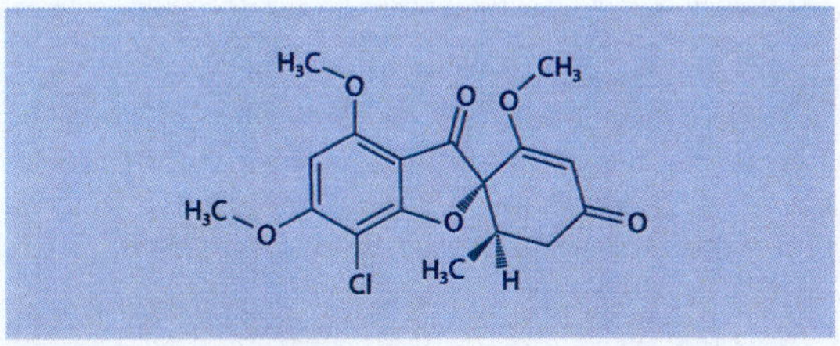

■ Abb. 8.55 Griseofulvin

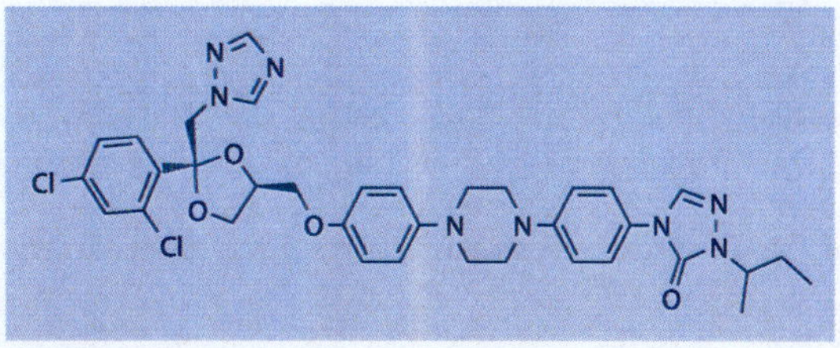

■ Abb. 8.56 Itraconazol

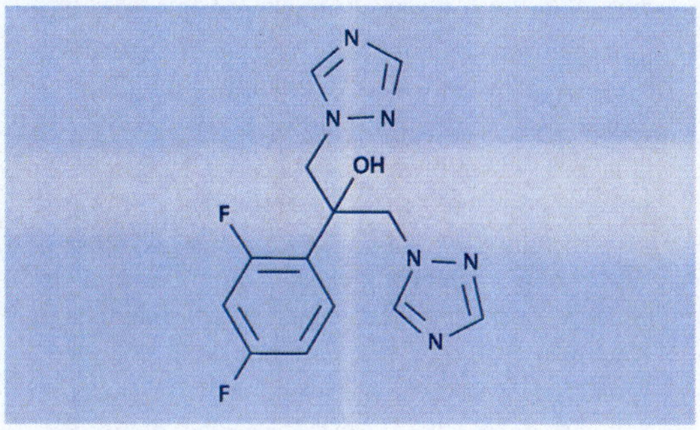

■ Abb. 8.57 Fluconazol

weitgehend verlassen, höchstens bei Kindern wird dieser Wirkstoff noch verabreicht. An häufigeren unerwünschten Wirkungen von Griseofulvin sind gastrointestinale Störungen, Kopfschmerzen, Schwindel und Photosensibilisierungen zu nennen. Bei Leberfunktionsstörungen, Frühschwangerschaft, Kinderwunsch und Stillzeit ist Griseofulvin **kontraindiziert**. An Interaktionen ist die Verminderung der Wirkung von Antikoagulanzien anzuführen, im Gegensatz zu den »alten« dürften die »neuen« oralen Kontrazeptiva bei gleichzeitiger Verabreichung mit Griseofulvin keine Wirkungsverminderung erfahren. Die Wirkung von Alkohol wird verstärkt. Barbiturate schwächen die Wirkung von Griseofulvin ab.

- **Itraconazol** (■ Abb. 8.56): Die Substanz weist ein breites antimyzetisches Spektrum auf und kann gegen alle Erreger von Onychomykosen mit Erfolg eingesetzt werden. Die Dosierung beträgt 400 mg/Tag (200 mg morgens, 200 mg abends) über eine Woche (Hochdosis-Intervall-Gabe, Puls-Medikation) und ist je nach Therapiefortschritt drei- bis sechsmal in monatlichen Abständen zu wiederholen, bei sehr langsamem Nagelwachstum sogar bis zu neunmal. 7 Tage nach Beginn der Behandlung sind relevante Wirkstoffspiegel im Nagel erreicht, nach dem Ende der Behandlung verbleibt Itraconazol noch bis zu 9 Monate in den Nägeln. Eine Stoßtherapie (Puls-Medikation) mit Itraconazol wirkt besser und wird auch besser vertragen als kontinuierliche Gaben. Unter Itraconazol erfolgt eine Beschleunigung des Nagelwachstums, wahrscheinlich als Folge der Infektionsbekämpfung. An unerwünschten Wirkungen sind gastrointestinale Störungen und eine Beeinträchtigung der Leberfunktion möglich. Da alle Azolderivate über das Cytochrom-P450-Enzymsystem der Leber metabolisiert werden, verursachen sie Wechselwirkungen mit den »alten« H_1-Antihistaminika Terfenadin und Astemizol (beide Substanzen sind heute obsolet!), mit Cimetidin, einem H_2-Blocker zur Reduktion der Magensaftsekretion, mit Antiarrythmika wie Chinidin, mit Makrolidantibiotika und mit bestimmten Lipidsenkern. Die Wirkung von Antikoagulanzien und oralen Antidiabetika kann durch Azole verstärkt werden. Unter Itraconazol in Tagesdosen von 400 mg sinkt der LDL-Spiegel im Serum ab, der HDL-Spiegel steigt an. In einigen Fällen konnte eine Abnahme der Progesteron- und Östrogenspiegel beobachtet werden, was Menstruationsstörungen verursachen kann.
- **Fluconazol** (■ Abb. 8.57): Der Wirkstoff zeigt von allen Antimyzetika die beste Keratingängigkeit. Über 90% der Substanz werden nach oraler Gabe resorbiert und zirkulieren in freier Form im Organismus. Die Proteinbindung ist mit 12% sehr gering. Die Halbwertszeit des Plasmaspiegels liegt bei 30 Stunden. Fluconazol wird in der Hornschicht und im Nagelkeratin gespeichert; dort finden sich mit > 8 µg/g 50-fach höhere Konzentrationen als im Plasma. Im Nagelgewebe liegt 7 Tage nach Behandlungsbeginn ein antimyzetisch wirksamer Spiegel vor, der bis zu 6 Monate nach Behandlungsende bestehen bleibt. Deshalb genügen für eine optimale Wirkung 150–300 mg pro Woche über 4–6 Monate, je nach dem klinischen Befund. Meist wird auch hier einmal pro Woche ein Stoß mit 150–300 mg Fluconazol verabreicht. Aber es sei auch in dieser Stelle wiederholt, dass sich mit einer **Monotherapie** nur selten Erfolgsraten > 60% erzielen lassen, auch nicht mit dem gut nagelgängigen und hochwirksamen Fluconazol. Bezüglich unerwünschter Wirkungen und Wechselwirkungen sei auf die Angaben bei Itraconazol verwiesen.

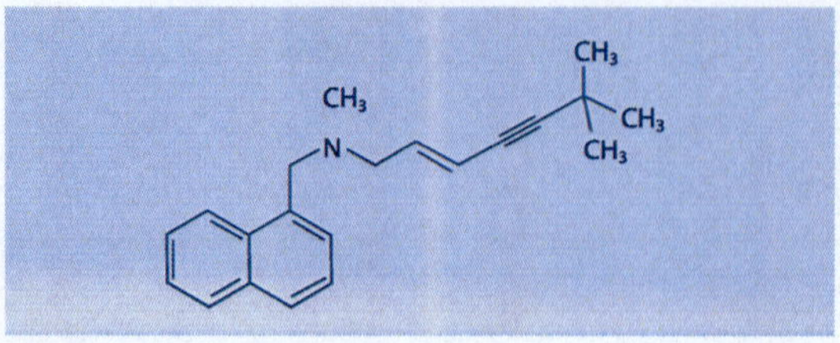

Abb. 8.58 Terbinafin

- **Terbinafin** (Abb. 8.58): Das Allylamin wird in Tagesdosen von 250 mg über 8 Wochen für erkrankte Fingernägel und über 12 Wochen für erkrankte Zehennägel verabreicht. Bei Bedarf wird eine Fortsetzung der Behandlung mit 250 mg Terbinafin einmal pro Woche empfohlen. Auch Terbinafin eignet sich für eine Stoßbehandlung; der Patient erhält eine Woche lang 2 × 250 mg täglich, dann folgt eine dreiwöchige Pause. Ein »erregerfreier«, gesunder Nagel kann aber auch mit Terbinafin nur in 35–50% der Fälle erreicht werden. Die schlechte Verträglichkeit von Terbinafin schränkt die Anwendbarkeit dieses Pharmakons ein. Bei etwa jedem 10. Patienten kommt es zu gastrointestinalen Beschwerden (Völlegefühl, Übelkeit, Bauchschmerzen, Durchfälle). Weiter wurde in einigen Fällen die Exazerbation einer Autoimmunkrankheit (Lupus erythematodes, Autoimmunhepatitis, Granulozytopenie) beobachtet. Bei Patienten mit chronischen Lebererkrankungen gilt Terbinafin als **kontraindiziert**. Die glücklicherweise nur selten auftretenden Geschmacksstörungen, die bis zu einem völligen Verlust des Geschmackssinns gehen können, bleiben 4–24 Monate (!) nach Absetzen des Produkts bestehen, weshalb viele Ärzte mit der Verordnung von Terfenadin zurückhaltend sind; mit den Azolen stehen heute mindestens ebenso wirksame und besser verträgliche Substanzen zur Verfügung. Wechselwirkungen mit anderen Arzneimitteln sind bei Terbinafin selten. Orale Terbinafin-Gaben können gut mit lokalen Terbinafin-Anwendungen kombiniert werden. In den USA wurden die Kosten einer kontinuierlichen Behandlung mit Terbinafin mit den Kosten einer Stoßbehandlung verglichen: bei gleichem klinischen Erfolg ist die Stoßbehandlung in Abhängigkeit von der Schwere der Onychomykose um 20–30% preiswerter.

Epikrise der Onychomykose-Behandlung

Vor der Anwendung von Antimyzetika muss zunächst sichergestellt werden, dass es sich bei der vorliegenden Nagelstörung tatsächlich um eine Mykose handelt. Trophische Veränderungen sind oft schwer von Mykosen zu differenzieren, zumeist liegt aber bei längerem Bestehen ohnedies eine sekundäre Pilzinfektion des Nagels vor. Bei einer Mitbeteiligung der Nägel bei Hauterkrankungen kommt es ebenfalls sehr oft zu einer Pilzinfektion. Als Beispiel sei die Psoriasis vulgaris angeführt; in vielen Fällen bessert eine Pilzbehandlung der Nägel das Erscheinungsbild.

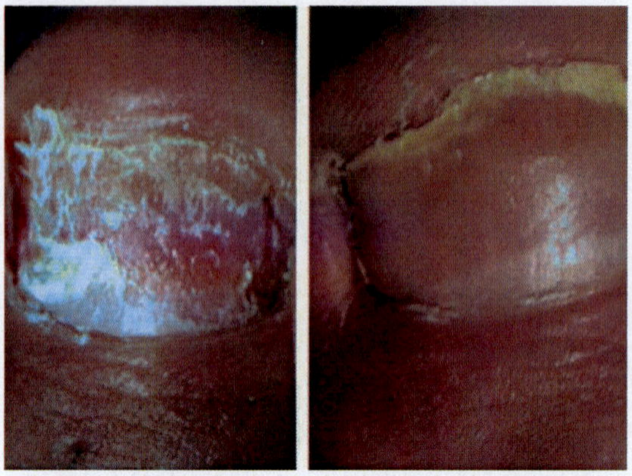

Abb. 8.59 a, b Erfolg einer Onychomykose-Behandlung mit einem Stoß Itraconazol und der Applikation von Amorolfin-Lack über sechs Monate. (Mit freundlicher Genehmigung von Galderma/DermQuest.com)

Bei Onychomykosen bringt kein systemisches Antimyzetikum allein eine Heilungsrate > 60%. Für einen durchschlagenden Erfolg sollte eine Kombination von Nagelpflege, lokalen Wirkstoffanwendungen und systemischen Mitteln erfolgen. Ob Itraconazol oral mit Amorolfin lokal kombiniert wird oder orales Terbinafin mit topischem Terbinafin, Amorolfin oder Ciclopiroxolamin verabreicht wird, ändert die Behandlungsergebnisse in keinem signifikanten Ausmaß. Zwischen einer kontinuierlichen Behandlung und einer Stoßtherapie mit Itraconazol bzw. Terbinafin bestehen kaum Unterschiede in den Erfolgsraten, die Stoßtherapie wird von den Patienten bevorzugt. Eine der sehr häufig geübten und erfolgreichsten Modalitäten ist die Pulstherapie mit Itraconazol kombiniert mit lokalen Amorolfin-Anwendungen (Abb. 8.59). Als optimale Behandlung gilt, wenn jeweils am Tag nach Beendigung des Itraconazolstoßes durch den Arzt eine Abfräsung der erkrankten Nagelteile vorgenommen wird.

Manche Patienten lehnen eine systemische Behandlung »wegen der paar aufgesplitterten Nägel« ab und stimmen deshalb nur einer lokalen Therapie zu. Auf die besondere Bedeutung einer sachgerechten und konsequenten Lokaltherapie sollten gerade diese Patienten eindringlich hingewiesen werden. Auf der anderen Seite ist zu bedenken, dass alte Menschen ihre eigenen Füße nur schwer behandeln können. Wenn sich im Haushalt niemand findet, der die Fräsungen und Lackapplikationen durchführt, liegt die Lokalbehandlung im Argen. Außerdem wurde bereits ausgeführt, dass eine Monotherapie mit oralen Antimyzetika bei alten Menschen mit ihren schlecht durchbluteten Zehennägeln nur mäßig erfolgreich ist.

Die steigenden Resistenzraten der Myzeten gegen die gut eingeführten Mittel zwingen zur Entwicklung immer neuer Antimyzetika, möglichst mit anderen Wirkmechanismen. Pramiconazol z. B. führt nach oralen Gaben von 200 mg/Tag über eine Woche zu lange anhaltenden, antimyzetisch wirksamen Spiegeln im Nagelgewebe. In Mitteleuropa wurde jedoch Pramiconazol bisher nicht eingeführt. An Triazolen der dritten Generation sind Albaconazol, Posaconazol und Ravuconazol zu nennen, die ein breites Spektrum auch gegen Schimmelpilze aufweisen In Prüfung für systemische Anwendung sind die Echinocandine Capsofungin, Micafungin und Anidulafungin, die eine Hemmung der 1,3-ß-Glukansynthase bewirken. Nikkomycine beeinflussen die Chitinsynthase, Sordarin-Derivate blockieren die Proteinsynthese von Myzeten. Die genannten Antimyzetika sollen für die Behandlung systemischer Blastomykosen, Histoplasmosen und Candidosen eingesetzt werden. Eine Änderung der Richtlinien zur Onychomykose-Behandlung ist nicht zu erwarten.

Die neuen, zum Teil auch intravenös verabreichbaren Antimyzetika kommen für eine Behandlung von Onychomykosen nicht infrage, ihre Domäne ist die Behandlung von System- oder Organmykosen mit resistenten Hefe- oder Schimmelpilzen. In naher Zukunft werden wahrscheinlich auch weitere Wirkstoffgruppen zur Behandlung von Mykosen und Onychomykosen zur Verfügung stehen, z. B. Beispiel die in vitro gut wirksamen Nikkomycine und bestimmte Sordarin-Abkömmlinge.

8.4 Empfohlener Algorithmus bei Verdacht auf Onychomykose

Vorgehen bei Verdacht auf Onychomykose

- **Klinischer Befund**
  - Befall der Finger- und/oder Zehennägel
  - Zerfall der Nagelplatte oder von Anteilen
  - Abhebung und/oder Auftreibung der distalen Nagelteile
  - Weiße Flecken
  - Entzündung des Nagelbetts
  - Dermatophytome (*streaks*)
  - Verfärbung der Lunula
  - Inspektion aller 20 Nägel notwendig!
- **Diagnose**
  - Nativbefund
  - Pilzkultur (Abb. 8.60).
- **Anamnese**
  - Alter der Veränderungen
  - Schnelles/langsames Eintreten
  - Befall eines Nagels oder gleichartige Störungen an mehreren Nägeln
  - Bestehen von Stoffwechselkrankheiten oder Durchblutungsstörungen
  - Ähnliche, möglicherweise erbliche Veränderungen bei Eltern oder anderen Blutsverwandten
  - Gleichartige Störungen bei Personen im gemeinsamen Haushalt
  - Bestehender Fußpilz oder Fußpilz in der Vergangenheit
  - Bestehende Dermatose, insbesondere Psoriasis vulgaris, Lichen ruber planus, Alopecia areata
- **Therapie**
  - Bei positivem Pilzbefund Entfernung der erkrankten Nagelteile atraumatisch durch Harnstoff oder Abfräsen, lokale und/oder systemische antimyzetische Behandlung
  - Auch bei negativem Pilzbefund verbessert die regelmäßige Entfernung erkrankter Nagelteile das Erscheinungsbild und ist also empfehlenswert

8.5 Zusammenfassung

Onychomykosen nehmen in den Industrieländern weltweit zu. Diese Infektionen verursachen ein erscheinungsmedizinisch außerordentlich störendes Bild der Nägel; besonders schlimm, weil kaum zu verstecken, ist der Befall der Fingernägel. Aber auch ein ausschließlicher Befall der Zehennägel schafft dem Betroffenen einen nicht unerheblichen Leidensdruck.

Für die Entwicklung einer Onychomykose sind drei Faktoren ausschlaggebend:

- Infektion (Haustiere, Stalltiere, Schwimmbad, Fitness-Studio, Familie),
- prädisponierende Faktoren (Durchblutungsstörungen – auch normale Alterung, Diabetes mellitus, Innervationsstörungen, Schuhdruck, Hyperhidrose),
- Immunschwäche (höheres Lebensalter, Immunstörungen wie AIDS, Behandlung mit Zytostatika oder Immunsuppressiva).

Als optimale Behandlung erwies sich die lokale Aufbringung von Wirkstoffen wie z. B. Amorolfin oder Ciclopiroxolamin in Form eines Nagellacks zusammen mit oraler Gabe von Itraconazol in Form einer Stoßtherapie (2 × 200 mg täglich über eine Woche pro Monat,

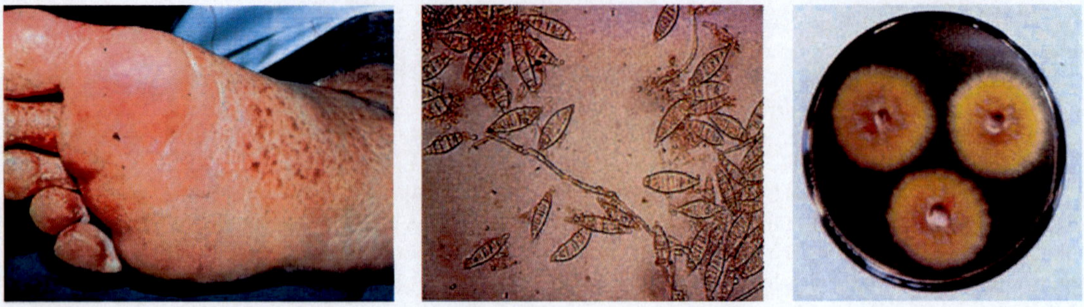

Abb. 8.60 Diagnose von Pilzerkrankungen: Klinik, Nativbefund, Kultur

3–4 Wiederholungen). Wichtig sind zusätzliche pflegerische Maßnahmen wie Abfräsung des erkrankten Nagelmaterials durch den Arzt oder Fußpfleger und das ein- bis zweimal wöchentliche Flachfeilen des erkrankten Nagels jeweils vor der neuerlichen Aufbringung des antimyzetischen Lacks. Auf diese Weise kann eine Abheilung der Onychomykose erzielt werden, allerdings erst nach frühestens 4–6 Monaten. Bei langsamem Wachstum der Zehennägel kann dies auch bis zu zwei Jahre dauern; jedenfalls ist eine komplette Erneuerung des Nagels abzuwarten. Das erscheinungsmedizinische Bild erfährt durch eine lokale oder systemische Pilzbehandlung eine wesentliche Verbesserung, zusätzlich sind pflegerische Maßnahmen indiziert. Um Rezidive zu verhindern, wird selbst nach klinischer und mikrobiologischer Abheilung eine Fortführung der lokalen und pflegerischen Behandlungsmaßnahmen empfohlen. Erreger von Nagelmykosen befinden sich oft in einer Ruhephase, ihre Arthrosporen weisen eine verringerte Empfindlichkeit gegen Azole, Allylamine und Morpholine auf, die in erster Linie gegen Pilze in der Wachstumsphase wirken.

Selbst mit konsequenter lokaler und systemischer Therapie erreichen die mikrobiologischen Heilungsquoten bei Onychomykosen nur 50–70%. Die klinischen Ergebnisse sind meist besser, die Patienten sind zufrieden. Rezidive sind aber nur zu verhindern, wenn die Lokalbehandlung fortgeführt wird. Diese einschränkende Bemerkung gilt allerdings nicht, wenn die Ursache für die gesteigerte Neigung zur Nagelmykose ausgeschaltet werden kann, z. B. durch Verbesserung der Durchblutung, bessere Einstellung des Diabetes oder Beendigung der immunsuppressiven Behandlung. Patienten sind fast immer bereit, die Empfehlungen zur Verhinderung einer neuerlichen Infektion zu befolgen.

Wichtig sind folgende Maßnahmen:

- Tragen von Badeschuhen in Fitnesszentren, Schwimmbädern, Saunen und öffentlichen Duschen. Vorsicht im Auslandsurlaub (Moscheen, Hotels) und im Urlaub auf dem Bauernhof!
- Nach dem Baden oder Duschen Füße gut abtrocknen, besonders die Interdigitalräume
- Benutzung von eigenen Nagelpflegebestecken
- Tragen von Socken aus Baumwolle und atmungsaktiven Sportschuhen
- Keine (zu) engen Schuhe verwenden, eventuell Schuhe regelmäßig desinfizieren, täglicher Schuhwechsel, damit das benutzte Paar gut trocknen kann
- Sprechen Sie mit allen Familienmitgliedern über Fußpilz; Pilzsporen überleben Monate auf Badematten, Teppichen oder Handtüchern. Stecken Sie niemanden an und lassen Sie sich auch selbst nicht anstecken!

Wenig glücklich sind die Patienten oft mit dem kosmetischen Ergebnis an der fünften Zehe. Deshalb sollte schon bei Beginn der Behandlung darauf hingewiesen werden, dass der Nagel der kleinen Zehe in jedem Schuh einem starken Druck ausgesetzt ist und dass deshalb ein kosmetisch ansprechendes Bild viel schwerer zu erreichen ist als an den anderen Zehen. Die Heilung der myzetischen Infektion allein führt nicht immer zu einem kosmetisch erfreulichen Zustandsbild. Diese Einschränkung gilt leider oft auch für alle Zehen.

Das in vielen Fällen unüberwindbare Problem bei der Behandlung von Onychomykosen der Zehen ist die ursächliche, meist altersbedingte Minderversorgung der Nägel. Da ausgezeichnete Antimykotika zur Verfügung stehen, lassen sich zwar die meist erst sekundär eingewanderten Mikroorganismen gut bekämpfen, die morphologischen Veränderungen als Folge der Bildung von schlechtem Keratin bleiben bestehen. Außerdem sind Rezidive der Infektion vorprogrammiert. Als Lösung für den Arzt und den Patienten empfiehlt sich im Anschluss an die eigentliche Pilzbehandlung die Fortführung der lokalen Maßnahmen mit wöchentlicher Nagelfräsung oder Nagelfeilung und Aufbringung eines antimyzetischen Lacks.

9

Bakterielle Infektionen des Nagels

9.1 Chloronychien – 92

9.2 Paronychien – 93

9.3 Subunguale Abszesse – 94

9.4 Unguis incarnatus und Granuloma pyogenicum – 94

Primäre bakterielle Infektionen sind bei gesunden Nägeln genau so wenig möglich wie myzetische Infektionen. Die gesunde Nagelsubstanz enthält antimikrobiell wirksame Peptide, die eine Ansiedlung bakterieller Infektionen verhindern. Außerdem können nur einige wenige Bakterienspezies Nagelkeratin verwerten; derartige Stämme sind *Pseudomonas aeruginosa* (früher *Bacillus pyocyaneus*), *Proteus mirabilis* und *Microbacterium verde*.

In der überwiegenden Mehrzahl der Fälle von bakteriellen Infektionen im Bereich der Nägel erfolgt eine sekundäre (saprophytäre) Absiedelung der Erreger unterhalb geschädigter Nagelplatten, insbesondere in den subonychialen Spalten bei Onycholyse. Die Art der Entstehung der Onycholyse durch eine Dermatose, eine chemische oder eine mechanische Schädigung ist für die Einwanderung der Bakterien ohne Belang.

> **Sowohl bei der Infektion des vom Nagel gelösten Nagelbetts (Onycholyse) als auch bei den bakteriellen Paronychien (▶ Abschn. 9.2) empfiehlt sich die systemische Gabe von antibakteriellen Antibiotika über einen Zeitraum von 7–10 Tagen.**

> **Vor orthopädischen Operationen am Fuß ergibt sich das Problem einer exakten Desinfektion von Zehen und Zehennägeln. Hierfür wird meist Jodpovidon empfohlen.**

9

9.1 Chloronychien

Nur bei ständiger Feuchtigkeit können Bakterien auch vom freien Nagelrand unter den distalen Rand einer gesunden Nagelplatte eindringen und durch ihre Pigmente Verfärbungen verursachen; in solchen Fällen spricht man von einer idiopathischen Chloronychie. Da viele Bakterienstämme Farbstoffe bilden, erscheint die distale Nagelpartie blau oder blaugrün (▶ Abschn. 3.2.1). Der am häufigsten anzutreffende Keim ist *Pseudomonas aeruginosa*, aber auch andere Bakterien- oder Pilzstämme können zu blauen oder grünen Nägeln (Chloronychie) führen (◻ Abb. 9.1, ◻ Abb. 9.2 und ◻ Abb. 9.3). In der Bakterienkultur lassen sich die Erreger nachweisen, z. B. *Pseudomonas aeruginosa* (◻ Abb. 9.4) oder *Proteus mirabilis* (◻ Abb. 9.5).

> **Eine Bekämpfung der Keime ist erst nach Abtragen der abgelösten Nagelanteile möglich. Dann wird das Nagelbett mit 2%iger Natriumhypochlorit-Lösung gewaschen. Die Gabe von Antibiotika ist nicht immer notwendig.**

> **Patienten mit einer idiopathischen Chloronychie, also ohne Vorliegen einer Onycholyse, ist zu empfehlen, künftig den Kontakt mit Wasser und Deter-**

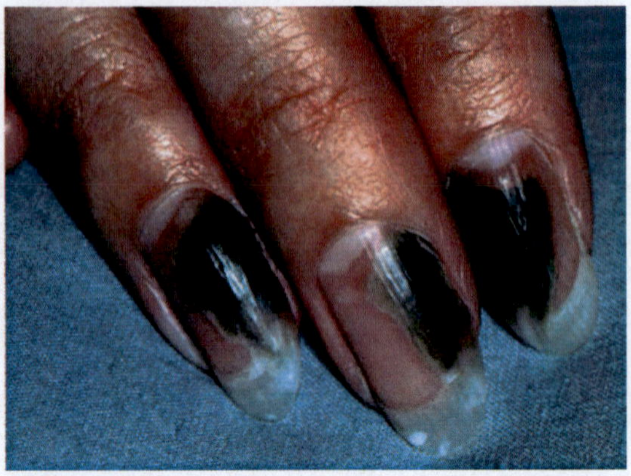

◻ **Abb. 9.1** Onycholyse mit subungualer *Pseudomonas*-Infektion: Blaufärbung. (Mit freundlicher Genehmigung von Galderma/DermQuest.com)

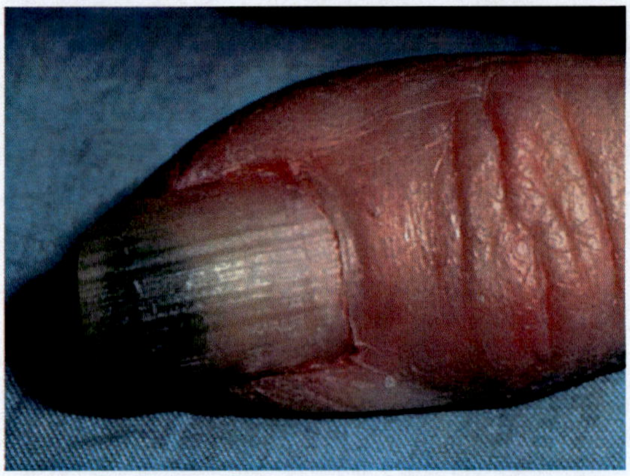

◻ **Abb. 9.2** Bakteriell superinfizierte Onycholyse: Grünfärbung. (Mit freundlicher Genehmigung von Galderma/DermQuest.com)

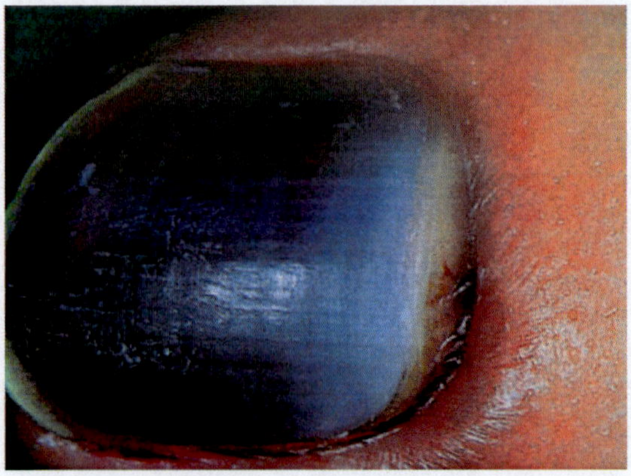

◻ **Abb. 9.3** Totale Onycholyse mit bakterieller Infektion, Paronychie. (Mit freundlicher Genehmigung von Galderma/DermQuest.com)

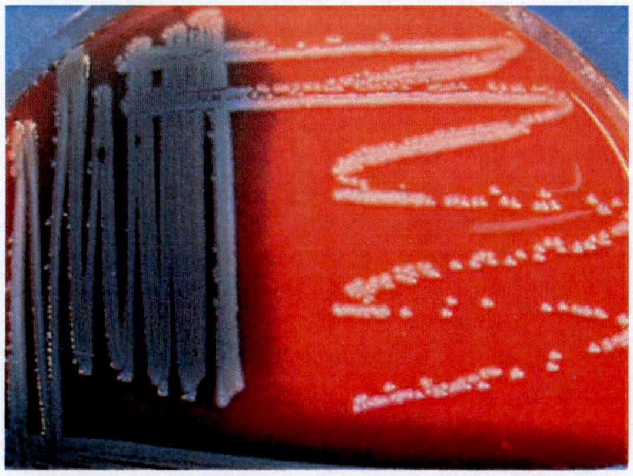

■ Abb. 9.4 Nachweis von *Pseudomonas aeruginosa* in Kultur. (Mit freundlicher Genehmigung von Sanofi-Aventis)

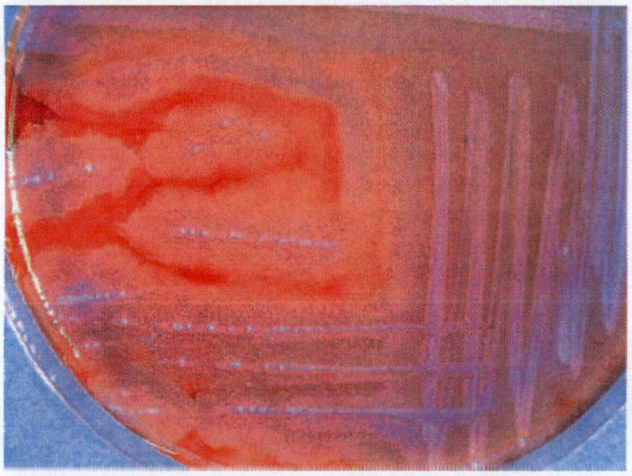

■ Abb. 9.5 Nachweis von *Proteus mirabilis* in Kultur. (Mit freundlicher Genehmigung von Sanofi-Aventis)

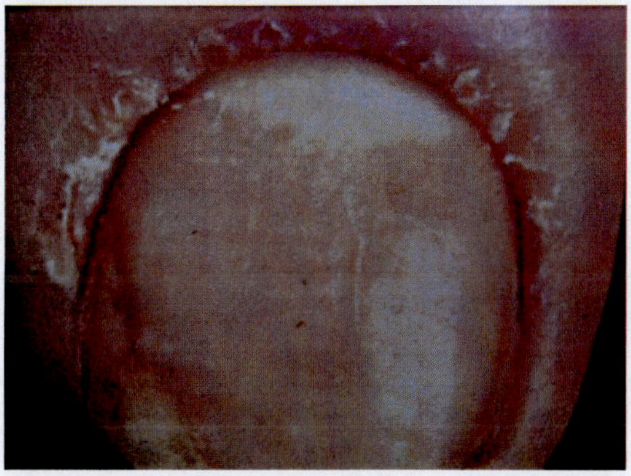

■ Abb. 9.6 Paronychie als Folge einer Schädigung des Nagelhäutchens. (Mit freundlicher Genehmigung von Galderma/DermQuest.com)

genzien möglichst gering zu halten und, wenn dies aus beruflichen Gründen nicht möglich ist, Handschuhe (Gummihandschuhe über Stoffhandschuhen) zu tragen.

Schwachpunkte hinsichtlich bakterieller Infektionen sind der proximale Nagelwall und der seitliche Nagelfalz. Drei verschiedene Ursachen sind zu nennen, geordnet nach ihrer Häufigkeit:

- Schädigung der Haut und der Kutikula durch falsche Nagelkosmetik (■ Abb. 9.6),
- chemische Schädigung der Haut durch Nagellackentferner und konzentrierte Detergenzien,
- mangelnde Reinigung der Umschlagfalte nach Arbeiten mit mikrobiell abbaubaren Materialen wie z. B. Mehl.

Prädispositionsfaktoren vonseiten des Organismus sind Diabetes mellitus und Durchblutungsstörungen, äußere Dispositionsfaktoren sind häufige Kontakte mit Wasser und Reinigungsmitteln.

9.2 Paronychien

Bei den **bakteriellen Entzündungen des Nagelwalls** werden zwei Formen unterschieden, die akute Paronychie und die chronische Paronychie. Erreger der bakteriellen Paronychien sind Staphylokokken, ß-hämolysierende Streptokokken und in seltenen Fällen gramnegative enterale Bakterien.

Ebenso wie im Hinblick auf Onychomykosen sind Sportler auch hinsichtlich bakterieller Paronychien gefährdet.

In den USA kam es zu ganzen Epidemien mit einem resistenten Staphylokokken-Stamm, dem MRSA (*methycillin-resistant Staphylococcus aureus*). Um dieser Infektion Herr zu werden, wurden die Trainer und Wettkämpfer in allen Sportzentren zur Beachtung strenger Hygienevorschriften angehalten.

Akute Paronychie. Das periunguale Gewebe und die Fingerspitzen sind stark gerötet, geschwollen und schmerzhaft. Es kommt zur Bildung eitriger Abszesse. Eine Mitbeteiligung der Lymphknoten ist an schmerzhaften Knoten in der Achselhöhle erkennbar. Als Sonderform ist die **Bulla rodens** (Bulla repens staphylogenes periungualis) anzuführen; unter dem Nagel entsteht eine große, sich rasch ausweitende Blase. Von einer akuten Paronychie kann ein Panaritium ausgehen. Als Panaritium wird eine eitrige Infektion im Fingerbereich mit Ausbreitung in die Gelenke, die Sehnenscheiden und die Knochen bezeichnet. Beim Panaritium subunguale oder **Umlauf** nimmt die Infektion ihren Ausgang von Nagelfalz und Nagelwall. Das Panaritium subunguale zeichnet sich durch eine Eiteransammlung unter der Nagelplatte aus, ist also der Bulla rodens ähnlich. Der Nagel ist druckschmerzhaft und hebt sich vom Nagelbett ab.

> **Die Therapie eines Panaritiums erfolgt nach dem Merksatz »*ubi pus, ibi evacuae*«; in Lokalanästhesie erfolgt eine Öffnung der Abszesse bzw. der Eiterseen. Zusätzlich ist oft auch eine orale Antibiotikatherapie indiziert.**

Chronische Paronychie. Es liegen nur geringe Entzündungszeichen vor. Als Folge der Entzündung kommt es zu Wachstumsstörungen des Nagels. Chronische Paronychien sind Eintrittspforten für eine myzetische Sekundärinfektion mit Befall des bereits geschädigten Nagels. In erster Linie muss hier an Hefepilze gedacht werden (*Candida albicans*).

9.3 Subunguale Abszesse

Subunguale Abszesse sind immer die Folge von Manipulationen durch den Patienten. Zum Beispiel wird versucht, Risse in der Nagelplatte durch Klebstoff zu versiegeln. Die eingeschlossenen Bakterien vermehren sich, verursachen weiße und gelbe Flecke und heben die Nagelplatte an einzelnen Stellen ab. Die entstehenden Abszesse wachsen und führen zu starken Spannungsschmerzen. Typischerweise fehlt jegliche entzündliche Mitbeteiligung des Nagelwalls.

> **Einzige Soforthilfe ist die Punktion des Abszesses, z. B. durch das Brennen eines Lochs mit dem Kohlendioxid-Laser; der Schmerz sistiert dann sofort. Die antibakterielle Behandlung richtet sich nach dem Zustand des Nagels.**

9.4 Unguis incarnatus und Granuloma pyogenicum

Ein **eingewachsener Zehennagel** (Unguis incarnatus) entsteht meist als Folge falscher Nagelpflege. Die Nägel werden seitlich zu tief eingeschnitten, was ein Einwachsen in den seitlichen Rand verursacht. Als Folge des Schuhdrucks verletzt der seitliche Rand des Nagels den Nagelwall, es kommt zur Entzündung, zur Ausbildung eines Granuloms (Granuloma pyogenicum) und zu einer bakteriellen Infektion. Prädisponierend für diese Läsion sind Hyperhidrose und Durchblutungsstörungen (Akrozyanose) der Füße. Nachteilig wirkt das Tragen von zu engen Schuhen oder von knapp sitzenden Sportschuhen, orthopädische Fehlstellungen gehören zu den eher selteneren Ursachen von eingewachsenen Zehennägeln. Auch als Folge einer Onychomykose bei Zerstörung des seitlichen Nagelbetts kann ein Unguis incarnatus entstehen. An den Fingern sind eingewachsene Nägel selten, es fehlt der seitliche Druck.

Die Behandlung eingewachsener Nägel wird in ► Abschn. 10.1 besprochen.

Pyogene Granulome entstehen bei bakteriellen Infektionen des Nagelwalls, häufig auch als Begleitsymptom eines Unguis incarnatus. Klinisch imponieren diese Veränderungen als stecknadel- bis kirschkerngroße, weiche, rotblaue Geschwülste, die zu Blutungen neigen. Die Behandlung besteht in einer Zerstörung mit der Kaustik in Lokalanästhesie. Kinder setzen einer derartigen Behandlung oft psychische Widerstände entgegen, bei stark pigmentierten Personen bleiben oft unschöne dunkle Flecken zurück.

> **Mit guten Erfolgen wurde eine Lokalbehandlung mit Imiquimod, einem gängigen Immunmodulator, eingeführt. Imiquimod stimuliert antiangiogene Zytokine und führt damit zu einer Abheilung des Granuloma pyogenicum.**

Nagelveränderungen durch physikalische und chemische Einwirkungen

10.1 Mechanisch bedingte Nagelveränderungen – 96

10.2 Temperaturbedingte Nagelveränderungen – 99

10.3 Strahlungsbedingte Nagelveränderungen – 99

10.4 Chemisch bedingte Nagelveränderungen – 102

10.5 Artefakte – 102

10.1 Mechanisch bedingte Nagelveränderungen

Die häufigsten mechanisch verursachten Nagelschäden betreffen die Zehen. Zu enge Schuhe, insbesondere Sportschuhe, führen zu Deformationen der Nägel, zur Abhebung der Nagelplatten (Onycholyse), zu Farbänderungen durch die Entstehung dicker, subungualer Hornmassen oder eingewanderte Mikroorganismen (Bakterien oder Pilze); gleiche Folgen haben orthopädische Fehlstellungen (► Kap. 7, ► Kap. 8 und ► Kap. 9). Über traumatisch bedingten Nagelverlust und seine verschiedenen Bilder wurde bereits in ► Abschn. 2.4 referiert.

Beruflich bedingte **Einwirkungen scharfer Stäube** können die Oberfläche der Fingernägel schädigen (■ Abb. 10.1). Es entstehen kleine, quere Rillen mit dunkler Pigmentierung. Durch das regelmäßige Tragen von Schutzhandschuhen lässt sich die Entstehung solcher Veränderungen verhindern. Wie in ■ Abb. 10.1 deutlich zu sehen ist, wächst dann der Nagel mit glatter Oberfläche nach.

Traumen verursachen **subunguale Blutungen**, die oft äußerst schmerzhaft sind, da sich eine massive Spannung entwickelt. Eine sofortige Erleichterung schafft die Penetration der über dem Hämatom liegenden Nagelplatte, z. B. mit dem Kohlendioxid-Laser (► Kap. 9).

10

Von großer praktischer Bedeutung ist die Differenzierung einer subungualen Blutung gegen einen pigmentierten Tumor, insbesondere gegen ein Melanom. Eine oft hilfreiche, einfache und preiswerte Methode ist die Entnahme von pigmentiertem Material aus dem subonychialen Spalt und die Übertragung dieses Materials auf einen Teststreifen zum Nachweis von Blut.

Als »**Laufnägel**« werden die bei Joggern häufig eintretenden Veränderungen der Nagelplatten an den zweiten Zehen bezeichnet. An den dritten bis fünften Zehen führt der Druck der Nägel an das Vorderende des Schuhs zu Paronychien. Bei exzessiver Sportausübung und bei schlecht passenden Schuhen entwickeln sich subunguale Hämatome; zu kleine Schuhe üben ständigen Druck auf die Zehenspitzen aus, in zu großen Schuhen »schwimmt« der Läufer und stößt mit seinen Nägeln ständig an die Innenseite der Schuhspitze. Die auftretenden Hämatome gehen vom proximalen Nagelwall aus, verursachen eine monatelange Schwarzfärbung des Nagels und müssen gegen ein Melanom differenziert werden (s. oben). Auch subunguale Hyperkeratosen können Folgen schlecht passenden Schuhwerks sein und führen zur Onycholyse. Häufiges Bergablaufen verstärkt die auftretenden Nagelschädigungen. An welchen Zehennägeln Hämatome oder Hyperkeratosen auftreten, hängt von der anatomisch bedingten Länge der Zehe und des Zehennagels ab.

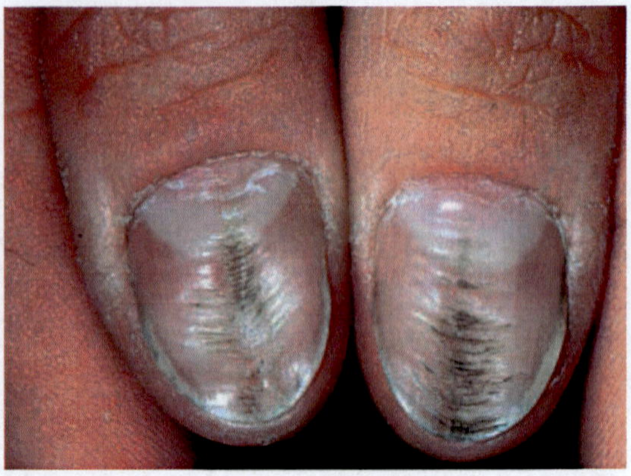

■ **Abb. 10.1** Mechanische Schädigung der Nagelplatte bei einem Schleifer. (Mit freundlicher Genehmigung von Galderma/Derm-Quest.com)

Ein schmerzhaftes und außerordentlich lästiges Problem bereiten **eingewachsene Nägel**. Ein derartiger **Unguis incarnatus** entsteht nur selten an den Fingern (■ Abb. 10.2), dagegen häufig als Folge des Schuhdrucks an den Zehen. Besonders gefährdet ist die große Zehe. Ein eingewachsener Großzehennagel verursacht stechende Schmerzen (► Kap. 9). Die Infektion des Nagelwalls bleibt ohne Therapie über Monate oder sogar Jahre bestehen (■ Abb. 10.3). Eingewachsene Zehennägel können auf einer seitlichen Verbiegung des Nagels durch das Tragen enger Schuhe oder auf orthopädischen Fehlstellungen (Senk- oder Spreizfüße) beruhen, an den Fingern gehen eingewachsene Nägel meist auf falsches Nagelschneiden (»Rundschneiden«) zurück; der seitliche Nagelrand wird zu weit gekürzt, was allmählich ein Einwachsen des Nagels in den seitlichen Nagelwall bewirkt. Dies führt zu einer schmerzhaften Entzündung, zur Entwicklung von weichem Granulationsgewebe und zu immer wiederkehrenden Infektionen nach der Art eines **Granuloma pyogenicum**. Starkes Schwitzen an den Füßen, z. B. als Folge des Tragens von luftdichtem Schuhwerk, genauso wie ständig feuchte Hände (ungenügendes Abtrocknen, Arbeiten in feuchtem Milieu) mazerieren die Haut des Nagelbetts und erhöhen die Anfälligkeit für das seitliche Einwachsen eines schlecht geschnittenen Nagels und für Infektionen. Auch Durchblutungsstörungen begünstigen das Zustandekommen eines Unguis incarnatus.

Schon beim ersten Arztbesuch ist einem Patienten mit einem eingewachsenen Zehennagel zu vernünftigem Schuhwerk zu raten, etwaige orthopädische Fehlstellungen müssen durch Einlagen korrigiert werden. Bei einem eingewachsenen Fingernagel sollte der Betroffene über richtiges Nagelschneiden informiert werden.

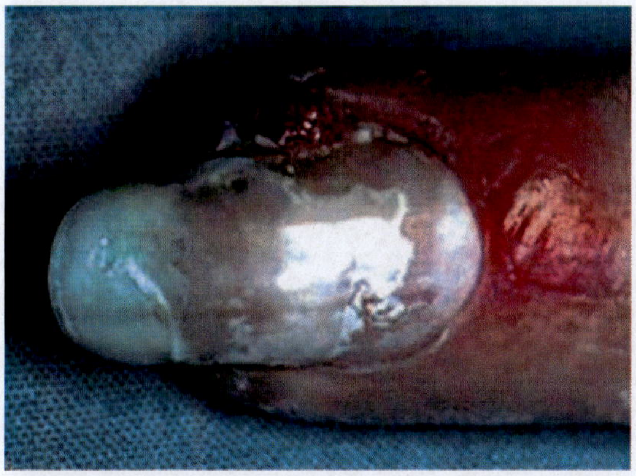

Abb. 10.2 Unguis incarnatus am Finger. (Mit freundlicher Genehmigung von Galderma/DermQuest.com)

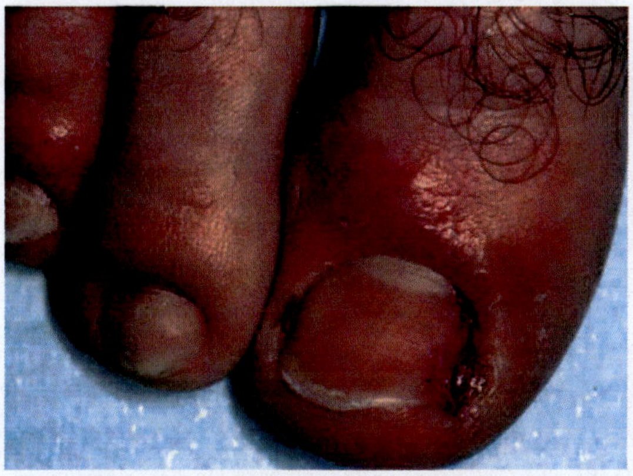

Abb. 10.3 Unguis incarnatus an der großen Zehe. (Mit freundlicher Genehmigung von Galderma/DermQuest.com)

Neben einer antibakteriellen Behandlung (Antibiotika) sind die Schienung des eingewachsenen Nagels zur Korrektur der Verbiegung und das Anheben des eingewachsenen seitlichen Nagelrandes notwendig, in leichten Fällen durch Unterfütterung mit Watte oder durch Einziehen von Zahnseide unter die eingewachsene Nagelecke. Erfolgreich ist meist die **Nagelrandschienung** mit einem seitlich aufgeschlitzten Plastikröhrchen, das in Lokalanästhesie über den eingewachsenen Nagelrand gezogen wird. Das Anlegen einer queren Metallspange, um den Nagel aus der eingewachsenen Stelle nach oben zu leiten, bringt bei richtigem Vorgehen eine schnelle Besserung der Beschwerden.

Nur wenige Patienten arbeiten sinnvoll bei einer konservativen Behandlung ihres eingewachsenen Großzehennagels mit, weshalb der Behandlungserfolg oft viele Monate auf sich warten lässt. Meist ist der Patient deshalb bald bereit, in eine operative Sanierung einzuwilligen. Das gesamte Granulationsgewebe wird in Lokalanästhesie chirurgisch entfernt; in derselben Sitzung erfolgt die Exzision der seitlichen Nagelmatrix zur Verschmälerung des Nagels. Aufgrund der besseren Ergebnisse werden heute meist die seitlichen Matrixanteile durch eine Phenolpinselung verödet. Die früher geübte Nagelwallexzision ist heute verlassen (▶ Kap. 14).

Verschiedene Sportarten verursachen traumatische Veränderungen an den Zehen, insbesondere wenn schlecht passende Schuhe getragen werden. Die Rede ist hier von **Tennis-Nägeln** oder **Jogger-Nägeln**. Subunguale Blutungen führen zu einer dunklen Verfärbung der Nägel und zu einer Onycholyse. Ob die Großzehe, die zweite Zehe oder die dritte bis fünfte Zehe betroffen sind, hängt von der Fußform und der Form der Sportschuhe ab.

Unpassendes Schuhwerk und wiederholt einwirkende Traumen wie bei begeisterten Fußballspielern können zu einer Onychogrypose führen. Begünstigend wirken periphere Durchblutungsstörungen und Fehlstellungen des Fußes (**Hammerzehe**, **Hallux valgus**). Weitere Angaben hierzu finden sich in ▶ Abschn. 2.9.

Posttraumatische **Spaltnägel** entstehen nach schweren Traumen der Matrix. An der Stelle der Matrixzerstörung erfolgt keine Nagelbildung mehr; dies bedingt eine nicht mehr heilende Längsspalte in der Nagelplatte. Die Behandlung muss chirurgisch erfolgen (▶ Abschn. 14.2.2).

Nicht ganz klar ist die Genese des **Syndroms der eingewachsenen Großzehennägel**. Zwar besteht keine familiäre Häufung, aber die konstitutionellen Zeichen bei den Betroffenen sind auffallend:
- vorwiegend männliche Patienten der Altersgruppe 12–16 Jahre,
- latenter Diabetes mellitus,
- Hyperhidrose und Akrozyanose an Händen und Füßen,
- schmaler Körperbau mit großen Händen und Füßen.

Das klinische Bild der eingewachsenen Großzehennägel und auch die Behandlung entsprechen dem normalen Unguis incarnatus.

Auf das proximale Nagelbett immer wieder einwirkende Traumen können länger andauernde Störungen der Nagelbildung verursachen. Die Änderung der Wachstumsrichtung wird als **Retroonychie** bezeichnet. Die Diagnose erfolgt durch eine Untersuchung mittels 3D- Ultraschall. Die im proximalen Bereich eintretende Verbreiterung des Nagels ist mit einer schmerzhaften Entzündung verbunden. Eine Linderung der Symptome bringt eine antiinflammatorische Behandlung, bleibende Abhilfe schafft nur die Nagelextraktion.

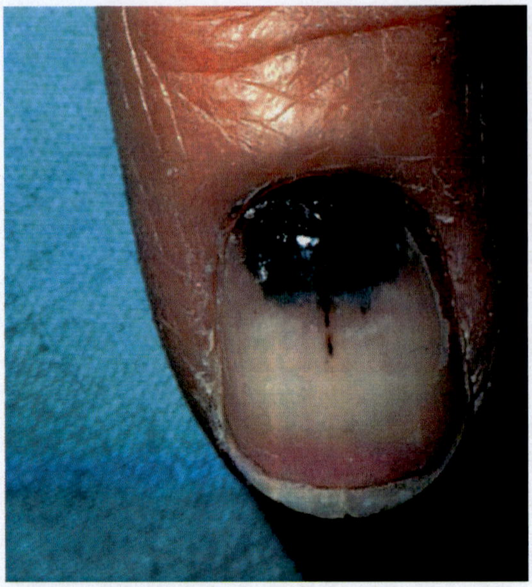

Abb. 10.4 Traumatisch verursachtes subunguales Hämatom. (Mit freundlicher Genehmigung von Galderma/DermQuest.com)

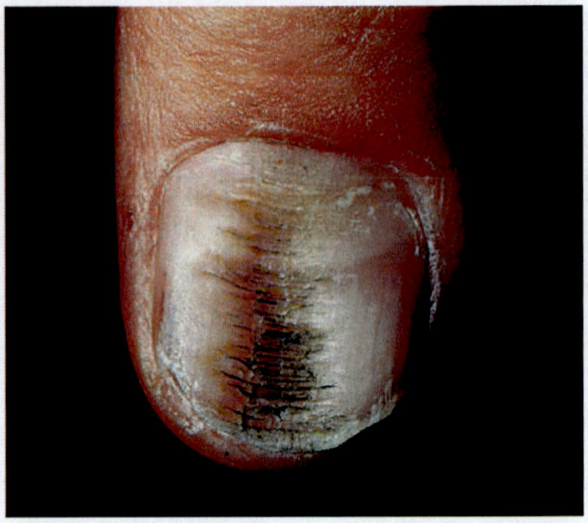

Abb. 10.5 Dystrophia mediana canaliformis. (Aus Fritsch 2009)

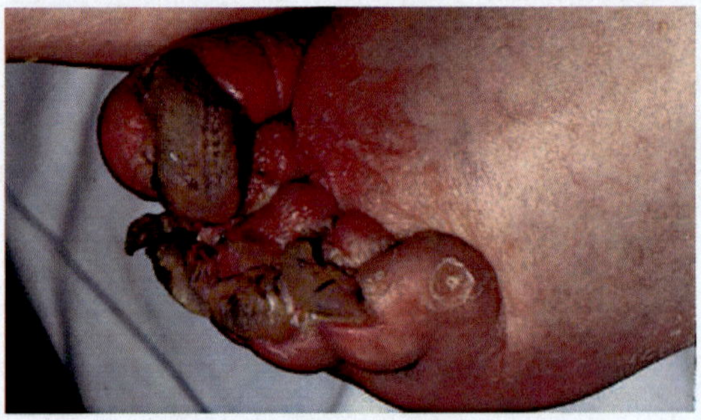

Abb. 10.6 Onychogrypose durch chronischen Schuhdruck. (Aus Fritsch 2009)

Selten verursachen ein schweres Trauma oder sich ständig wiederholende geringe Traumen am Nagel die Entstehung posttraumatischer ektopischer Nägel. Ein derartiger **ektopischer Nagel** wächst nahe der Nagelwurzel steil aus der Haut der Endphalanx. Als Ursache ist die Separation eines Teils der Matrix anzusehen, die nun an anderer Stelle mit der Bildung eines »normalen« Nagels beginnt.

Zwar sind Nagelquetschungen sowohl an den Fingern als auch an den Zehen die häufigste Ursache von subungualen Blutungen (Abb. 10.4), aber auch Erkrankungen des Gefäßsystems können zu einem Blutaustritt unter den Nägeln führen. Unterschieden werden

- diffuse,
- strichförmige,
- punktförmige Blutungen.

Bei **diffusen Blutungen** ist die gesamte Nagelplatte blaurötlich verfärbt. In leichten Fällen wächst die Verfärbung mit dem Nagel aus. Eine typische flächige Blutung ist die »Wanderzehe«. Nach langem Abwärtswandern in zu kleinen Schuhen oder mit zu langen Großzehennägeln kommt es zu Onycholysen, und an der Nagelwurzel treten traumatisch bedingte Blutungen auf. Die dadurch entstehende blaurote Verfärbung der Nagelplatte wächst über die nächsten 6 Monate allmählich aus. Stärkere Quetschungen verursachen ernst zu nehmende Schäden an der Matrix und die Bildung ektopischer Nägel (s. oben). Außer zu Blutungen kommt es zu einem vorübergehenden Stillstand des Nagelwachstums, auch kann sich bei einem ausgedehnten Trauma die gesamte Nagelplatte ablösen. Der nachwachsende Nagel weist Verkrümmungen auf und zeigt eine gewellte Oberfläche. Nach einer traumatischen Schädigung der Nagelmatrix kommt es mitunter zu einem ungleichen Wachstum der tiefen Nagelanteile. Dies ergibt eine Längsriffelung, die sich in schweren Fällen als **Dystrophia mediana unguis canaliformis**, als tiefe, meist median gelegene Furche zeigt (Abb. 10.5). Bei einer schweren traumatischen Schädigung der Matrix kann es zu einer **Onychogrypose** kommen (Abb. 10.6), oder es unterbleibt das Nachwachsen des Nagels überhaupt.

Strichförmige Blutungen entwickeln sich bei einer geringeren Schädigung des Nagels. Die blaurote Linie wächst allmählich nach distal aus.

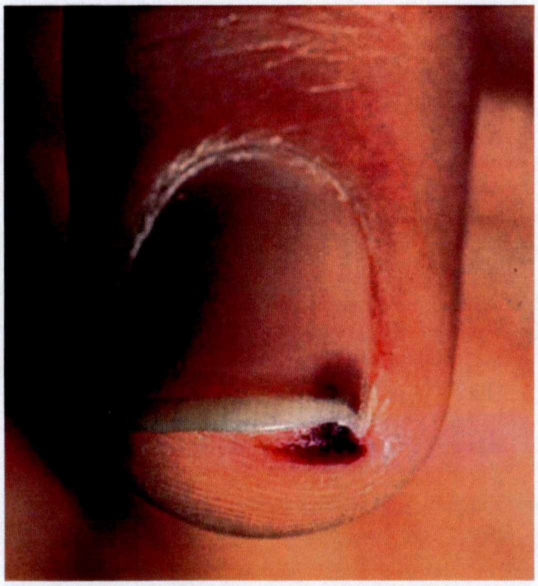

Abb. 10.7 Subunguale Mikroembolien. (Mit freundlicher Genehmigung von Galderma/DermQuest.com)

Punktförmige Blutungen (Splitterblutungen) treten bei Erkrankungen des subungualen Gefäß- bzw. Kapillarsystems auf, z. B. als Folge von Mikroembolien (Abb. 10.7). Selten sind punkt- oder fleckförmige Blutungen die Folgen einer leichten mechanischen Schädigung des Nagels. Wenn blauschwarze Flecken nicht mit dem Nagel nach distal wachsen, muss ein lokaler, zu Blutaustritten führender, raumgreifender Prozess in Betracht gezogen werden. Eine subunguale Exostose lässt sich durch eine Röntgenuntersuchung nachweisen. Bei negativem Befund sollte eine Biopsie vorgenommen werden, da möglicherweise ein Melanom vorliegt (▶ Abschn. 11.3.1). Auf die punktförmigen Blutungen im Nagelbereich bei Autoimmunkrankheiten wurde in ▶ Abschn. 7.12 hingewiesen.

Subunguale, durch Traumen bedingte Blutungen verursachen oft starke Schmerzen als Folge der entstehenden Spannung. Hier bringt eine Dekompression des Hämatoms sofortige Linderung (Punktion der Nagelplatte).

Häufig erfolgen mechanische Schädigungen des Nagels durch falsche Nagelkosmetik. Viele Frauen benutzen eine Schere zum Abschneiden der toten Haut um den Nagelfalz. Dabei kommt es zu Verletzungen der Kutikula, was ein Eindringen von Bakterien und Myzeten in die Nagelmatrix ermöglicht. Die richtige Nagelpflege wird in ▶ Kap. 13 besprochen. Mechanische Schädigungen der Nägel gehen oft auch auf Artefakte zurück, besonders bei Kindern (▶ Abschn. 10.5).

Bei bestimmten Beschäftigungen, wie früher das Wäschewaschen unter Verwendung eines Waschbretts (Waschrumpel), kann eine Abhebung des freien Nagelrandes erfolgen. Diese Onycholyse wird als »Wäscherinnennagel« bezeichnet. Als »Waschrumpelnagel« wird ein Nagel mit gewellter Oberfläche als Folge von wiederholten Manikürschädigungen bezeichnet (Abb. 13.2). Die von einer traumatischen Onycholyse betroffenen Patienten werden angewiesen, iterative Traumatisierungen zu vermeiden bzw. Schutzhandschuhe zu tragen. Im Zeitalter der Waschmaschinen kommen aber »echte« Wäscherinnennägel kaum mehr zur Beobachtung.

10.2 Temperaturbedingte Nagelveränderungen

Gegen Hitze und Kälte sind Nägel vergleichsweise resistent. Bei Verbrennungen der umgebenden Haut ebenso wie beim akuten Frostschaden und bei chronischen Erfrierungen wird die Versorgung des Nagels gestört, was zu Verdickungen, Verfärbungen und Querfurchen an der Nagelplatte führt. **Verbrennungen und Erfrierungen dritten Grades** können einen bleibenden Verlust der Nägel nach sich ziehen.

10.3 Strahlungsbedingte Nagelveränderungen

Die Einwirkung von **Röntgenstrahlen** in höheren Dosen verursacht auch an den sonst so resistenten Nägeln Onycholysen und Onychorrhexis.

Die Exposition gegenüber der **Ultraviolettstrahlung** der (natürlichen) Sonne bleibt ohne Auswirkung auf die Nägel. Kein Strandurlauber oder Frühlingsskifahrer käme auf die Idee, seine Nägel mit Sonnenschutzprodukten einzucremen. Anders liegen die Verhältnisse unter künstlichen Strahlern; so sind Mitarbeiter in Sonnenstudios angehalten, auch die Nägel vor UV-Strahlen zu schützen, um der Entwicklung von Karzinomen vorzubeugen (▶ Kap. 11).

Zwar verhindern die Nagelplatten die Penetration höherer Dosen an Ultraviolett-A-Strahlung (UVA), aber die geringen Dosen, die auf das Nagelbett gelangen, reichen aus, um **photodynamische Reaktionen** auszulösen, wenn entsprechende endogene oder von außen zugeführte Substanzen im Organismus zirkulieren. Bei **Porphyrinopathien**, dem Zirkulieren von Porphyrinkörpen im Organismus als Folge einer Stoffwechselstörung, kommt es in manchen Fällen zu phototoxischen Onychopathien, in erster Linie zu Onycholysen. Schwersten Nagelstörungen begegnet man bei der erythropoetischen Porphyrinopathie, d. h. einer genetisch bedingten Störung der Bildung des roten Blutfarbstoffs. Hier kommt es zu schweren Deformierungen der Nägel und schließlich zum Verlust der Nägel zusammen mit dem Verlust der Fingerendglieder, da UVA-bestrahlte Porphyrine die Bildung der Kollagenase steigern, was zu Zerstörungen des Bindegewebes an den der Sonne ausgesetzten Akren führt.

Bei der Verordnung photodynamischer Medikamente instruiert der Arzt seine Patienten, stärkere Sonnenbestrahlungen zu meiden, wobei in erster Linie Bezug auf die Haut genommen wird. Die Patienten befolgen dies auch und verwenden Sonnenschutzcremes mit hohen Sonnenschutzfaktoren. Aber auch die Nägel müssen vor stärkeren UV-Belastungen geschützt werden, im Vordergrund steht hier der Schutz gegen UVA. Für eine vernünftige Compliance und die richtige Einschätzung sollten dem Patienten die unterschiedlichen Belastungen durch die Sonne erklärt werden. In ◘ Tab. 10.1 sind die Veränderungen der Sonnenintensität in Abhängigkeit von Meereshöhe, geographischer Breite, Tageszeit und Jahreszeit zusammengestellt.

10

Bei den photodynamischen Reaktionen werden **phototoxische und photoallergische Reaktionen** unterschieden. Am Nagel sind praktisch ausschließlich phototoxische Reaktionen von Bedeutung, die bei stärkeren Sonnenbestrahlungen wie bei Sonnenurlauben oder Frühjahrsskifahren ohne Handschuhe entstehen können. Die Haut ist in Bezug auf phototoxische Reaktionen weitaus empfindlicher als das von der Nagelplatte gegen UV-Einwirkung geschützte Nagelbett.

Entsprechende Warnungen des Arztes bei der Verordnung phototoxisch wirksamer Medikamente veranlassen den Patienten, seine Haut gut gegen die Wirkung der Sonnenstrahlen zu schützen. Der Hinweis auf die Nagelplatten wird dagegen vergessen, hier erfolgt praktisch nie die Anwendung von Sonnenschutzprodukten.

Bei Patienten unter **phototoxisch** wirksamen Medikamenten kommt es bei Einwirkung von UVA zur Entzündung des Nagelbetts mit Blasenbildung (◘ Abb. 10.8). Als Folge tritt eine Abstoßung der Nagelplatte ein.

Phototoxische Reaktionen zeigen die Charakteristika pharmakologischer Reaktionen: notwendig für die Entstehung sind
- relativ hohe Strahlendosen und
- relativ große Mengen an phototoxischer Substanz.

Klinisch lassen sich drei Bilder phototoxischer Onycholysen unterscheiden:
- die halbmondförmige, nach distal konvex begrenzte Onycholyse,
- eine bis zum Rand reichende Einkerbung des Nagels, was den Eindruck erweckt, die Nagelplatte wirke als Sammellinse,
- eine zentrale, nicht bis an die Ränder reichende Abhebung der Nagelplatte.

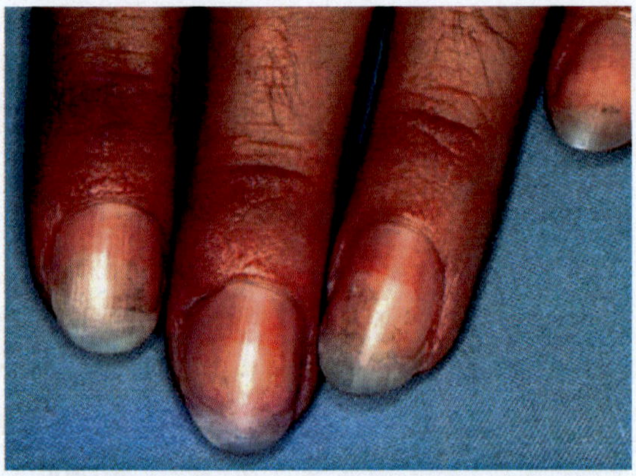

◘ **Abb. 10.8** Phototoxisch verursachte Onycholyse bei einem Patienten unter Tetrazyklinen. (Mit freundlicher Genehmigung von Galderma/DermQuest.com)

◘ **Tab. 10.1** Veränderungen der UV-Belastung in Abhängigkeit von Meereshöhe, geographischer Breite und Tageszeit

	Variable	Veränderung
Meereshöhe	Je 1000 m Höhe	Zunahme um 15%
Geographische Breite	Je 1000 km in Richtung Äquator	Zunahme um 15%
Tageszeit	Pro Stunde vor oder nach dem Zeitpunkt des höchsten Sonnenstands	Abnahme um 10%
Jahreszeit	Bei senkrechtem Sonnenstand in den Tropen	Keine
	Bei steigendem Sonnenstand in den gemäßigten Breiten (Europa)	Zwischen März und Juni monatliche Zunahme um 15%, zwischen Juni und September entsprechende Abnahme

Die wichtigsten phototoxisch wirksamen Medikamente

- Antibiotika der Tetrazyklin-Reihe
- Chinolone (Norfloxacin, Ciprofloxacin)
- Amiodaron
- Furosemid
- Chemotherapeutika wie Sulfonamide, Nalidixinsäure oder Pipemidsäure
- Antirheumatika wie Benoxaprofen
- Zentralnervös wirksame Pharmaka wie Phenothiazine, Diazepine oder Hydantoine
- Fibrate (Fenofibrat, Clofibrat)
- Antihistaminika
- Antiarrhythmika
- Diuretika (Thiazide)
- Antidiabetika (Tolbutamid)
- Bestimmte Laxanzien (Triacetyldiphenylisatin)
- Taxane (► Abschn. 12.1)

Wegen ihres vergleichsweise häufigen Einsatzes besitzen die **Antibiotika der Tetrazyklin-Reihe** die größte Bedeutung unter den phototoxisch wirksamen Medikamenten.

> **Weist ein Patient onycholytische Nägel vor, sollte sich der Arzt immer danach erkundigen, ob nicht phototoxisch wirksame Medikamente vor einer Sonnenexposition eingenommen wurden. Zu wenig beachtet wird die Möglichkeit, dass auch Phytopharmaka wie Johanniskraut, Baldrian oder Arnika phototoxisch wirksame Inhaltsstoffe enthalten.**

Am Rande seien hier die **Psoralene** erwähnt, die wegen ihrer phototoxischen Eigenschaften im Rahmen der Photochemotherapie (**PUVA**) zur Behandlung der Psoriasis vulgaris eingesetzt werden. Unterschieden werden lokale PUVA und systemische PUVA. Eine lokale PUVA, das Auftragen von Methoxsalen auf erkrankte Hautstellen mit nachfolgender UVA-Exposition, bleibt ohne Einwirkung auf die Nägel. Bei systemischer PUVA, der oralen Methoxsalen-Gabe und anschließender UVA-Bestrahlung, kann es – wenn der Patient die Warnungen seines Arztes vor Sonnenexpositionen missachtet – zur Photoonycholyse kommen. Auch können sich am Nagelbett kleine Blutpunkte bilden; man spricht hier vom **PUVA-Nagel.**

> **Patienten sollten bei systemischer PUVA noch viele Stunden nach der eigentlichen Strahlenbehandlung die Sonne meiden.**

Photoallergische Reaktionen sind in der Nagelpathologie nur von untergeordneter Bedeutung. Photoallergisch wirksame Medikamente gibt es nur wenige:

Photoallergisch wirksame Medikamente

- Sulfonamide als Chemotherapeutika, Antihypertonika, Diuretika und Antidiabetika
- Phenothiazine als Antihistaminika und Neuroleptika
- Griseofulvin (► Abschn. 8.3.9)
- Tiaprofensäure, ein nichtsteroidales Antiphlogistikum

Die Unterschiede in der Entstehung phototoxischer und photoallergischer Reaktionen sind in ◘ Tab. 10.2 zusammengestellt.

Abschließend ist noch zu wiederholen, dass auch **endogene Stoffwechselprodukte** phototoxische Onycholysen auslösen können. Bei bestimmten Photodermatosen

◘ **Tab. 10.2** Pathogenese photoallergischer und phototoxischer Reaktionen

Photoallergische Reaktion	Phototoxische Reaktion
Bildung eines allergen wirksamen Produkts aus dem Fremdstoff unter Einwirkung ultravioletter Strahlen	Bei Sonnenbestrahlung (meist UVA) Aufnahme der Energie im Molekül des Fremdstoffs
Erstkontakt: Sensibilisierung Jeder weitere Kontakt: Auslösereaktion	Abgabe und Übertragung der Energie auf Zellen der Haut
Klinik: An der Haut nach 24 Stunden polymorphe, ekzemartige Reaktion, die eigentliche Kontaktstelle überschreitend, geringe Mengen an Fremdstoff für die Auslösung ausreichend Photoonycholyse bei Vorliegen hoher Fremdstoffkonzentrationen und intensiver Bestrahlung	Klinik: An der Haut nach 1–6 Stunden Entstehung einer monomorphen Reaktion nach Art eines Sonnenbrandes, je mehr Fremdstoff vorliegt, umso intensivere Reaktion Photoonycholyse bereits unter »normalen« Bedingungen
Positiver Phototest (bestrahlter Epikutantest vor lokaler oder systemischer Gabe des Fremdstoffs) nur bei Vorliegen einer Photoallergie	Positiver Phototest (bestrahlter Epikutantest vor lokaler oder systemischer Gabe des Fremdstoffs) bei allen Personen

wie z. B. bei der erythropoetischen Protoporphyrie oder der Porphyria cutanea tarda zirkulieren phototoxisch wirksame Porphyrine im Organismus, weshalb bei diesen Erkrankungen nicht nur die Haut, sondern auch die Nägel vor intensiven Sonnenbestrahlungen geschützt werden müssen. Bei den idiopathischen Photodermatosen sind die im Organismus zirkulierenden phototoxischen Substanzen unbekannt, verursachen aber kaum jemals Nagelveränderungen.

Photodynamisch bedingte Nagelveränderungen heilen meist innerhalb einer Woche ab. Wichtig ist die Prophylaxe von Rezidiven.

In gleicher Weise wie bei Hautreaktionen muss ein exakter Sonnenschutz gewährleistet werden, wenn die Einnahme der phototoxisch bzw. photoallergisch wirksamen Substanzen nicht zu umgehen ist. Am einfachsten werden die Nagelplatten durch Auftragen von Sonnenschutzcremes mit hohen Sonnenschutzfaktoren geschützt. Zu berücksichtigen ist die schlechte Haftung von Topika auf der Nageloberfläche, häufiges Nachcremen ist deshalb unabdingbar. Die Empfehlung des Arztes, bei Sonnenexposition dünne Handschuhe zu tragen, wird leider nicht immer befolgt.

Photoallergische oder phototoxische **Kontaktreaktionen** sind für die Nägel bedeutungslos. Fremdstoffe von außen können nicht in die gesunde Nagelplatte eindringen und durch Aufnahme von Strahlenenergie Entzündungen auslösen. Auch reichen die durch die Nagelplatte durchtretenden Strahlendosen für die Auslösung von Kontaktreaktionen nicht aus.

10.4 Chemisch bedingte Nagelveränderungen

Häufiger oder längerer Kontakt mit starken **Alkalien**, **Detergenzien** oder **organischen Lösungsmitteln** (Aceton!) kann zu einer Erweichung des Nagelkeratins führen. Der Zusammenhalt der Keratinfasern wird gelockert. Die Nägel werden brüchig und splittern ab. Es kommt zu Onychoschisis und Onychorrhexis, im schlimmsten Fall sogar zu einer Erweichung der gesamten Nagelplatte, zur **Onychomalazie**. Besonders Hausfrauen sind davon betroffen. Das ständige Tragen von Gummi- oder Einmalhandschuhen bringt nicht immer eine Besserung, da der eingeschlossene Schweiß die Nägel erweicht.

Nützlich ist nur das konsequente Tragen von Stoffhandschuhen unter den Gummihandschuhen. Diese saugen den Schweiß auf, dürfen aber bei schweißtreibenden Beschäftigungen auch nicht länger als eine halbe Stunde ohne Wechsel getragen werden.

Orale Gaben von Vitaminen, Eisenpräparaten, Biotin oder Kalzium bleiben bei chemisch bedingten Nagelschäden wirkungslos.

Die häufigste chemische Schädigung des Nagels erfolgt aber bei **falschem Einsatz von schlechten Nagellackentfernern**. Wenn die Einwirkung zu lange dauert oder wenn zu konzentrierte Lösungen verwendet werden, lockern organische Lösungsmittel wie z. B. Aceton die Nagelstruktur auf und schädigen das Perionychium. Formaldehyd kann zur Entwicklung eines Pterygium unguis inversum führen (► Abschn. 4.1.9 und ► Abschn. 13.2.1).

Gegen **Säuren**, auch in konzentrierter Form, ist das Nagelkeratin weitgehend unempfindlich.

10.5 Artefakte

Kleine Verletzungen des freien Nagelrandes bei Kindern entstehen durch **Nägelbeißen**. Das Bild ist nicht immer typisch, auch wollen viele Eltern diese »Unart« ihres Kindes nicht wahrhaben, und aus Angst vor Strafe knabbern die Kinder an ihren Nägeln meist nur, wenn sie sich unbeobachtet fühlen. Dem Arzt wird oft nicht geglaubt, dass es sich hier um die Kompensation einer leichten psychischen Störung handelt. Oft besteht bei diesen Kindern gleichzeitig mit der Onychotillomanie auch eine Trichotillomanie, d. h. krankhaftes Haarezupfen und Haareausreißen.

Von der früher geübten Empfehlung, die Nägel mit Bitterstoffen einzupinseln, um das Nagelbeißen zu verhindern, ist man heute abgekommen. Psychologische Betreuung und gesteigerte Zuwendung sind weit wirksamer.

Auch bei Jugendlichen, seltener bei Erwachsenen, kommt es zu Artefaktbildungen an den Fingernägeln durch »Nägelbeißen« (Onychophagie) oder Nagelzupfen (Onychotillomanie). Den Betroffenen ist diese Verlegenheitsgeste unter Umständen gar nicht bewusst, die Umgebung des Patienten bemerkt dies aber sehr wohl. In Mitleidenschaft gezogen sind in erster Linie die Daumennägel. Im Mittelteil des freien Randes findet sich eine unregelmäßige Begrenzung, der Nagel sieht wie abgenagt aus. An der Nagelplatte sind quere Rillen erkennbar. Auch kann eine mediale, canaliforme Nageldystrophie eintreten. Als Folge der Manipulationen ist die Fingerspitze geschwollen. Zwar fördert Onychophagie das Nagelwachstum, aber sie begünstigt auch die Entstehung von Verrucae vulgares (Warzen) und das Auftreten bakterieller Infektionen. So kommt es nicht selten zur chronischen Paronychie.

Erwachsene, in erster Linie Frauen, leiden zwar manchmal an Trichotillomanie, aber nur selten an Onychotillomanie. Die oben beschriebenen Folgen von psy-

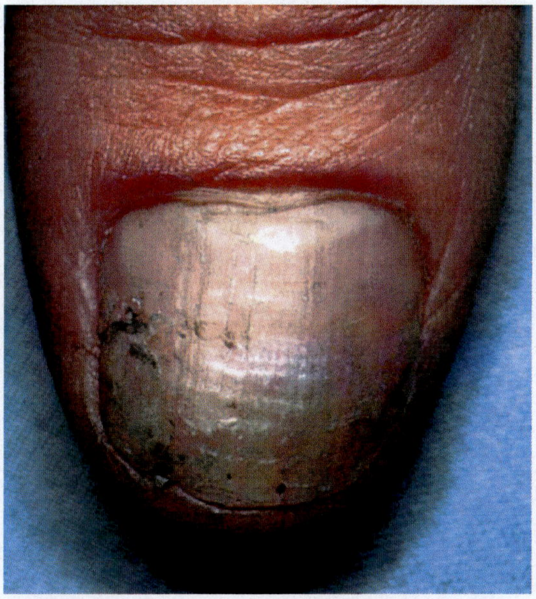

Abb. 10.9 Beschädigung des Nagels durch nervöses, Tic-artiges Zupfen am Nagelwall. (Mit freundlicher Genehmigung von Galderma/DermQuest.com)

chisch bedingten, Tic-artigen Manipulationen am Nagel sind auch bei Erwachsenen zu sehen, die Diagnose ist aber viel schwerer zu stellen als bei Kindern, denn der Betroffene wird es dem Arzt gegenüber strikt abstreiten, seine Nägel selbst zu verunstalten (Abb. 10.9). Möglicherweise wird nach dem Arztgespräch eine Änderung des Verhaltens einsetzen. Wenn eine Behandlung notwendig erscheint, obliegt sie dem Psychiater.

Eine weitere, nur bei Kindern auftretende, zu den Artefakten gehörende Nagelstörung ist das **Worn-down-nail-Syndrom**. Die Kinder kratzen ständig an harten Oberflächen, was zur Verdünnung der Nagelplatten und zu einer Entzündung des distalen Nagelbetts führt. Bei Schulstress wird häufig an den Pulten gekratzt.

Bei Säuglingen kann ständiges Fingerlutschen zu einer reversiblen Onycholyse führen.

Reibeartefakte entstehen durch dauerndes Tic-artiges Reiben an den Nagelplatten, zumeist an den Daumennägeln. Damit verbunden ist eine Schädigung des proximalen Nagelwalls, was rinnenförmige Längsstreifen in der Nagelplatte verursacht. Die vom Nagelwall ausgehende chronische Paronychie begünstigt Sekundärinfektionen.

Poliernägel (Glanznägel) entstehen durch ständige reibende und wetzende Bewegungen mit den Fingerkuppen, z. B. zur Bekämpfung von Juckreiz, ohne das Risiko von Verletzungen einzugehen.

Vereinzelt konnten bei den Artefakten an Nägeln Erfolge mit einer Plazebobehandlung, z. B. der Gabe von Multivitamintabletten, erzielt werden.

Bei schweren psychischen Störungen erfolgt im Rahmen von Autoaggression die mutwillige **Zerstörung** der eigenen Nägel. Der Zustand zerstörter Nägel ist erschreckend, die zugrunde liegende Persönlichkeitsstörung auf den ersten Blick nur schwer zu erkennen. Die Patienten wirken oft unauffällig und bestreiten jede Manipulation an ihren Nägeln. Hier kann nur der Psychiater helfen.

11

Tumoren des Nagelbetts

11.1 Benigne Geschwülste – 106
11.1.1 Naevi pigmentosi – 106
11.1.2 Lentigo der Nagelmatrix – 106
11.1.3 Fibrome – 106
11.1.4 Exostosen und Osteochondrome – 107
11.1.5 Glomustumoren – 107
11.1.6 Hämangiome – 107
11.1.7 Papillome – 107
11.1.8 Mukoide Fingerdorsalzysten (myxoide Pseudozysten) – 107
11.1.9 Granuloma pyogenicum – 108
11.1.10 Seltenere benigne Tumoren – 108

11.2 Virusbedingte Tumoren: Warzen – 108

11.3 Maligne Tumoren – 109
11.3.1 Melanome – 109
11.3.2 Plattenepithelkarzinome – 113
11.3.3 Kutane Lymphome – 113

11.1 Benigne Geschwülste

Im Bereich des Nagelapparats können sich die gleichen Tumoren entwickeln wie an der äußeren Haut. Allerdings sind Geschwülste im Nagelbereich viel schwerer zu diagnostizieren als Geschwülste an der Haut, da die anatomischen Strukturen das klinische Bild verändern. In vielen Fällen sind Röntgenuntersuchungen noch immer das Mittel der Wahl, Ultraschall eignet sich nur für Tumoren ab einer Größe von 3 mm, und die Magnetresonanztomographie hat noch keinen Platz in der Tumorpathologie des Nagels gefunden. Die Betrachtung von Geschwülsten in der Auflichtmikroskopie (Dermatoskopie) gibt oft eine Hilfestellung, kann aber nie als Basis für eine sichere Diagnosestellung dienen. Letztlich bleibt nur die Biopsie, die im Nagelbereich allerdings mit technischen Schwierigkeiten verbunden ist. Bei Verdacht auf das Vorliegen eines Melanoms sollte anstatt einer Biopsie besser gleich eine Totalexzision vorgenommen werden. Um ein verwertbares Ergebnis zu erhalten, muss auch bei einer Stanzung die Matrix mit erfasst werden.

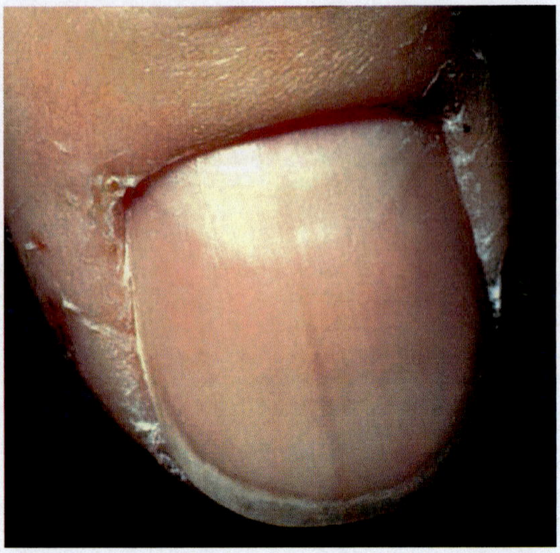

Abb. 11.1 Subungualer Nävus, zarter pigmentierter Längsstreifen am Daumen. (Mit freundlicher Genehmigung von Galderma/DermQuest.com)

11.1.1 Naevi pigmentosi

11

Pigmentierte Nävi verursachen dunkle Streifen auf der Nagelplatte (Abb. 11.1). Eine Behandlung erübrigt sich meistens, genauso wie bei subungualen Fibromen. Die Differenzierung gegen ein Melanom ist manchmal schwierig (Abb. 11.2). Die Melanozyten der Nagelmatrix produzieren kaum Pigment. Das Auftreten einer streifenförmigen oder diffusen Dunkelfärbung sollte beachtet werden. Im Zweifelsfall muss sich der Arzt zu einer Biopsie mit anschließender Totalexzision entschließen. Die Problematik eines derartigen Vorgehens besteht in der Möglichkeit, dass eine bleibende erscheinungsmedizinische Störung des Fingerendglieds zurückbleibt, was aber bei Verdacht auf das Vorliegen eines malignen Tumors aus Sicherheitsgründen in Kauf genommen werden muss.

> **Besteht möglicherweise ein Melanom, sind Biopsien wegen der Gefahr einer möglichen Verschleppung maligner Zellen kontraindiziert, auch im Nagelbereich. Hier sollte immer eine Totalexzision erfolgen!**

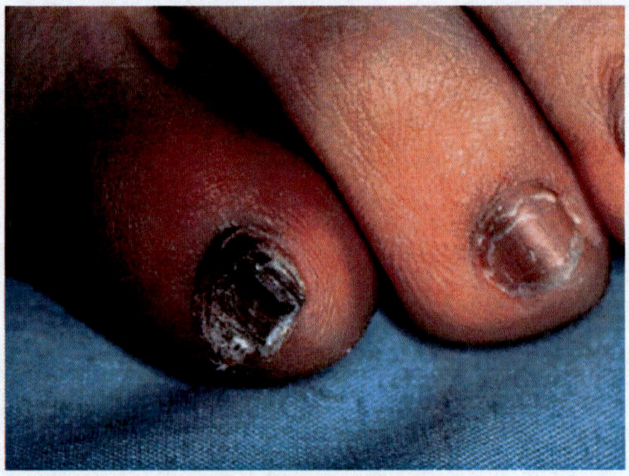

Abb. 11.2 Subungualer Nävus pigmentosus an der kleinen Zehe. (Mit freundlicher Genehmigung von Galderma/DermQuest.com)

11.1.2 Lentigo der Nagelmatrix

Die dunkle Färbung bei einer Lentigo geht meist nur auf eine epitheliale Proliferation zurück, eine Aktivierung der Melanozyten liegt nicht vor.

11.1.3 Fibrome

Subunguale und periunguale Fibrome ebenso wie Fibrokeratome, die sich im Bereich des Nagelbetts entwickeln, verursachen einen zartbraun gefärbten Längsstreifen an der Nagelplatte.

> **Da dieser Streifen manchmal auch eine dunkle Färbung aufweist, ist die Möglichkeit eines Melanoms in Betracht zu ziehen.**

Am freien Nagelende kommt es zu einer dreieckigen Onycholyse mit zerbröckelndem Rand. Fibrome im Nagelbereich verursachen keine Schmerzen.

Ob die Exzision eines Fibroms indiziert ist, hängt von der Größe und Progredienz des Tumors und vom Ausmaß der Störung des Nagelbildes ab (▶ Kap. 14).

Multiple Fibrome sind oft hereditär bedingt, z. B. Koenen-Tumoren bei tuberöser Hirnsklerose (▶ Abschn. 4.2.5).

11.1.4 Exostosen und Osteochondrome

Subunguale Exostosen und Osteochondrome zeigen sich als runde, feste Schwellungen unter der Nagelplatte. Sie stellen reaktive, proliferative, ossäre Veränderungen an den Endphalangen dar, ihre Entstehung geht auf mechanische Traumen zurück. Allerdings sind auch erblich bedingte, multiple Exostosen bekannt, die sich ebenfalls an den Endphalangen lokalisieren können. Exostosen und Osteochondrome heben den distalen Teil der Nagelplatte ab und können den ganzen Nagel zerstören. Am häufigsten entwickeln sich subunguale Exostosen und Osteochondrome unter den Nägeln der großen Zehen, zumeist bei jungen bewegungsfreudigen Menschen. Diese Tumoren sind schmerzhaft.

> **Zur Diagnose verhilft die Tatsache, dass Exostosen und Osteochondrome im Röntgenbild einen deutlichen Schatten ergeben. Die Behandlung besteht in einer Abtragung vom Knochen.**

Chondrome können sich im Bereich der Nägel auch als isolierte, extraskelettale Tumoren entwickeln, ohne Beziehung zur Endphalanx. Um eine Zerstörung des Nagels zu verhindern, ist eine möglichst baldige Exzision indiziert.

11.1.5 Glomustumoren

Glomustumoren entstehen aus modifizierten glatten Muskelzellen im Hyponychium. Die Aufgabe dieser Zellen besteht in der Thermoregulation über die Steuerung arteriovenöser Anastomosen in den Hautgefäßen. Die weichen, maximal hirsekorngroßen Glomustumoren sind äußerst schmerzhaft. Kältereize oder mechanische Traumen verursachen Schmerzsensationen, die in die Hand oder sogar in den Unterarm projiziert werden. Mit dem Druck einer Knopfsonde lässt sich der Tumor aufgrund des angegebenen Schmerzes lokalisieren.

> **Durch Magnetresonanztomographie und farbkodierte Duplexsonographie kann die Lage des Tumors genau festgestellt werden. Die Behandlung besteht in einer exakten Entfernung nach Aufklappen der Nagelplatte.**

11.1.6 Hämangiome

Die äußerst seltenen subungualen Hämangiome bei Neugeborenen zeigen sich als blaurote Schwellung, die den Nagel keulenförmig vorwölbt. Sie treten nur an einem Nagel auf. Auf stärkeren mechanischen Druck verblasst das Hämangiom. Bei Ultraschalluntersuchung ergibt sich das typische Bild. In der Regel erfolgt eine spontane Rückbildung.

> **Bei Neugeborenen müssen subunguale Hämangiome gegen subunguale Candidosen differenziert werden.**

Candidosen betreffen mehrere Nägel, auch fehlt die purpurfarbene subunguale Masse.

11.1.7 Papillome

Ein Papillom am Nagelbett (**Onychopapillom**) verursacht eine strichförmige Erythronychie an **einem** Nagel. Als Auslöser ist ein Trauma anzunehmen. Erythronychien an mehreren Nägeln beruhen auf systemischen Gefäßkrankheiten.

11.1.8 Mukoide Fingerdorsalzysten (myxoide Pseudozysten)

An der Dorsalseite eines oder mehrerer Fingerendglieder entstehen mitunter Pseudozysten, d. h. Zysten ohne epitheliale Auskleidung als Folge einer schleimigen Degeneration des Bindegewebes (■ Abb. 11.3). Die Ursa-

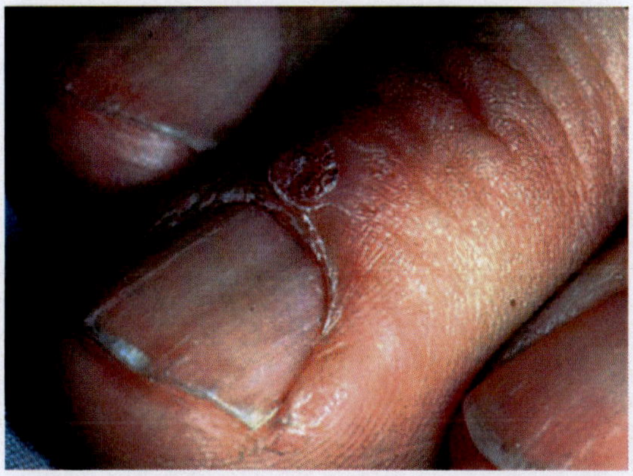

■ **Abb. 11.3** Mukoide Zyste an der Endphalanx. (Mit freundlicher Genehmigung von Galderma/DermQuest.com)

che dieser Veränderung ist nicht bekannt. Diese Zysten drücken auf die Nagelmatrix, was zu einem länglichen Streifen veränderten Nagelgewebes führt; oft ist dies das einzige Symptom.

Die Behandlung besteht in einer Punktion des Hohlraums mit anschließender Injektion von Glukokortikoiden. Wenn dies nicht genügt, muss die gesamte Zyste exzidiert werden (▶ Abschn. 14.4).

11.1.9 Granuloma pyogenicum

Ein Granuloma pyogenicum (Granuloma teleangiectaticum) entwickelt sich meist am seitlichen Nagelrand, bevorzugt bei einem Unguis incarnatus (▶ Kap. 9 und ▶ Abschn. 10.1). Klinisch ist ein weiches, rötliches, druckschmerzhaftes, leicht blutendes Knötchen zu sehen.

Bei subungualer Lokalisation ist zum Ausschluss eines amelanotischen Melanoms eine Biopsie notwendig.

Die Behandlung besteht in der chirurgischen Exzision oder der Abtragung mittels Laser bzw. Diathermie. Lokale oder systemische Gaben von Antibiotika bleiben erfolglos.

11

11.1.10 Seltenere benigne Tumoren

Benigne Tumoren des Hyponychiums und des proximalen Nagelwalls

- Onychomatrikom: ein zu Löchern in der Nagelplatte führender fibroepithelialer Tumor der Nagelmatrix
- Myxom: selten und von der Nagelmatrix ausgehend, führt zu einer zylindrischen Deformierung der Nagelplatte
- Neurom: schmerzhaft, durch eine Verletzung sensibler Nerven bedingt, verursacht eine Abhebung des distalen Anteils der Nagelplatte
- Ekkrines Spiradenom
- Ekkrines Porom am seitlichen Nagelwall
- Juveniles Xanthogranulom
- Subungualer filamentöser Tumor: verursacht einen verfärbten, am freien Ende einreißenden Strich an der Nagelplatte
- Keratoakanthom

Gegen die Tumoren des proximalen Nagelwalls sind Verrucae vulgares (s. unten) und Gichtknoten zu differenzieren.

Weitere seltenere Tumoren im Nagelbereich

- Oberflächliches akrales Fibromyxom
- Neurothekeom
- Fibröses Histiozytom
- Myxoides Dermatofibrosarcoma protuberans
- Oberflächliches Angiomyxom
- Fibrokeratom
- Sklerosierendes Perineurom

Die Behandlung hängt jeweils von der Lokalisation und der Ausdehnung des Tumors ab.

11.2 Virusbedingte Tumoren: Warzen

Subunguale und periunguale Warzen (**Verrucae vulgares**) sind die häufigsten Tumoren im Nagelbereich. Erreger sind **humane Papillomviren**. Warzen bereiten massive Beschwerden durch ihre Schmerzhaftigkeit. Außerdem weisen diese virusbedingten hochinfektiösen Tumoren eine Progredienz auf; die Nagelplatte kann durch die Warzen abgehoben und zerstört werden, entweder zur Gänze oder nur in einem seitlichen Teilbereich. An den Endphalangen treten druckbedingte Usuren auf. Auch Warzen am Nagelfalz verursachen Veränderungen an der Nagelplatte und können zu einer partiellen Onychodystrophie führen (Abb. 11.4).

Auf die durch Warzen an den Händen bedingte erscheinungsmedizinische Störung sei hier nur am Rande hingewiesen.

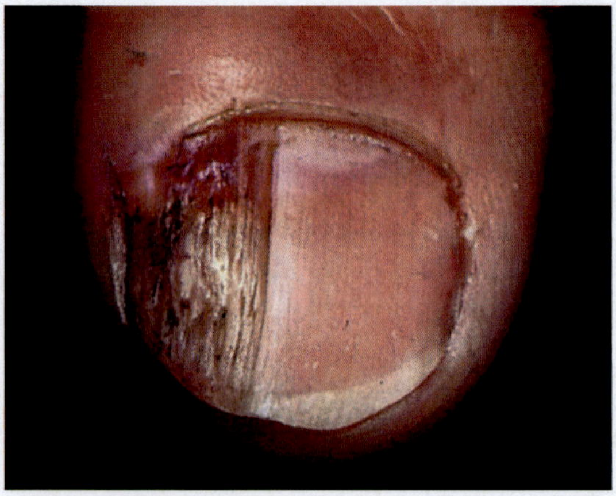

Abb. 11.4 Partielle Onychodystrophie durch eine Warze am Nagelfalz. (Aus Fritsch 2009)

Da Warzen ansteckend sind, möchte man dem Betroffenen nicht die Hand geben, und auch der Patient selbst sollte dies aus hygienischen Gründen nicht tun.

Die Behandlung von Warzen bietet kaum größere Schwierigkeiten. Spontanremissionen sind häufig, fast die Regel. Oft hilft eine Psychotherapie, deren Erfolg aber in Anbetracht der Infektiosität der Tumoren besser nicht abgewartet werden sollte. Zur Behandlung stehen verschiedene Methoden zur Wahl: An erster Stelle steht die Behandlung mit flüssigem Stickstoff (**Kryotherapie**, Vereisung), meist genügt eine Sitzung.

Periunguale Warzen sollten nicht der üblichen Vereisungstherapie unterzogen werden, da hier die Gefahr einer irreversiblen Schädigung der Nagelmatrix besteht.

Belastender für Patient und Arzt ist die **Ausschälung und nachfolgende Verkauterung** des Tumorgrundes in Lokalanästhesie. Länger dauert die Behandlung mit täglichen Anwendungen von **Keratolytika, Viruzida oder Immunmodulatoren** (Imiquimod).

Warzen im Nagelbereich organtransplantierter Patienten dürfen keinesfalls invasiven Verfahren unterzogen werden, da die Gefahr von Rezidiven und einer Generalisierung besteht. Zunächst sollten die oben angeführten konservativen Methoden ausgeschöpft werden.

Bei **Kindern** mit therapieresistenten Warzen wurde auch eine hochdosierte Cimetidin-Behandlung empfohlen (4 × 10 mg pro Tag). In dieser Dosis wirkt Cimetidin als Immunmodulator und nicht wie sonst als Histamin-H_2-Rezeptorantagonist. Unerwünschte Wirkungen wurden nicht beobachtet. Die anderen Modalitäten einer Warzenbehandlung wie orales Zinksulfat (Plazebo) oder Sensibilisierung gegen Diphenylcyclopropenon (lebenslange Kontaktallergie) kommen bei Kindern mit subungualen oder periungualen Warzen nicht infrage. Wiederholt wurden gute Erfolge mit der photodynamischen Therapie berichtet.

Die mögliche Mitbeteiligung von HPV-Viren bei der Entstehung von Nagelbettkarzinomen wird in ► Abschn. 11.3.1 besprochen.

11.3 Maligne Tumoren

Maligne Tumoren im Nagelbereich zeigen oft uncharakteristische Bilder und sind schwerer zu diagnostizieren als an der Haut. Besondere Probleme ergeben sich bei der Sicherung der Vermutungsdiagnose durch eine Biopsie. Dies gilt für Melanome genauso wie für Basaliome und Plattenepithelkarzinome.

11.3.1 Melanome

Melanome, von Melanozyten ihren Ursprung nehmende maligne Tumoren, treten fast ausschließlich bei Weißen auf. Die Inzidenz korreliert mit der UV-Belastung im Wohngebiet und liegt in Australien fast doppelt so hoch wie in Europa. Sonnenbrände in der Anamnese begünstigen das Auftreten von Melanomen, weshalb die regelmäßig der Sonne ausgesetzte Landbevölkerung weniger gefährdet ist als Stadtbewohner mit kurzen Sonnenexpositionen im Urlaub oder am Wochenende. In mittleren Breiten dürfte das Melanom für 1–2% aller Todesfälle durch Malignome verantwortlich sein. Bei Afrikanern und Asiaten liegt die Häufigkeit von Melanomen bei 0,2–0,4:10.000 pro Jahr, sie ist also wesentlich geringer als bei Weißen in Europa (12–25:10.000 pro Jahr) oder in Australien (50:10.000 pro Jahr). Die Zahl der auftretenden Melanome ist weltweit in Zunahme begriffen und verdoppelt sich etwa alle 10–15 Jahre, möglicherweise als Folge des heutzutage gesteigerten »Sonnenkults«. Nach den Ergebnissen einer Studie aus Australien erhöht die regelmäßige Benutzung einer Sonnenbank in der Jugend das Risiko für die Entstehung eines Melanoms in den ersten 40 Lebensjahren auf das 1,4-Fache.

Die malignen Melanome des Nagelbetts gehören zu den akrolentiginösen Melanomen. Bevorzugt betroffen sind ältere Menschen ab dem 40. Lebensjahr. 75% aller subungualen Melanome sind in der Regel dunkle Tumoren, die langsam wachsen und die Nagelplatte zerstören. Oft ist die dunkle Verfärbung nicht nur auf die Nagelplatte beschränkt, sondern greift auf den Nagelwall über, was als positives **Hutchinson-Zeichen** bezeichnet wird (■ Abb. 3.3 und ■ Abb. 11.5). Beim **Pseudo-Hutchinson-Zeichen** scheint nur die starke Pigmentierung der Matrix durch die Kutikula hindurch (► Abschn. 3.1.2), die Umgebung des Nagels ist meist nicht pigmentiert.

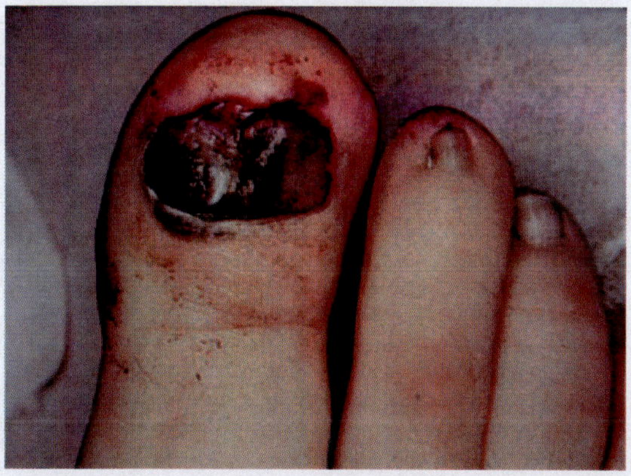

■ **Abb. 11.5** Subunguales Melanom, Nagelzerstörung und Melanose. (Mit freundlicher Genehmigung von Galderma/DermQuest.com)

> **Der diagnostische Wert des Hutchinson-Zeichens beim Melanom ist umstritten, da die Differenzierung gegen ein Pseudo-Hutchinson-Zeichen oft schwierig ist.**

Vor über 100 Jahren beschrieb Jonathan Hutchinson melanotische Punkte am proximalen und lateralen Nagelwall bei einem Nagelgeschwür (*melanotic whitlow*); bei diesem Fall lag aber ein melanotisches Sarkom und kein Melanom vor. Jedenfalls gilt das Hutchinson-Zeichen, d. h. Pigmentierungen am Nagelwall bei longitudinaler Melanonychie, als Anzeichen für radiales Wachstum eines subungualen Melanoms.

Bei zahlreichen Veränderungen und Störungen kann es zu periungualen Pigmentierungen kommen, ohne dass jedoch immer eine longitudinale Melanonychie im Vordergrund steht (Tab. 11.1).

Klinisch imponiert ein Melanom als polyzyklisch begrenzter, unregelmäßig konfigurierter, dunkelbraun und schwarz gemusterter Fleck mit ausgefransten oder verschwommenen Rändern; am Nagelbett sind diese Charakteristika oft schwer zu erkennen. Die longitudinalen Pigmentbänder zeigen bei schnell wachsenden Tumoren proximal eine größere Breite als distal.

Innerhalb des Melanoms bestehen manchmal hellere Areale, die als Zeichen einer partiellen Rückbildung durch Aktivierung der Immunabwehr aufgefasst werden. Vereinzelt kommt es sogar zur totalen Rückbildung des Primärherdes trotz bereits bestehender Metastasen. Lag der abgeheilte Primärtumor im schwer beurteilbaren Areal eines Nagels, bereitet dies oft nahezu unlösbare diagnostische Probleme im Hinblick auf die Herkunft der Metastasen. Ein fortgeschrittenes Melanom zerstört den Nagel.

Etwa 3% aller malignen Melanome beim Menschen entstehen subungual (sMM, **subunguales malignes Melanom**). Als Ursache für die Entstehung an dieser Lokalisation wird die Einwirkung von Traumen nach UVB-bedingter Schwächung der allgemeinen Immunabwehr diskutiert. 25% der sMM bilden kein Melanin, sind also **amelanotisch**, was ihre Erkennung außerordentlich erschwert. Die als Folge der fehlenden Pigmentierung, des wohl wichtigsten Leitsymptoms beim Melanom, oft erst spät – für eine effektive Therapie zu spät – erfolgende Diagnose erklärt die niedrige 5-Jahres-Überlebenszeit bei amelanotischen Melanomen von nur 15–25%.

Zur Erhärtung der Verdachtsdiagnose »subunguales Melanom« wurde in der amerikanischen Literatur die ABCDEF-Regel ausgearbeitet:

Tab. 11.1 Vorkommen des Pseudo-Hutchinson-Zeichens

Auslösung	Klinisches Bild
Hauttypbedingt	Personen mit dunkler Haut Aussparung der lateralen Nagelwälle Oft auch ohne longitudinale Melanonychie
Angeborene oder erworbene Naevi, naevoide Melanose in der Kindheit	Nur einen Nagel betreffend
Nach Bestrahlungen, Traumen (Artefaktbildungen) oder Biopsien	Strahlenbehandlung von Entzündungen im Nagelbereich Nägelbeißen Biopsien pigmentierter Nagelveränderungen
Pharmaka	Azidothymidin (▶ Abschn. 12.4) Minocyclin plus UVA (▶ Abschn. 12.5)
Laugier-Hunziker-Syndrom und Peutz-Jeghers-Syndrom (▶ Abschn. 3.1.2)	Schleimhautpigmentierungen vorhanden
Mangelernährung	Alle Nägel betreffend
AIDS	Alle Nägel betreffend
Morbus Addison (▶ Abschn. 6.9)	Longitudinale Melanonychien und Pigmentierungen des Nagelwalls an mehreren Nägeln
Akuter Lupus erythematodes (▶ Abschn. 7.12)	Longitudinale Melanonychien und punktförmige Melanose der Nagelwälle an mehreren Nägeln
Subunguale Hämatome	Selten auftretende Ablagerung vom Blutpigment

ABCDEF-Regel zur Früherkennung des subungualen Melanoms

- **A (age):** Alter, Melanomenstehung am häufigsten im 5.–7. Lebensjahrzehnt
- **B (brown):** Braun-schwarze Farbe des Tumors, pigmentiertes Band am Nagel, Breite mindestens 3 mm, unregelmäßige Begrenzung
- **C (change):** Veränderung der Melanonychie oder fehlende Veränderung trotz adäquater Behandlung.
- **D (digit):** Bevorzugte Lokalisation an der großen Zehe oder am Daumen. Ein Nagel ist öfter befallen als mehrere Nägel, der Tumor besteht häufiger an der Führungshand, neben dem Daumen ist oft auch der Zeigefinger betroffen
- **E (external pigmentation):** Externe punktförmige Pigmentablagerungen am proximalen oder lateralen Nagelwall (Hutchinson-Zeichen).
- **F (family):** Positive Familien- oder Eigenanamnese hinsichtlich dysplastischer Nävi oder Melanome

Diese Kriterien entsprechen in vieler Hinsicht der in Mitteleuropa geltenden ABCDE-Regel zur Früherkennung von Melanomen der Haut:

ABCDE-Regel zur Früherkennung von Melanomen der Haut

- A: Asymmetrie des Herdes
- B: Begrenzung unregelmäßig
- C: Color, Farbe unregelmäßig, gesprenkelt
- D: Durchmesser über 5 mm
- E: Erhabenheit

> **Liegen vier dieser fünf Kriterien vor, ist eine möglichst rasche Entfernung der pigmentierten Geschwulst in toto indiziert.**

Die Verdachtsdiagnose »malignes Melanom« ergibt sich aus dem klinischen Bild (ABCDEF-Regel, s. oben) und wird durch das Ergebnis der Dermatoskopie weiter bestätigt; die Dermatoskopie ist eine Hilfsmaßnahme, bei der eine Untersuchung des Tumors im Auflichtmikroskop erfolgt. Ein Melanom weist unregelmäßige Strukturen und unregelmäßige Pigmentierung auf (▪ Abb. 11.6 und ▪ Abb. 11.7) und unterscheidet sich damit deutlich von einem Nävus (▪ Abb. 11.8).

> **Eine sichere Diagnose kann nur durch eine histologische Untersuchung gestellt werden. Zur Differenzierung gegen einen pigmentierten Nävus erfolgt eine auch die Matrix umfassende Stanzbiopsie.**

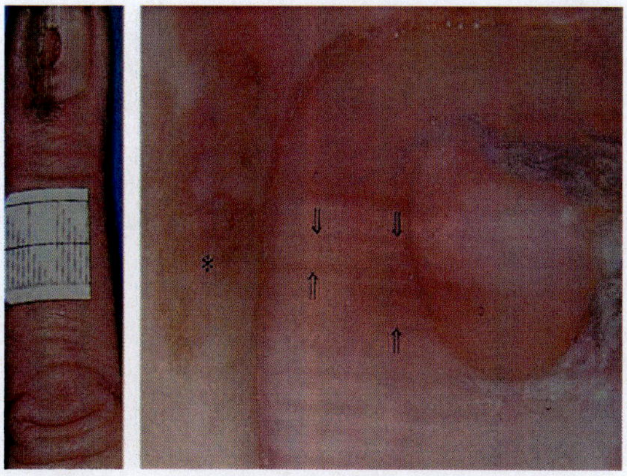

▪ **Abb. 11.6** Dermatoskopisches Bild eines superfiziell spreitenden malignen Melanoms, Asymmetrien und Irregularität von Farben und Strukturen. (Aus Stolz et al. 2002, mit freundlicher Genehmigung)

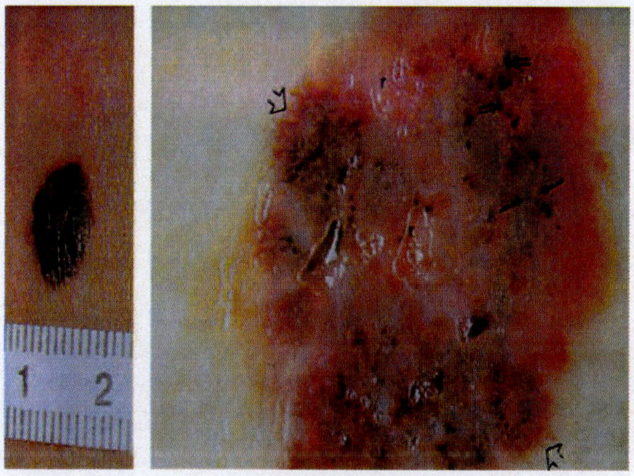

▪ **Abb. 11.7** Dermatoskopisches Bild eines subungualen, akrolentiginösen Melanoms, unregelmäßige Pigmentierung, Hutchinson-Zeichen. (Aus Stolz et al. 2002, mit freundlicher Genehmigung)

Die Differenzierung gegen einen pigmentierten Nävus, ein subunguales Hämatom bzw. ein Fibrom ist beim subungualen Melanom oft schwierig. Ein subunguales Hämatom kann oft durch Anwendung der **Teststreifenmethode** identifiziert werden (▶ Abschn. 10.1). Liegt nur ein einziger pigmentierter Streifen unter der Nagelplatte vor, besteht der dringende Verdacht auf ein subunguales Melanom. Finden sich mehrere pigmentierte Streifen, handelt es sich meist um eine Blutung, einen pigmentierten Nävus, um ein Plattenepithelkarzinom oder eine Onychomykose. Biopsien sind wegen einer möglichen Verschleppung von Melanomzellen problematisch, ame-

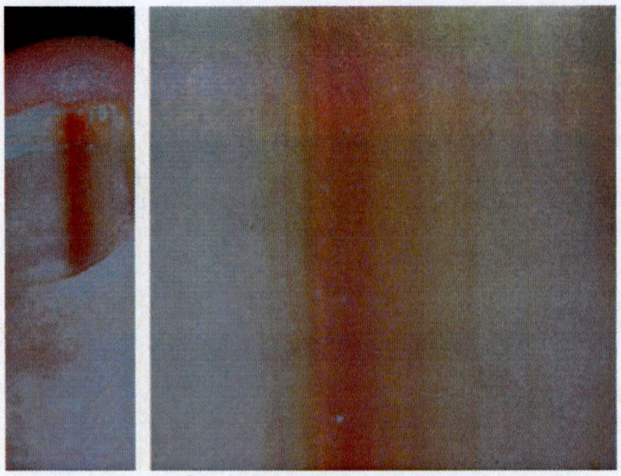

Abb. 11.8 Dermatoskopisches Bild eines subungualen, melanozytären Nävus vom Kompound-Typ, gleichmäßig braune Flächen und gleich breite, parallele Längslinien. (Aus Stolz et al. 2002, mit freundlicher Genehmigung)

lanotische Melanomformen können aber überhaupt nur bioptisch diagnostiziert werden.

> **Besteht bei einem subungualen oder periungualen Tumor auch nur der geringste Verdacht, dass es sich um ein Melanom handeln könnte, ist eine Totalexzision zu bevorzugen.**

Punkte, die bei einer dunklen Verfärbung des Nagels für die Entwicklung eines subungualen Melanoms sprechen

- Plötzliches Auftreten auf einem bisher unauffälligen Nagel
- Dunkelfärbung des Nagels von Daumen, Zeigefinger oder Großzehe
- Auftreten an einem einzelnen Nagel bei Patienten im 5. oder 6. Lebensjahrzehnt
- Longitudinale Melanonychie mit sich von proximal nach distal verjüngenden Streifen
- Auftreten nach einem Trauma, zusätzliches Vorliegen einer Onychodystrophie
- Positives Hutchinson-Zeichen, d. h. oft nur diskrete, streifige, fleckige oder punktförmige periunguale Pigmentierung; hier ist aber zu berücksichtigen, dass auch bei pigmentierten Nävi periunguale Pigmentierungen auftreten können, die Differenzierung aber durch die dermatoskopische Untersuchung möglich ist; Nävi zeigen eine gleichmäßige Pigmentverteilung

Ein subunguales Hämatom kann zu einer »Trikolore«, d. h. einer blauen, roten und weißen Verfärbung der Nagelplatte, führen. Beachtenswert sind die Berichte über Frauen vom schwarzen oder dunklen Hauttyp, die ein subunguales Melanom durch regelmäßige Anwendung eines farbigen Nagellacks »versteckten«.

Die Technik der **Biopsie pigmentierter Nagelveränderungen** richtet sich nach dem klinischen Bild. Von großem Vorteil ist die Exzisionsbiopsie, insbesondere bei Melanomen (s. unten).

> **Gewarnt sei vor Biopsien, die nicht tief genug gehen, also die Matrix nicht miterfassen.**

Um ein etwaiges Melanom zu erkennen, erweist sich manchmal eine Blockexzision bis zum Knochen als notwendig. Die »**doppelte Stanzung**« kann bei Läsionen < 3 mm vorgenommen werden und schont das Bild des Nagels; erst wird mit einer 6-Millimeter-Stanze die Nagelplatte eröffnet, dann wird mit einer 3-Millimeter-Stanze die tiefer liegende Läsion des Nagelbetts oder der Nagelmatrix erfasst. Dann wird die Öffnung mit dem durch die erste Stanzung gewonnenen Scheibchen wieder verschlossen.

Beim Melanom richtet sich die Prognose nach der Eindringtiefe in die verschiedenen Hautschichten (**Clarke-Skala**) und nach der maximalen Tumordicke in Millimetern (**nach Breslow**). Subunguale Melanome und Melanome der Nagelmatrix setzen häufig Satelliten-Metastasen in der Umgebung des Nagels (»Melanose«), außerdem können lymphogene Metastasen in den regionären Lymphknoten, In-Transit-Metastasen in den Lymphwegen und hämatogene Fernmetastasen auftreten.

> **Die Behandlung des subungualen Melanoms besteht in einer Exzisionsbiopsie mit sofortigem Kryostatschnitt, möglichst in Vollnarkose, um bei positivem histologischem Befund eine Entfernung des Tumors mit adäquatem Sicherheitsabstand vornehmen zu können (▶ Abschn. 14.4, Abb. 14.7).**

Bei Melanomen der Haut wird ein Sicherheitsabstand von mindestens 1 cm gefordert. Da dies im Nagelbereich kaum möglich ist, werden hier 1–3 mm gefordert. Wenn bereits eine Knocheninfiltration vorliegt, ist eine Amputation der distalen Phalanx oder – in Abhängigkeit von der Ausdehnung des Tumors – des ganzen Fingers bzw. der ganzen Zehe unvermeidlich. An die Totalexzision des Tumors wird eine Sentinel-Biopsie der regionären Lymphknoten, der »Vorposten« für eine lymphogene Metastasierung, angeschlossen.

> **Weiter erfolgt die Standardbehandlung beim Melanom in Form einer Chemoimmunotherapie, die in der Kombination von Dacarbazin mit Interferon besteht.**

Die Chemoimmuntherapie führt zu einer Verlängerung der erscheinungsfreien Intervalle, wenn auch nicht immer zu einer Lebensverlängerung. Imatimib erwies sich bei Vorliegen des Philadelphia-Chromosoms wie bei chronischer myeloischer Leukämie als erfolgreich.

Die Nachsorge von Melanompatienten muss über mindestens 10 Jahre erfolgen. Ziel ist die frühzeitige Entdeckung von Metastasen oder von Zweittumoren, da erfahrungsgemäß auf ein Melanom häufig ein zweites folgt.

11.3.2 Plattenepithelkarzinome

Plattenepithelkarzinome des Nagelbetts sind im Vergleich zur allgemeinen Inzidenz der Hautkarzinome selten, da das wichtigste Karzinogen für die äußere Körperdecke, die Ultraviolettstrahlung B der Sonne (UVB), durch die Nagelplatte gefiltert wird und damit zu keiner Schädigung der Zellen im Subonychium führen kann. Immer wieder werden Fälle bekannt, bei denen gleichzeitig an mehreren Fingern periunguale Plattenepithelkarzinome auftraten. Hier ist in erster Linie an einen beruflichen Kontakt mit Karzinogenen zu denken, UVB-Belastungen z. B. im Sonnenstudio dürften nur von geringerer Bedeutung sein (▶ Abschn. 10.3). Geschwüriger Zerfall des Karzinoms und Metastasierung erfolgen nur in Ausnahmefällen. Der papillomatöse Tumor hebt die Nagelplatte vom Nagelbett ab und zerstört sie.

Häufig finden sich in Plattenepithelkarzinomen der Fingernägel Hinweise auf eine mögliche pathogenetische Bedeutung humaner Papillomviren. Hier besteht die Möglichkeit einer genital-digitalen Übertragung, da in einzelnen Fällen der gleiche Stamm von Papillomviren als Erreger einer genitalen Dysplasie bzw. eines genitalen Karzinoms und eines subungualen Plattenepithelkarzinoms identifiziert wurde.

In seinem klinischen Bild kann ein Plattenepithelkarzinom einer Warze, einer subungualen Exostose oder einem Lichen ruber planus ähneln. In seltenen Fällen verbirgt sich ein Karzinom hinter einer therapieresistenten Onychomykose. Die Diagnose erfolgt durch Biopsie, am besten gleich im Rahmen einer Totalexzision (▶ Abschn. 14.4). Die beste Technik für die Entfernung eines subungualen Plattenepithelkarzinoms ist die **Mohs-Mikrochirurgie**; dabei wird der Tumor in dünnen Schichten abgetragen, jede Schicht wird mikroskopisch untersucht. Diese Technik vermeidet weitgehend die Entstehung von Rezidiven, auch wird das umgebende Gewebe am meisten geschont.

Bei Angestellten in Sonnenstudios wird immer wieder diskutiert, ob nicht ständige berufliche Exposition gegen UVB zu einer Häufung von subungualen Karzinomen führen könnte. Konklusive Beweise liegen hierfür aber noch nicht vor, ebenso wenig wie für eine erhöhte Inzidenz von Hautkarzinomen.

Ein subungualer **Morbus Bowen** ist klinisch schwer zu diagnostizieren, die Verwechslung mit einer Warze leicht möglich. Hilfreich ist die Tatsache, dass Morbus Bowen meist gleichzeitig an mehreren Fingernägeln auftritt, was bei Warzen seltener vorkommt. Liegt ein chronisch progredienter, raumgreifender, subungualer Prozess vor, sollte aus diagnostischen und therapeutischen Gründen eine Biopsie bzw. eine Totalexzision vorgenommen werden (▶ Abschn. 14.4, ◼ Abb. 14.6).

Durch eine Biopsie lässt sich ein Morbus Bowen frühzeitig erkennen, und der Übergang der Präkanzerose in ein Bowen-Karzinom kann verhindert werden.

Ein beginnender Morbus Bowen am Nagelbett spricht gut auf eine photodynamische Therapie (δ-Aminolävulinsäure lokal und anschließende Rotlichtbestrahlung) an. Die Behandlung eines Plattenepithelkarzinoms bzw. eines Bowen-Karzinoms des Nagelbetts besteht idealerweise in einer Totalexzision. Ist dies aus anatomischen Gründen aufgrund der Tumorgröße nicht möglich, muss eine Amputation des ganzen Fingerendglieds vorgenommen werden.

11.3.3 Kutane Lymphome

Lymphome des Nagelbetts, sowohl **B-Zell-** als auch **T-Zell-Lymphome**, beginnen als Flecken (Patch-Phase), dann treten subunguale Plaques auf, und schließlich entwickeln sich weiche Tumoren, die den Nagel abheben und zerstören. Lymphome verlaufen chronisch und bleiben in 80% der Fälle im Stadium der Flecken bestehen. Die alte Bezeichnung »Mycosis fungoides« leitet sich von den pilzförmigen Tumoren im Endstadium ab, hat aber mit Mykosen nichts zu tun. Die Diagnose erfolgt durch Biopsie, die Behandlung richtet sich nach dem vorliegenden Stadium. In der Patch-Phase werden UV-Bestrahlungen und Kortikosteroide in Salbenform empfohlen, in späteren Stadien kommen chemotherapeutische Maßnahmen zum Einsatz.

Die an Handtellern und Fußsohlen auftretende **vesikulopustulöse Form** der T-Zell-Lymphome kann auf die Dorsalseiten der Endphalangen übergreifen und Störungen der Nagelbildung verursachen.

Arzneimittelinduzierte Nagelveränderungen

12.1 Zytostatika (Chemotherapie) – 116

12.2 Retinoide – 118

12.3 Inhibitoren des VEGF-Rezeptors – 118

12.4 Nukleosidanaloga – 118

12.5 Weitere Arzneimittelgruppen – 118

Eine große Zahl von Arzneimitteln kann zu unerwünschten Hauterscheinungen führen. An erster Stelle der Auslöser stehen

- β-Laktam-Antibiotika,
- Sulfonamide,
- nichtsteroidale Antiphlogistika (NSAID, *non-steroidal-antiinflammatory-drugs*),
- Statine,
- Neuroleptika,
- Protonenpumpenhemmer,
- Röntgen-Kontrastmittel.

In ◘ Tab. 12.1 (nach Fritsch 2008) sind die klinischen Bilder der unerwünschten Arzneimittelreaktionen und ihre relative Häufigkeit zusammengestellt.

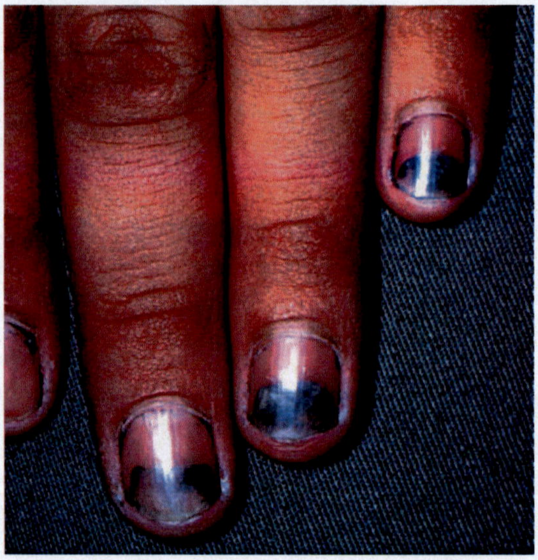

◘ **Abb. 12.1** Nagelveränderungen bei einer Arzneimitteleruption, subunguale Blutungen, Onycholyse. (Mit freundlicher Genehmigung von Galderma/DermQuest.com)

Bei den meisten Arzneimittelexanthemen kommt es zu einer Mitbeteiligung des Nagelbetts in Form von subungualen Blutungen (◘ Abb. 12.1), zur Ausbildung von *red nails* (► Abschn. 6.16), manchmal tritt auch eine Abhebung der Nagelplatte ein. Bei phototoxischen Reaktionen erfolgt in erster Linie eine Onycholyse (► Abschn. 10.3).

Einige Arzneimittel können eine **toxische epidermale Nekrolyse** (TEN) auslösen (alter Name: Lyell-Syndrom). Die TEN wird als Maximalvariante eines erythematobullösen Arzneimittelexanthems angesehen und ähnelt den Major-Formen des Erythema exsudativum multiforme (Stephens-Johnson-Syndrom, SJS). Die TEN ähnelt in ihrem klinischen Bild dem *staphylococcal scalded syndrome* (SSS), dem durch Staphylokokken verursachten Syndrom der verbrühten Haut (► Abschn. 7.8). Die Epidermis löst sich flächenhaft ab und lässt sich wie ein Handtuch verschieben (positives Nikolski-Zeichen). Die Nägel »schwimmen« ab.

Hauptverursacher einer toxisch epidermalen Nekrolyse sind:

- Barbiturate,
- Hydantoine,
- Pyrazolonderivate,
- Sulfonamide.

> **Expositionstests sind wegen drohender lebensgefährlicher Reaktionen kontraindiziert. Der Patient erhält einen Allergiepass, in dem sämtliche als Auslöser verdächtigen Medikamente aufgelistet sind.**

12.1 Zytostatika (Chemotherapie)

Jeder Chemotherapiezyklus verursacht ein kurzfristiges Sistieren des Nagelwachstums. Dies führt auf der Nagelplatte zu atrophischen Querstreifen, die allmählich zum freien Ende hin auswachsen (Beau-Reil-Querlinien). Bei Einzelgaben von Zytostatika beschränken sich die Nagelveränderungen auf **einen** Querstreifen.

◘ **Tab. 12.1** Klinische Symptome unerwünschter Arzneimittelreaktionen an der Haut

Klinik	Häufigkeit
Exantheme (fleckförmige oder diffuse Rötung der Haut)	50%
Urtikaria, Angioödeme, oft verbunden mit anaphylaktischen Allgemeinsymptomen wie Blutdruckabfall und Atemnot	25%
Fixes Arzneimittelexanthem	10%
Erythema multiforme und Stevens-Johnson-Syndrom (SJS)	10%
Exfoliative Erythrodermie	5%
Phototoxische Reaktionen	3%

Bei Anämien als Folge einer Leukämie oder nach einer Depression des Knochenmarks als Folge einer Chemotherapie entstehen oft subunguale Blutungen. Das Trikolore-Zeichen (dunkle, rote und weiße Verfärbungen) lässt dann an das Vorliegen eines Melanoms denken (▶ Abschn. 1.3.1). Auch PUVA-Bestrahlungen können zu »schwarzen« Nägeln führen, meist als Folge von Blutungen, selten als Folge einer vermehrten Melaninbildung. PUVA-Nägel weisen meist nur punktförmige Blutungen auf (▶ Abschn. 7.1.3).

Methotrexat verursacht eine starke Verlangsamung des Nagelwachstums, **Azathioprin** wirkt in dieser Hinsicht nur schwach. **Adriamycin** oder **Bleomycin** induzieren eine verstärkte Melaninbildung in der Matrix der Nägel (◘ Abb. 12.2). Unter **Vincristin** und **Cyclophosphamid** entwickelt sich häufig die Maximalform der Beau-Reil-Querlinien, die Onychomadese. **Mycophenolat** und auch einige andere Zytostatika führen zu einer Onycholysis semilunaris an allen Nägeln, wobei die abgehobenen Nagelanteile jeweils gleich weit von der Matrix entfernt sind (◘ Abb. 12.3). Nicht selten kommt es zu einer Chloronychie, d. h. einer Einwanderung von *Pseudomonas aeruginosa* mit deutlicher Blau-Grün-Verfärbung des Nagels.

Hydroxyurea (Hydroxyharnstoff) ist vielfach das Zytostatikum der Wahl bei myeloproliferativen Erkrankungen wie Polycytaemia vera, essenzielle Thrombozytopenie oder myeloische Leukämie. Bei Kindern – weniger häufig bei Erwachsenen – verursacht Hydroxyurea hyperpigmentierte Nägel. Entweder tritt eine diffuse Dunkelfärbung auf, oder es kommt zu einer longitudinalen, selten auch zu einer transversalen Melanonychie.

Taxane (Docetaxel, Paclitaxel), die Zytostatika aus der Eibenrinde, verursachen eine ganze Reihe von Nagelveränderungen: Häufig kommt es als Folge der Hemmung des Nagelwachstums zu Beau-Reil-Querlinien und Onycholysen. Wie bei anderen Zytostatika treten auch longitudinale Melanonychien auf. Weiter sind akute, schmerzhafte Paronychien und subunugale Abszesse zu nennen. Die subunguale Hyperämie kann zu subungualen Blutungen führen. Diese meist akut einsetzenden Nagelveränderungen beruhen auf toxischen Wirkungen; wie stark und für den Patienten belastend sich dieser Effekt gestalten kann, ist der Tatsache zu entnehmen, dass manche Kliniken versuchen, über 90 Minuten nach der Gabe des Zytostatikums durch die Anlegung eines Eishandschuhs Nagelveränderungen zu mildern. Ein Hersteller liefert sogar Patientenkits mit Handcreme, Nagelhärter und rotem Nagellack zusammen mit dem Zytostatikum. Erwähnenswert ist die unter einer Behandlung mit Taxanen einsetzende Steigerung der Porphyrinsynthese im Organismus; die vermehrt gebildeten Porphyrine verursachen phototoxische Reaktionen, selten auch an den Nägeln.

Das in seiner Wirkung den Taxanen ähnliche **Ixabepilon** löst nur selten Nagelveränderungen aus.

Capicetabin, Prodrug von 5-Fluorouracil, ein bei Mamma- und Magenkarzinomen verabreichtes Zytostatikum, verursacht häufig eine Ablösung der Nägel vom Nagelbett.

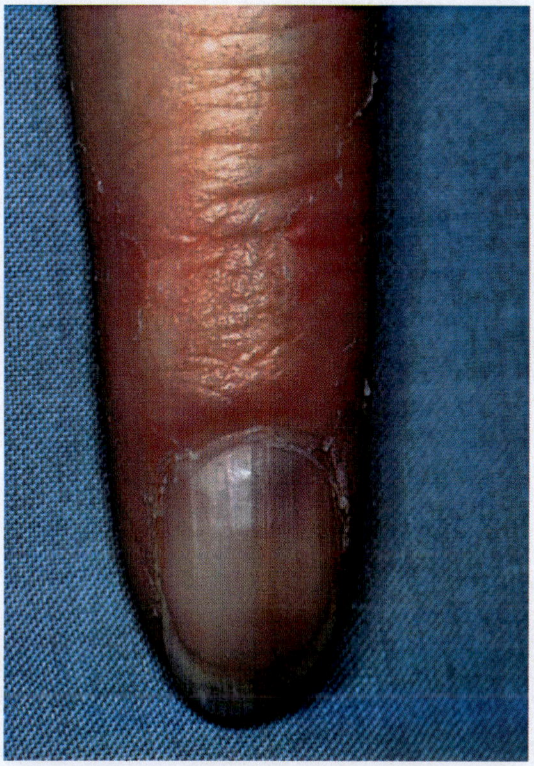

◘ **Abb. 12.2** Subunguale Pigmentierung unter Zytostatikabehandlung. (Mit freundlicher Genehmigung von Galderma/DermQuest.com)

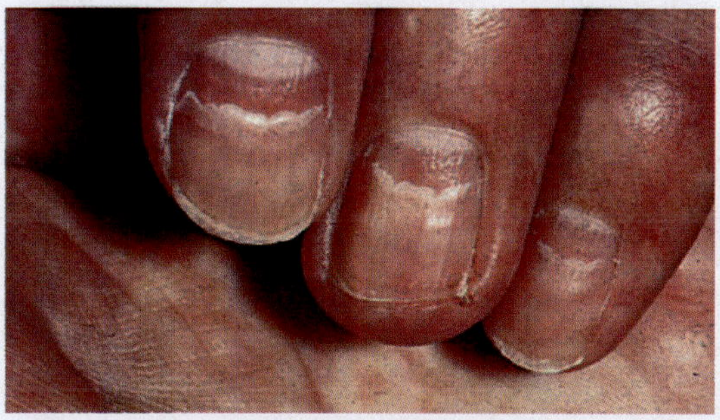

◘ **Abb. 12.3** Onycholyse unter Zytostatikabehandlung; die Ränder der Onycholyse sind bei allen Nägeln gleich weit von der Matrix entfernt. (Aus Fritsch 2009)

Daunorubicin. ein DNA-Interkalator aus der Gruppe der Anthrazykline, wird zusammen mit anderen Zytostatika zur Behandlung von Leukämien eingesetzt. Diese Substanz löst an den Nägeln phototoxische Reaktionen aus und verursacht Pigmentierungen an nicht sonnenexponierten Arealen.

12.2 Retinoide

Die Verabreichung von Retinoiden wie z. B. Isotretinoin oder Acitretin verursacht brüchige Nägel und eine Verdünnung der Nagelplatten (Onychoatrophie), die an das Bild von Durchblutungsstörungen erinnert (▶ Abschn. 5.2). Auch entstehen häufig quere Streifen oder Furchen (Beau-Reil-Querlinien), mitunter kommt es zu einer vollständigen Onycholyse. An den großen Zehen tritt manchmal eine akute, schmerzhafte Paronychie auf, auch wurde wiederholt die Entwicklung pyogener Granulome an den Nagelfalten beobachtet. Nach Absetzen der Behandlung mit Retinoiden sind alle geschilderten Veränderungen reversibel.

12.3 Inhibitoren des VEGF-Rezeptors

Hemmstoffe des vegetativen Epidermal-growth-factor-Rezeptors (VEGF) wie **Cetuximab**, **Gefitinib** oder **Erlotinib** führen bei 90% der Patienten zu unerwünschten Wirkungen an der Haut. Am häufigsten kommt es zu akneiformen Exanthemen, die durch sterile, follikulär stehende Pusteln charakterisiert sind.

> **Diese Exantheme werden als positives Zeichen für ein Ansprechen auf die Behandlung gewertet.**

Zusätzlich besteht eine hohe Neigung zu Haut- und Nagelinfektionen mit Viren, Bakterien oder Pilzen.

Bei 10–15% der Patienten kommt es zu Paronychien an vielen Fingern und an den großen Zehen, auch entwickeln sich eingewachsene Nägel. Die Nagelveränderungen können sich bereits ein bis zwei Monate nach Beginn der Behandlung einstellen, oft dauert dies aber auch sechs Monate. Die Schmerzhaftigkeit der Paronychien und die auftretenden funktionellen Störungen können zu einer kurzen Unterbrechung der Cetuximab-Behandlung zwingen. Die Behandlung dieser für den Patienten äußerst unangenehmen, unerwünschten Wirkung der Inhibitoren des VEGF-Rezeptors erfolgt durch lokale Applikationen von Glukokortikoiden und systemische Gaben von Antibiotika.

Die durch die Einnahme von Inhibitoren des VEGF-Rezeptors verursachte abnorme Xerose der Finger nimmt keinen Einfluss auf die Nägel.

12.4 Nukleosidanaloga

Die Verordnung von Nukleosidanaloga erfolgt in erster Linie zur Behandlung von HIV-Infektionen. Bei dieser Infektion besteht ein hohes Risiko für unerwünschte Arzneimittelreaktionen, da eine Dysregulation des Immunsystems vorliegt.

Azidothymidin (Zidovudin) hemmt die reverse Transkriptase und wird deshalb häufig zur Behandlung von AIDS-Patienten eingesetzt. Dieses Medikament kann schon nach einer vierwöchigen Einnahme longitudinale und transversale Melanonychien verursachen (▶ Abschn. 3.1.2); oft entwickeln sich auch mehrere Längsbänder nebeneinander. Tritt eine Verfärbung des gesamten Nagels ein, reicht die auftretende Pigmentierung von dunkelbraun über blaugrau bis schwachblau. Als Ursache der Pigmentierung wurde eine Stimulierung der Melanozyten durch Azidothymidin festgestellt; Melanosomen werden in vermehrtem Ausmaß gebildet und fein verteilt. Außer einer Verfärbung der Nägel verursacht Azidothymidin auch eine Pigmentierung der Haut, braune Fleckchen an Handtellern und Fußsohlen sowie melaninbedingte dunkle Punkte an den Seitenrändern der Zunge.

> **Muss an Neugeborene Azidothymidin zur Prophylaxe einer perinatalen HIV-Infektion verabreicht werden, entwickeln sich an den beiden großen Zehen durch *Candida albicans* oder *Escherichia coli* verursachte Paronychien.**

12.5 Weitere Arzneimittelgruppen

β-Rezeptorenblocker. Im Laufe einer Behandlung mit β-Rezeptorenblockern kann es zur Entwicklung von Zwicknägeln (▶ Abschn. 2.8.7) kommen.

Silbersalze. Reichliche Einnahme von Silbersalzen (Rollkur) führte zu grauen Ablagerungen im Bereich der Lunula (Argyrose). Diese Behandlungsart ist heute verlassen. Auch silberhaltige Nasen- oder Ohrentropfen werden nur noch selten appliziert, überdies sind die aufgenommenen Silbermengen meist nur gering. Allerdings verwendet die homöopathische Medizin im Do-it-yourself-Verfahren hergestellte kolloidale Silberlösungen, die bei längerem Gebrauch zu einer Argyrose führen können.

Psychopharmaka. Unter **Carbamazepin**, einem Antikonvulsivum aus der Gruppe der Dibenzazepine, wurde in einigen Fällen das Auftreten einer kompletten Nagelablösung (Onychomadese) beobachtet. Das Antikonvulsivum **Valproinsäure** verursacht bei manchen Patienten dystrophische Nagelveränderungen. Außerdem erfolgt eine

Aufhellung dunklerer Haare, die dann blond, glanzlos und trocken wirken. Die Antipsychotika **Olanzapin** und **Aripiprazol** verursachen oft Onycholysen. Bei Olanzapin dürfte dieser Effekt mit der phototoxischen Wirkung des Pharmakons zusammenhängen.

Kalziumkanalantagonisten. Bei Verabreichung des Blutdrucksenkers **Amlodipin** können longitudinale Melanonychien auftreten. Auch wurden periunguale Pigmentierungen in der Art des Hutchinson-Zeichens beobachtet.

Nichtsteroidale Antiphlogistika. NSAID verursachen keine direkten Störungen an den Nägeln. Die erhöhte Blutungsbereitschaft kann aber zu kleinen Blutungen in den periungualen Geweben führen.

Photodynamische Medikamente. Pigmentierungen der Nagelplatte und periunguale Pigmentablagerungen entstehen bei Einnahme photodynamischer Medikamente (Beispiel: Minocyclin) und anschließender Sonnenexposition (▶ Abschn. 11.3.1).

Pflege, Reinigung und Schutz der Nägel

13.1 Basispflege – 122

13.2 Nagelpflegeprodukte – 123
13.2.1 Nagellacke – 124
13.2.2 Nagellackentferner – 126
13.2.3 Künstliche Nägel – 126

13.3 Nagelschutz – 127

13.4 Verbesserung des Nagelwachstums – 127

Hände sind wie eine persönliche Visitenkarte. An den Händen lässt sich meist auf den ersten Blick erkennen, ob ein Mensch gepflegt ist. Auch ergeben sich oft Hinweise auf das »biologische Alter« und den Gesundheitszustand der Person. Aber Nagelpflege ist nicht nur aus erscheinungsmedizinischen Gründen wichtig, sie dient auch der Gesundheitsvorsorge.

Bei genauer Selbstbeobachtung können frühzeitig Hinweise auf eine Infektion, eine Abwehrschwäche, eine Durchblutungsstörung oder eine systemische Erkrankung entdeckt werden.

Nagelveränderungen zeigen sich als
- Verfärbungen der Nagelplatte,
- dunkle Linien oder Flecken,
- Risse oder Aufsplitterungen,
- Längs- oder Querrillen,
- Verdickungen,
- abnorme Brüchigkeit.

Auf einen sich entwickelnden Nagelpilz sei speziell hingewiesen. Je früher hier die Behandlung einsetzt, umso erfolgreicher kann sie gestaltet werden.

Nagelstörungen sollten unbedingt einem Arzt, am besten einem Dermatologen gezeigt werden.

13.1 Basispflege

Die Basisbehandlung der Nagelpflege besteht im Kürzen und in der Reinigung der Nägel.

Das **Kürzen** wird mit einer scharfen Nagelschere, bei harten Fußnägeln mit einer Nagelzange vorgenommen. Die Instrumente müssen scharf sein, um ein Ausfransen der Nägel zu verhindern. Weiche Nägel sind leichter zu schneiden als harte, weshalb das Kürzen der Hand- und Fußnägel vorzugsweise nach einem warmen Bad vorgenommen werden sollte.

Fußnägel müssen gerade geschnitten werden, Abrunden und Tieferschneiden der Ränder ist nicht empfehlenswert, da damit ein Einwachsen der Nägel begünstigt wird.

Die Form der Fingernägel unterliegt stark der Mode, im Augenblick sind auch an den Händen gerade Formen aktuell. Nach dem Schneiden werden die Nagelränder gefeilt. Besonders schonend sind Glasnagelfeilen, mit denen auch die Nageloberfläche geglättet werden kann.

Die **Reinigung** der Nägel kann im Rahmen des Händewaschens mit lauwarmem Wasser und Seife erfolgen. Bei Berufen mit hoher Schmutzbelastung sollten die Nägel möglichst kurz gehalten werden, was die Entfernung des Schmutzes mit einer mittelharten Bürste erleichtert. Die Reinigung der freien Nagelränder erfolgt zusätzlich zum Händewaschen mit einem Holz- oder Plastikstäbchen. Die Reinigung mit metallischen Instrumenten ist nur bei langen Nägeln notwendig. Das »Auskratzen« des freien Nagelrands mit einem Metallinstrument beschädigt die Nagelunterfläche, Fremdstoffe können sich dann noch hartnäckiger festsetzen.

Die **Entfernung von Nagellack** mittels Nagellackentferner sollte sehr vorsichtig erfolgen, da die Lösungsmittel der meisten Nagellackentferner schlecht hautverträglich sind und das Perionychium schädigen. Auch führt eine übermäßige Anwendung von Nagellackentfernern zu kleinen Einrissen in der Nagelplatte (Onychoschisis, Onychorrhexis).

Häufige Entfettung der Nägel durch starke Seifen, Detergenzien und auch Nagellackentferner bewirkt eine Spaltbildung im Nagel zwischen dem distalen und proximalen Anteil (Onychoschisis lamellosa).

Die Entfernung überschüssiger Nagelhaut darf nur mit äußerster Vorsicht erfolgen, Verletzungen führen zu Entzündungen, Infektionen und Nagelwachstumsstörungen. Scharfe Scheren sind bei diesem Akt der Nagelpflege nicht angebracht.

Überschüssige Nagelhaut wird vorsichtig abgetragen. Nach kurzer Einwirkzeit eines Nagelhautentferners wird die Nagelhaut mit einem Holz- oder Gummistäbchen zurückgeschoben, ein etwaiger Überschuss mit einer Hautzange vorsichtig entfernt. Bei wiederholter geringer Schädigung kommt es zur Leukonychie (Abb. 13.1), stärkere Schäden durch Fehler bei der Maniküre oder durch nervöse Traumatisierung des Nagelwalls führen zu Querlinien nach Art eines Waschbretts (Waschrumpel) (Abb. 13.2). Bei trockener Fingerhaut ist zartes Eincremen eine gute Vorbereitung für die Pflege der Nagelränder.

Zum **Lackieren** der Nägel wird zuerst ein farbloser Unterlack (*base coat*) aufgetragen. Diese Schicht schützt die Nagelplatte vor Verfärbungen und gleicht Unebenheiten aus. Danach folgt eine Schicht des Farblacks, das Auftragen kann nach kurzem Antrocknen wiederholt werden. Zur besseren Haltbarkeit und zur Verstärkung des Glanzes wird zuletzt ein farbloser Überlack aufgetragen (*top coat, nail polish*).

Belastungen der Hände, wie sie beruflich vielfach unvermeidbar sind, sollten nicht nur zu einer verstärkten Pflege der Haut, sondern auch zu einer regelmäßigen Pflege der Nägel veranlassen. Eincremen der Nagelränder und Pflege des Perionychiums sind zu empfehlen. Auf den Nagelplatten kann eine Schutzschicht aufgetragen werden, am besten in Form eines Nagellacks.

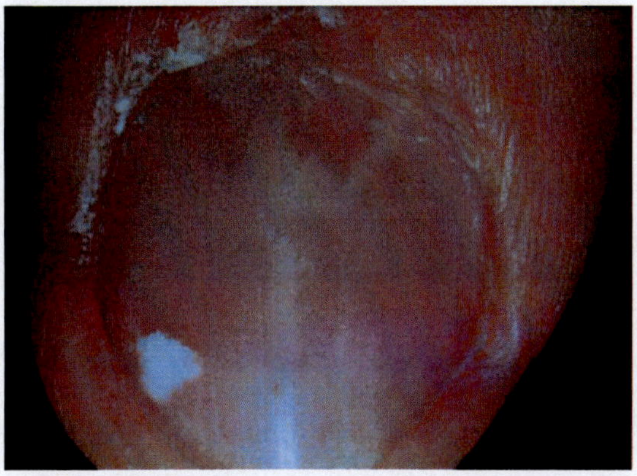

Abb. 13.1 Leukonychie:als Folge eines Maniküschadens. (Mit freundlicher Genehmigung von Galderma/DermQuest.com)

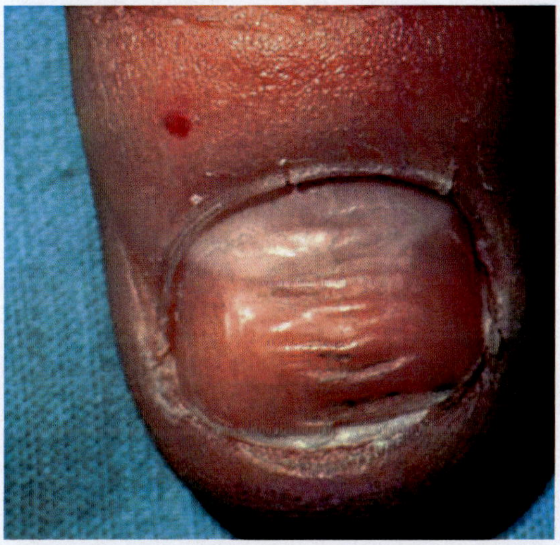

Abb. 13.2 Waschrumpelnagel. (Mit freundlicher Genehmigung von Galderma/DermQuest.com)

13.2 Nagelpflegeprodukte

Wie oben erwähnt, genügt in der überwiegenden Mehrzahl der Fälle zur Nagelpflege die regelmäßige Kürzung des freien Nagelrandes mit einer Schere oder mit einem Nagelknipser. Zu vermeiden ist eine Rundung durch zu starkes Schneiden der Nagelränder, da dies zum Einwachsen des Nagels führen kann (▶ Abschn. 10.1). Die Duplikaturen des Perionychiums sollen vorsichtig zurückgeschoben und gereinigt werden, das Abschneiden der Haut birgt die Gefahr von Verletzungen mit der möglichen Entwicklung von Nagelwachstumsstörungen oder von Paronychien. Das Nagelhäutchen sollte überhaupt nicht in die Pflegemaßnahmen einbezogen werden, hier können Schädigungen zu Infektionen der Matrix und damit zu einer bleibenden Verunstaltung des Nagels führen.

Es werden eine Reihe von pharmazeutischen und kosmetischen Produkten zur verschönernden Pflege der Nägel angeboten:

- Nagelsalben,
- Nagelöle,
- Nagelhautentferner,
- Nagelhärter,
- Nagelgrundlacke,
- Farblacke,
- Nagellackentferner.

Akrylatkleber dienen zur Rekonstitution gespaltener, aufgesplitterter oder eingerissener Nagelplatten.

Nagelsalben und Nagelcremes. Wirkstofffreie O/W- oder W/O-Emulsionen. Sie werden in das Nagelbett und den umgebenden Nagelfalz leicht einmassiert. Dadurch werden die Nägel und die umgebende Haut vor Austrocknung geschützt und geschmeidig gehalten. Außerdem wird die Durchblutung gefördert.

Nagelöle. Enthalten sind Öle auf pflanzlicher Basis. Nagelöle werden nach dem Trocknen des Nagellacks auf die Nagelplatte aufgebracht, leicht einmassiert und schnell wieder abgewischt.

Nagelbalsame. Sie werden mit einem Pinsel wie ein Lack auf das Nagelbett und auf die Nagelplatte aufgebracht und sollen den Nagel vor Brüchigkeit schützen.

Nagelhärter. Stärkung und Festigung krankhafter, brüchiger, splitternder Nägel. Zwei Produkttypen werden angeboten. Die konventionellen Nagelhärter enthielten 5% Formaldehyd und Glyzerol; Formaldehyd reagiert mit den freien Aminogruppen des Nagelkeratins und härtet damit den Nagel, Glyzerol sorgt für die Aufrechterhaltung eines normalen Wasseranteils in der Nagelplatte. Die neueren Nagelhärter enthalten Aluminium-, Strontium-, Zink- oder Zirkoniumsalze. Diese Präparate sind weniger aggressiv als die heute kaum mehr verwendeten Formaldehyd-Härter. Alle Produkte werden in Fläschchen mit einem Pinsel angeboten. Alternative Substanzen zur Nagelhärtung sind Alaun und Proteinhydrolysate. Verschiedene Firmen bieten leicht getönte siliziumhaltige Lacke an, die zusätzlich zur Nagelhärtung auch einen dekorativen Effekt bringen. Der Pflege und dem Schutz dienen Lacke auf Basis von Hydroxypolychitosan. Der Schutzfilm kann mit Wasser entfernt werden.

Nagelhautentferner. Die Nagelhaut wird gelöst, ohne das Nagelkeratin anzugreifen. Nagelhautentferner bestehen aus einer Kaliumhydroxidlösung (Maximalkonzentration 5%) oder aus Lösungen mit Alkanolaminen oder Salicylsäure. Aufgrund ihrer Inhaltsstoffe dürfen Nagelhautentferner keinesfalls ins Auge gelangen.

Nagellackentferner. Verfügbar in flüssiger Form, in Cremeform oder als getränkte Pads, enthalten sie verschiedene Lösungsmittel, beispielsweise Butyl- oder Ethylacetat. Aceton löst zwar den Nagellack, wird aber wegen der zu starken Entfettung der Nagelplatte heute nicht mehr verwendet.

13.2.1 Nagellacke

Farblose Nagellacke

Sie dienen als Unter- oder Grundlacke (*base coat*) und stärken die Nagelplatte durch Ausbildung eines schnell trocknenden harten Schutzfilms. Außerdem schützen sie bei Verwendung stark färbender Lacke die Nagelplatte vor Verfärbung. Farbige Lacke (s. unten) enthalten organische und anorganische Pigmente, Lösungsmittel, Filmbildner, Weichmacher und Harze. Die Lacke lassen sich gut auftragen, trocknen schnell und haften gut. Da sie den Nagel gegen Wasser, Tenside und Laugen schützen, haben sie zusätzlich zur Pflege auch eine Schutzfunktion. Als Filmbildner in Nagellacken dient in erster Linie Zellulosenitrat (Kollodium), als Weichmacher werden Butylstearat, Dibutylphthalat, Acetyltributylcitrat sowie Rizinusöl verwendet. Der Zusatz von Kunstharzen, natürlichen Harzen oder Akrylat- und Methacrylat-Kopolymeren trägt zur Haftfestigkeit und zum Glanz des Lacks bei. Wichtig sind die Lösungsmittel, da hiervon die Trockenzeit des Lacks, aber auch das Aussehen des Lackfilms abhängt. Leicht flüchtige Lösungsmittel lassen den Lack zwar schneller trocknen, bewirken aber oft punktförmige Vertiefungen im Lack. Als Lösungsmittel eignen sich Isobutylacetat, Isopropylacetat und Butylacetat.

13

Farblacke

Farblacke für die Nägel bestehen aus Farbstoffen, Lösungsmitteln, Filmbildnern, Weichmachern und Harzen. Nagellacke dekorieren und schützen vor äußeren Einflüssen wie Wasser, Alkalien und Tensiden. Als Filmbildner wird in erster Linie Kollodium (Zellulosenitrat) verwendet. Der Zusatz von natürlichen Harzen oder von Kunstharzen steigert die Haftung und den Glanz des fertigen Lacks. Vom eingesetzten Lösungsmittel hängt die Trockenzeit des Lacks ab. Leicht flüchtige Lösungsmittel trocknen schnell, können jedoch wie beim *base coat* punktförmige Vertiefungen wie bei Orangenschalen verursachen, was kosmetisch äußerst störend wirkt. Das Bild ähnelt den Tüpfel- oder Fingerhutnägeln, wie sie bei bestimmten Hautkrankheiten wie beispielsweise der Psoriasis vulgaris auftreten (▶ Abschn. 2.6 und ▶ Abschn. 7.1).

Durchsichtige Lacke können nur bei glatten Nageloberflächen eingesetzt werden; der Farbstoffgehalt beträgt hier höchstens 1%. In deckenden Cremelacken hingegen werden Farbstoffe bis zu einer Konzentration von 5% eingearbeitet. Zur Vermeidung einer Sedimentation enthält die Lacklösung Quellmittel (Montmorillonit und 0,02%ige Phosphorsäure). Zur Verhinderung der Sedimentation der Farbstoffe dient Stearalkonium Hectorit. Kleine Metallkügelchen sorgen beim Aufschütteln des Lacks für eine homogene Verteilung der Komponenten. Acrylatgele mit Glitzerfunktion enthalten oft allergene Bestandteile wie z. B. Kobalt (Kreuzallergie mit Nickel).

Perlglanzlacke

Diese Lacke enthalten Perlglanzpigmente wie Glimmer (Mica) oder Metalloxidpigmente wie Bismutoxychlorid. Längsrillen im Nagel können mit derartigen »Rillenfüllern« ausgeglichen werden, da sich die mikropigmenthaltigen Lacke in den Rillen absetzen.

Nagellack gegen Hyperkeratosen der Nagelplatte

Von der kosmetischen Industrie wurde ein spezifischer Nagellack zur Verbesserung des Erscheinungsbildes hyperkeratotischer Nagelplatten auf den Markt gebracht. Dieser gut stabilisierte Lack enthält 15% Harnstoff; nach Trocknung erhöht sich die auf die Nageloberfläche einwirkende Harnstoffkonzentration auf 50%. Der keratolytische Effekt erbringt eine Ablösung der unregelmäßig ausgeformten oberflächlichen Schichten, und der Nagel gewinnt langsam wieder ein gefälliges Bild. Empfohlen wird dieser Lack speziell bei Nagelpsoriasis (▶ Abschn. 7.1).

Die Harnstoffbehandlung muss allerdings über etwa sechs Monate lang fortgeführt werden. Nach dem Auftragen der Harnstoffpräparation soll über sechs Stunden Kontakt mit Wasser vermieden werden, da Harnstoff wasserlöslich ist.

Nagellacke sollten besser nicht länger als eine Woche am Nagel verbleiben, da dann möglicherweise eine Erweichung des Schutzfilms eintritt. Nagellacke können nicht nur ein Melanom »verstecken«, sondern auch die Sauerstoffsättigung am Fingerendglied verfälschen (2% scheinbare Verringerung der Sauerstoffsättigung). Dies ist bei intensivmedizinischer Betreuung zu bedenken, Nagellacke müssen vor einer Krankenhausbehandlung generell entfernt werden.

Nagellackallergien

Nagellackallergien zeigen sich in der Mehrzahl der Fälle als Ekzeme an den empfindlichsten Hautstellen des Körpers, bevorzugt an der Lidhaut, können aber auch die Ursache chronischer Hand- und Fingerekzeme sein. ◘ Abb. 13.3 zeigt die Erstmanifestationsstellen einer Allergie gegen Bestandteile von Nagellacken: Lider, Gesicht, Nagelbett und Hände mit abnehmender Häufigkeit. Durch eine vom Arzt durchzuführende Epikutantestung lässt sich feststellen, ob die Kontaktallergie gegen Formaldehyd, Akrylatmonomere, Methakrylate, Nickel, Kobalt, Toluolsulfonamid oder die enthaltenen Farbstoffe besteht. Bei Kontaktallergien gegen Komponenten eines Nagellacks kommt es in milden Fällen nur zu einer Paronychie (◘ Abb. 13.4 und ◘ Abb. 13.5), bei starker Ausprägung wie bei ständig wiederholter Aufbringung des Allergens entwickelt sich eine Onychodystrophie (◘ Abb. 13.5 und ◘ Abb. 13.6).

Komponenten der Nagellacke, die Kontaktallergien und Unverträglichkeitsreaktionen auslösen können

- Formaldehydharz
- Kolophonium
- Toluolsulfonamid
- Akrylate
- Kobalt
- Nickel

Bezüglich der verschiedenen Akrylate ist anzuführen, dass Zyanakrylat und Methakrylat keine Kreuzallergie aufweisen. Methakrylat ist heute wegen seiner stark sensibilisierenden Wirkung in den USA verboten, aber alle Akrylate wirken allergen.

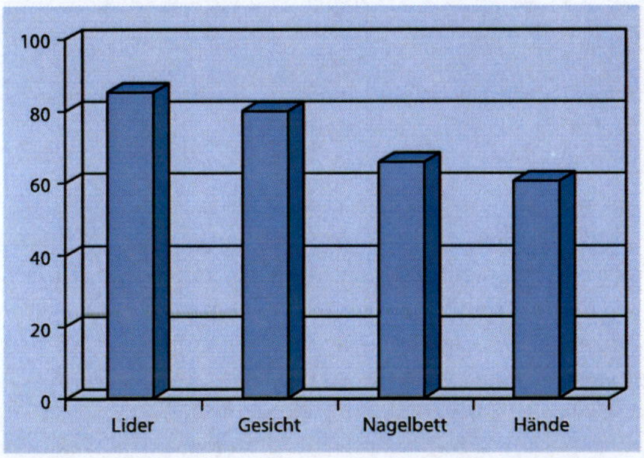

◘ **Abb. 13.3** Erstmanifestationsstellen einer Nagellackallergie; Angaben in %. (Mit freundlicher Genehmigung von Galderma/DermQuest.com)

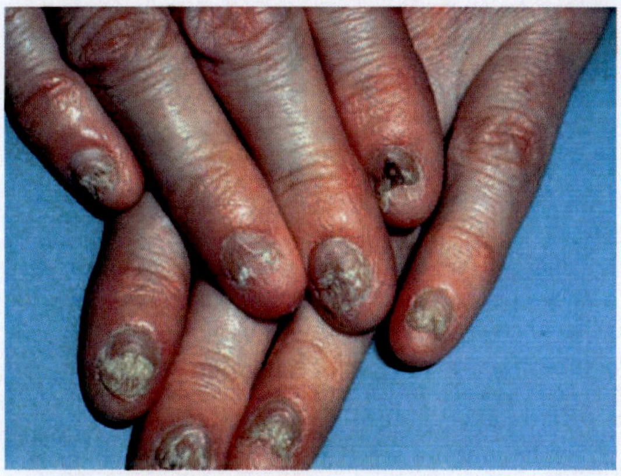

◘ **Abb. 13.5** Onychodystrophie bei Akrylatallergie. (Mit freundlicher Genehmigung von Galderma/DermQuest.com)

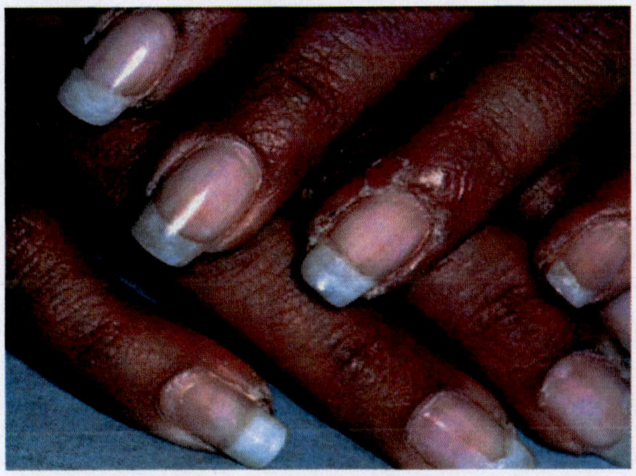

◘ **Abb. 13.4** Paronychie bei Akrylatallergie. (Mit freundlicher Genehmigung von Galderma/DermQuest.com)

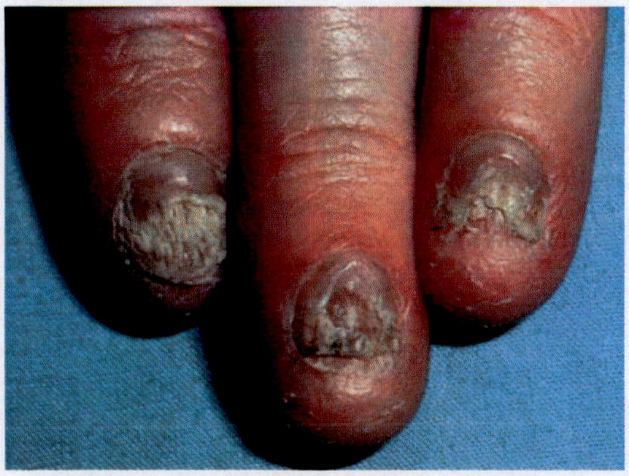

◘ **Abb. 13.6** Nagellackallergie. (Mit freundlicher Genehmigung von Galderma/DermQuest.com)

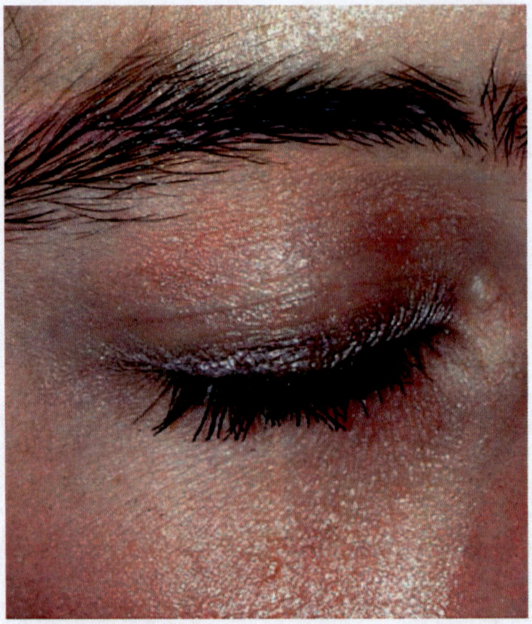

Abb. 13.7 Lidekzem als Manifestation einer Nagellackallergie. (Raab 2006, Allergiefibel)

Da die Erstmanifestation einer Nagellackallergie in der überwiegenden Mehrzahl der Fälle im Gesicht erfolgt, meist an der empfindlichen Haut der Augenlider, dauert es oft lange, bis die Ursache erkannt wird. Bei chronischen Lidekzemen wird erst nach einiger Zeit an das Vorliegen einer Nagellackallergie gedacht. Abb. 13.7 zeigt ein Lidekzem als erste Manifestation einer Nagellackallergie.

In künstlichen Nägeln ist das Akrylatmonomer das häufigste Kontaktallergen, es weist Kreuzreaktionen mit Komponenten moderner Brillenfassungen auf. Wesentlich wichtiger ist aber die bei einer Akrylatallergie bestehende **Kreuzreaktion mit Komponenten von Knochenzement**. Bei Endoprothesen kommt es bei Akrylatallergie zu einer Lockerung oder Abstoßung des künstlichen Gelenks.

> **Akrylatallergien sind bei Planung einer Endoprothese unbedingt dem orthopädischen Chirurgen mitzuteilen, damit in solchen Fällen ein antigenfreier Zement verwendet wird.**

Toluol wird zwar in Nagellackentfernern, aber nur noch selten in Nagellacken eingesetzt, entsprechend rückläufig ist die Zahl der Unverträglichkeiten.

> **Vorsicht ist mit Formaldehyd in Nagelhärtern und Nagellacken geboten; es kann zu einer Ablösung der Nagelplatten und zur Entwicklung eines Pterygium unguis inversum (▶ Abschn. 4.1.9) kommen.**

13.2.2 Nagellackentferner

Nagellackentferner werden in flüssiger Form, als Cremes oder als getränkte Pads angeboten. Das häufigste Lösungsmittel ist Aceton, das jedoch den Nagel stark entfettet und unter Umständen die Oberfläche angreift. Meist wird Aceton deshalb mit anderen organischen Lösungsmitteln verdünnt, auch wird vielfach Rizinusöl als Pflegemittel beigemischt. Eine toxische Hautentzündung verursacht nur Formaldehyd.

> **Der Verdacht, dass Mitarbeiter in Nagelstudios durch den regelmäßigen Kontakt mit Formaldehyd und Toluol eine gesundheitliche Beeinträchtigung erleiden, hat sich nicht bestätigt.**

Pads zur Entfernung von Nagellacken können γ-Butyrolakton enthalten. Es ist ein Fall bekannt, bei dem ein 15 Monate altes Kind an diesen Pads saugte, ins Koma fiel und nur durch intensivmedizinische Betreuung gerettet werden konnte.

13.2.3 Künstliche Nägel

Kunstnägel können auf gesunde Nägel unbedenklich aufgeklebt werden, sofern keine Allergien gegen die verwendeten Materialien bestehen. Bei stärkeren Störungen des Erscheinungsbildes der Fingernägel wie nach Verletzungen, trophischen Störungen oder bestimmten, zu einer Nageldystrophie führenden Hautkrankheiten werden auf das Nagelbett oder auf die glatt gefrästen Reste des zerstörten Nagels Kunstnägel (Nagelprothesen) aufgeklebt. Die störenden Veränderungen werden damit versteckt. Zwei Arten künstlicher Nägel werden heute eingesetzt:

Vorgeformte Plastiknägel. Quer oder in der Längsrichtung gewölbte Scheibchen aus Akrylnitrilbutadienstyrol-Kopolymer, Zelluloseazetat oder reinem Kunststoff. Diese auf die gewünschte Größe zuschneidbaren Prothesen werden auf dem geglätteten Nagel mit einem Zyanoakrylatkleber befestigt, alle Ränder müssen gut verschlossen werden. Zu berücksichtigen ist, dass Zyanoakrylatkleber allergen wirken. Da das Material der Plastiknägel dicht abschließt, darf nicht der gesamte Nagel bedeckt werden. Über die künstlichen Plastiknägel wird ein farbiger Lack aufgetragen, die Prothese wird damit unsichtbar. Bei der Anbringung von Plastiknägeln ist streng darauf zu achten, dass zwischen Nagelbett bzw. den Nagelresten und dem Plastikscheibchen **keine Luftblasen** verbleiben. Dort können sich Bakterien oder Pilze einnisten.

Akrylnägel. Diese werden am Nagel selbst modelliert. Aus Akrylmonomer und Polymerpuder wird eine Paste her-

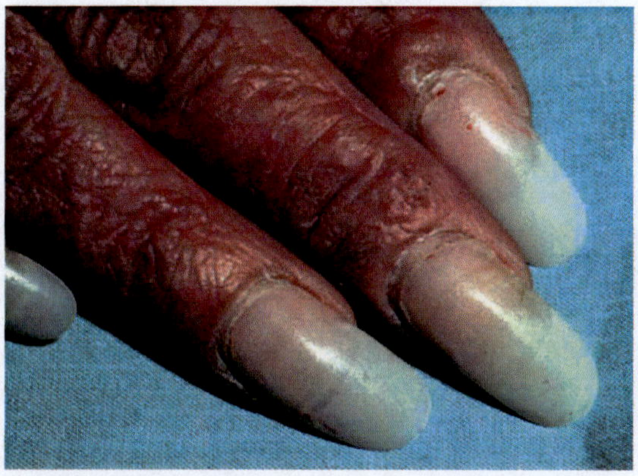

■ **Abb. 13.8** Toxische Nagelschäden durch den Akrylatkleber einer Nagelprothese. (Mit freundlicher Genehmigung von Galderma/DermQuest.com)

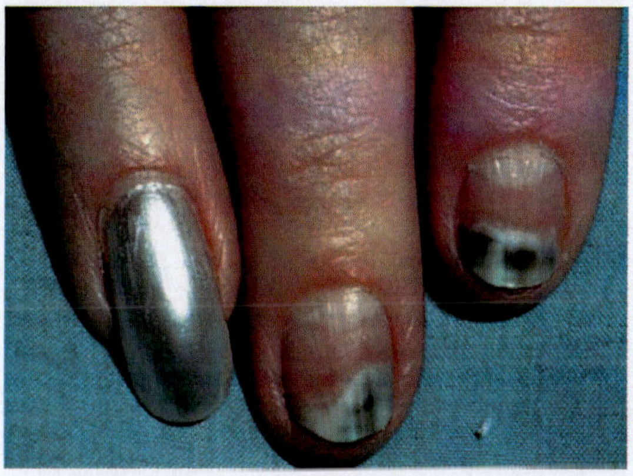

■ **Abb. 13.9** Onycholyse mit Pyocyaneus-Infektion unter Kunstnägeln. (Mit freundlicher Genehmigung von Galderma/DermQuest.com)

gestellt, die zur erwünschten Länge und Dicke geformt wird. Durch Autopolymerisation härten die Akrylnägel aus. Akrylgele werden in gewünschter Form durch Licht- oder UV-Strahlen photopolymerisiert. Dekors wie Perlen, Federn oder ganze Motive ergeben Verzierungen der Akrylnägel. Bei Unverträglichkeit, auch bei Allergie, können Akrylate die Bildung eines Pterygium inversum verursachen.

Ärztlicherseits wird gegen eine derartige Camouflage bei gesunden Nägeln kein Einwand erhoben. Bei Nagelerkrankungen muss aber mit dem behandelnden Dermatologen besprochen werden, ob die künstlichen Nägel eine sinnvolle Behandlung erschweren.

Künstliche Nägel wären z. B. bei der Lokalbehandlung einer Pilzerkrankung störend. Um die Lackanwendungen in den notwendigen Intervallen durchzuführen, müsste die Nagelprothese ein- bis zweimal pro Woche abgenommen werden. Der Aufwand hierbei ist aber nicht unbeträchtlich, weshalb die Patienten in solchen Fällen meist nur eine systemische Behandlung ihrer Onychomykose durchführen lassen. Zu beachten ist, dass Akrylatkleber häufig zu toxischen Schädigungen des Nagels führen und dass es auch zu einer Onycholyse kommen kann (■ Abb. 13.8); unter den gelösten Nagelplatten etablieren sich bakterielle Infektionen (■ Abb. 13.9).

In verschiedenen Berufen sind künstliche Nägel ungeeignet. Erstens verschlechtern sie die Griffsicherheit und zweitens gewähren sie verschiedenen Bakterienspezies Unterschlupf, was Möglichkeiten für die Übertragung von Infektionen eröffnet. Auch besteht durch spitze Nägel die Gefahr einer Verletzung von Schutzhandschuhen.

Medizinisches Personal sollte auf künstliche Nägel verzichten.

Nicht unproblematisch gestaltet sich die **Entfernung der künstlichen Nägel**. Die Auflösung der Zyanoakrylatkleber erfolgt mit Acetonitril. Durch einige Tropfen Lösungsmittel wird die Prothese an der Nagelspitze abgelöst und dann mit einem Stäbchen vorsichtig entfernt. Acetonitril ist hoch toxisch, bei oraler Aufnahme erfolgt ein Umbau zu Zyanid, was zu einer schleichenden, tödlich endenden Vergiftung führen kann. Auch können bei der Abnahme künstlicher Nägel Risse in der Nagelplatte auftreten. Eine Korrektur sollte hier nur nach Rücksprache mit dem Kosmetiktechniker oder, besser, mit dem Arzt erfolgen. Zukleben des Risses in Eigeninitiative kann zu einem subungualen Abszess führen (► Kap. 9).

13.3 Nagelschutz

Ein spezieller Schutz der Nägel ist nur selten notwendig. Bei voraussehbarer massiver Belastung der Hände empfiehlt sich ohnedies das Tragen von Gummihandschuhen, am besten über Stoffhandschuhen zur Vermeidung einer Schweißmazeration. Nagellack schützt die Nagelplatten, spezielle Zusätze in Nagellacken verstärken brüchige Nägel.

13.4 Verbesserung des Nagelwachstums

Ebenso wie die Haarwurzel weist auch die Nagelmatrix eine hohe Stoffwechselaktivität auf und erleidet bei Allgemeinerkrankungen und Mangelzuständen Störungen. Man denke nur an die tiefen Querfurchen bei Zytostatikagaben (► Abschn. 2.3 und ► Abschn. 12.1).

Verschiedentlich werden in Apotheken und Reformhäusern **Nahrungsmittelergänzungsstoffe** angeboten, deren Einnahme eine Stärkung der Nägel erbringen soll.

Die Auslobungen sind aber mit Vorsicht zu interpretieren, weder Vitamintabletten noch karotinoidreiche Ernährung verbessern in signifikanter Weise den Nagelzustand. Bei normaler Ernährung bringen Nahrungsmittelergänzungsstoffe keine »schönen« Nägel, bei krankheits- oder altersbedingten Störungen sind diese Substanzen aber manchmal durchaus zu empfehlen.

Der wichtigste Inhaltsstoff solcher Produkte ist **Biotin** (Vitamin H), das verlangsamtes Nagelwachstum beschleunigen und den Zustand brüchiger Nägel bessern kann. Retinol (Vitamin A), schwefelhaltige Aminosäuren und Gelatine werden ebenfalls zur Verbesserung des Nagelwachstums angeboten. In Tab. 13.1 findet sich eine Zusammenstellung der empfohlenen Nahrungsmittelergänzungsstoffe bei Nagelstörungen und Haarausfall, einige im Handel angebotene Produkte sind in Tab. 13.2 aufgelistet. Letztlich sind es die gleichen Wirkstoffe und Produkte, wie sie auch bei Haarausfall empfohlen werden.

Tab. 13.1 Empfohlene Nahrungsmittelergänzungsstoffe bei Nagelstörungen und Haarausfall

Substanz	Tagesmenge
Eisen	10–15 mg
Zink	15–30 mg als Zink-Histidin
Jod	0,2 mg
Biotin (Vitamin H)	60–90 mg
Folsäure	0,6 mg
Eiweiß mit Schwefelhaltigen Aminosäuren	1–1,2 g
Axerophthol (Vitamin A)	2,4 mg (entspricht 6000 I.E.)

Tab. 13.2 Zur Verbesserung des Nagel- und Haarwachstums angebotene Produkte

Name	Inhaltsstoffe
Dr. Böhm »Haut-Haare-Nägel«	Kieselerde, Goldhirse, Biotin (Vitamin H), Pantothensäure, Zink, Kupfer, Eisen, Selen, Methylsulfonylmethan (MSM)
Curatin	Biotin (Vitamin H)
Gelacet	Gelatine, Biotin (Vitamin H)
Pantogar Pantovigar N	L-Cystin, Kalziumpantothenat Aminosäuren, verschiedene Vitamine der B-Gruppe
Priorin	Weizenkeimöl, Hirseextrakt, L-Cystin, Vitamine des B-Komplexes, Retinol, Askorbinsäure, Kieselsäure, zahlreiche Ionen, Eisen, Kalziumpantothenat
Silizium	Stabilisierte *o*-Siliziumsäure

Zur Behandlung brüchiger Nägel wurde die tägliche Einnahme von 10 mg Cholin-stabilisierter *o*-Siliziumsäure empfohlen. Diese Therapieform hat sich allerdings nicht durchgesetzt, da nur wenige kontrollierte Untersuchungen vorliegen.

Wiederholt sei, dass eine normale ausgewogene Ernährung ausreichend Ausgangssubstanzen für eine gute Nagelentwicklung enthält. Zusätzliche Gaben von Koenzymen oder schwefelhaltigen Proteinen oder Aminosäuren erübrigen sich. Die orale Einnahme der angeführten Produkte schadet zwar nicht, führt aber auch nicht zur Verbesserung der Nagelbildung.

Bei chronischen Darmerkrankungen, Durchfällen und Malabsorptionssyndromen können aufgetretene Nagelveränderungen unter Umständen durch Gaben diverser Vitamine gebessert werden.

In der Literatur finden sich einige, nicht allgemein bestätigte Berichte über Substanzen, die eine Beschleunigung des Nagelwachstums bringen sollen: Levodopa (Anti-Parkinsonmittel), Benoxaprofen (nichtsteroidales Antiphlogistikum, heute nicht mehr zugelassen), Kalzium, Kalziferol (Vitamin D), orale Kontrazeptiva und Cystein. Die Wirkweise der angeführten Substanzen ist im Einzelnen nicht geklärt.

Nach den Ergebnissen einiger Studien könnte Selenmangel Wachstumsstörungen der Haare und der Nägel verursachen. Allerdings gibt es in Europa bei normaler Ernährung keinen Selenmangel.

Der Empfehlung, Selen zur Besserung von Nagelwachstumsstörungen zu verordnen, sollte nicht kritiklos Folge geleistet werden.

Der Tagesbedarf an Selen liegt zwischen 50 und 200 µg, Tagesdosen > 400 µg dürfen auf Dauer nicht überschritten werden, damit es nicht zu Vergiftungserscheinungen mit Störungen der Nagelbildung kommt.

Chirurgische Eingriffe am Nagel und am Nagelbett

14.1 Indikationen und Durchführung – 130

14.2 Nagelstörungen – 130
14.2.1 Unguis incarnatus – 130
14.2.2 Weitere Nagelstörungen – 131

14.3 Nagelextraktion – 131

14.4 Tumoren des Nagelbetts – 133

14.5 Longitudinale Matrixexzision – 134

Glücklicherweise sind chirurgische Eingriffe am Nagel und am Nagelbett nur selten notwendig. Dementsprechend gibt es nur wenige Chirurgen, die speziell auf derartige Operationen eingestellt sind.

14.1 Indikationen und Durchführung

Aus diagnostischen Gründen sind chirurgische Eingriffe nur bei Verdacht auf das Vorliegen eines Melanoms oder eines Epithelioms indiziert. Biopsien sind manchmal zur Erkennung der Ursache unklarer Nagelveränderungen notwendig, da – wie bereits mehrfach erwähnt – verschiedenste Nagelveränderungen einer ganzen Reihe von Ursachen zugeordnet werden können. Das Ergebnis einer Biopsie verhilft zur Diagnose. Über vegetative Reflexe kann nach einer Nagelbiopsie eine Nageldystrophie auftreten. Dies ist jedoch so selten, dass hierin keine Kontraindikation für die Durchführung einer Nagelbiospie zu sehen ist. Gute kosmetische Resultate bringt die »**doppelte Stanzung**« (▶ Abschn. 11.3.1).

Indikationen für eine Nagelbiopsie

- Alle Läsionen mit Unregelmäßigkeiten im dermatoskopischen Bild
- Pigmentstreifen an **einem** Finger oder an **einer** Zehe bei einem Patienten im 4., 5. oder 6. Lebensjahrzehnt
- Plötzlich auftretende Pigmentierung an einem Nagel, besonders wenn dies den Daumen, den Zeigefinger oder die große Zehe betrifft
- Plötzlich dunkler oder größer werdende, verschwimmende Pigmentierung im Bereich der Nagelmatrix

Die meisten Operationen am Nagel erfolgen zur Ausschaltung von Schmerzen wie etwa bei Röhrennägeln (Rollnägel, Zangennägel, *pincer nails*) oder zur Sanierung eines Unguis incarnatus. Bei manchen Nagelveränderungen überlappen sich medizinische und erscheinungsmedizinische Indikationen für den chirurgischen Eingriff. Subunguale Eiteransammlungen (▶ Kap. 9) und subunguale Hämatome (▶ Kap. 10) müssen zur Linderung der Spannung und der Schmerzen punktiert werden, aber dies ist kaum als chirurgischer Eingriff zu bezeichnen.

Operationen am Nagel und am Nagelbett erfolgen in Oberst-Leitungsanästhesie (proximaler digitaler Block). Distal vom Fingergrundgelenk wird medial und lateral ein Anästhetikum infiltriert. Das Setzen der Anästhesie geht meist nicht ohne Schmerzen ab. Manche Chirurgen bevorzugen den transthekalen Block nach Chu, bei dem in der volaren Seite des Fingergrundgelenks 3 ml Anästhetikum in die Sehnenscheide injiziert werden. Damit unterbleibt eine mögliche Verletzung der digitalen Gefäßnervenbündel.

14.2 Nagelstörungen

14.2.1 Unguis incarnatus

Wenn ein eingewachsener Nagel, meist handelt es sich um den Nagel der großen Zehe, mittels konservativer Maßnahmen nicht zur Heilung gebracht werden kann, wird operativ vorgegangen. Ziel ist eine Verschmälerung des Nagels und der Nagelmatrix. Zunächst wird der seitlich eingewachsene Nagelstreifen exzidiert (Schema in ◘ Abb. 14.1), dann erfolgt eine Verödung des seitlichen Matrixhorns mit 90%igem Phenol. Die keilförmige Nagelwallexzision nach Emmert ist heute zugunsten einer spindelförmigen Exzision des eingewachsenen Nagels einschließlich des lateralen Matrixhorns mit nachfolgender Phenolverätzung verlassen, da Rezidive und bleibende Zehenveränderungen bei der alten Emmert-Exzision häufiger sind als bei der Phenolmethode (◘ Abb. 14.2).

Auf eingewachsene Nägel unter bestimmten medikamentösen Behandlungen wurde bereits in ▶ Kap. 12 hingewiesen.

Beim Neugeborenen können verschiedene Varianten des eingewachsenen Nagels auftreten. Als Ursachen sind eine Hypertrophie des distalen Nagelwalls, ein aus unbekannten Gründen erfolgendes distales Einwachsen des Nagels und eine angeborene Hyperkurvatur der Nagelplatte bekannt. Meist betrifft diese Störung die großen

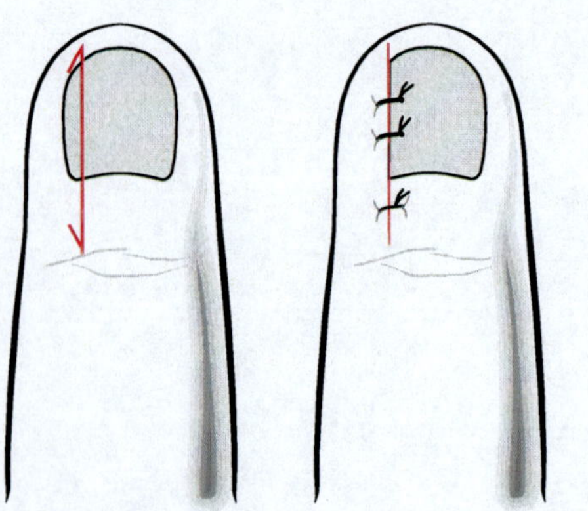

◘ **Abb. 14.1** Schema der Emmert-Plastik; Erläuterung s. Text. (Modifiziert nach Galderma/DermQuest.com; mit freundlicher Genehmigung)

14

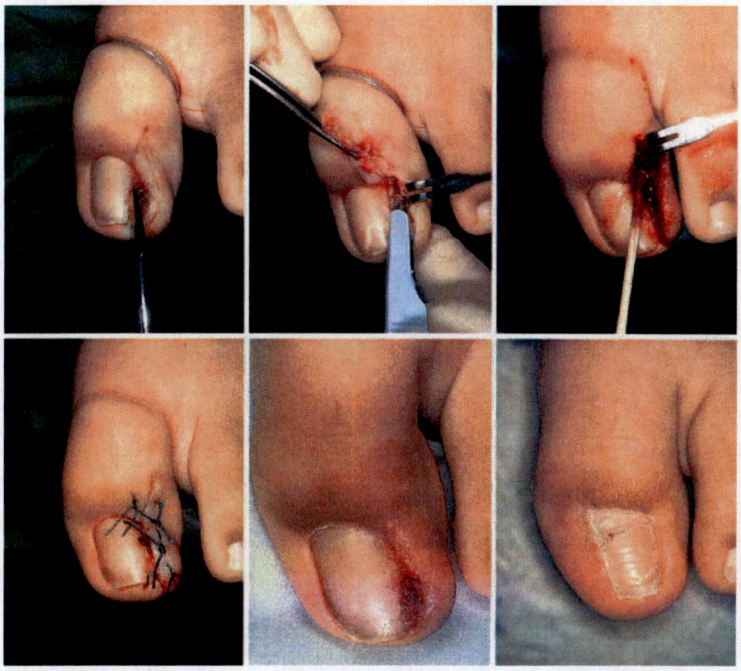

■ **Abb. 14.2** Modifizierte Emmert-Plastik zur Verschmälerung des Nagels bei Unguis incarnatus. (Aus Petres u. Rompel 2006)

Zehen. Die operative Sanierung des kongenitalen Unguis incarnatus sollte vor dem 2. Lebensjahr erfolgen. Die angeborene Großzehennageldystrophie wurde bereits in ► Abschn. 4.1.5 besprochen.

14.2.2 Weitere Nagelstörungen

Röhrennägel

Bei Röhrennägeln (► Abschn. 2.8.7) in geringer Ausprägung reicht eine Verschmälerung der Nägel mittels Phenolbehandlung der seitlichen Matrixanteile aus. In schweren Fällen ist eine Nagelbettplastik erforderlich.

Rackett-Nägel

Rackett-Nägel (Tennisschlagernägel) verursachen nur eine ästhetische Störung des Nagelbildes (► Abschn. 2.8.3). Eine operative Korrektur durch Exzision der lateralen Nagelanteile wird von den Betroffenen nur selten verlangt.

Spaltnägel

Posttraumatische Spaltnägel entstehen durch Vernarbungen der Matrix. Die Nagelplatte ist unterbrochen, eine spontane Heilung ist ausgeschlossen. Hier besteht die Möglichkeit einer Narbenexzision mit anschließender Naht der Matrix, auch mit einer Matrixtransplantation lässt sich die Spaltbildung beenden.

Trapeznägel

Übergroße, nur zum Teil vom Nagelwall bedeckte Nagel der großen Zehen ergeben das Bild des Trapeznagels. Junge Frauen leiden an diesem unästhetischen Bild und ersuchen um Korrektur. Die operative Sanierung erfolgt durch Phenolbehandlung der seitlichen Nagelanteile zusammen mit einer Nagelwallplastik.

14.3 Nagelextraktion

Die Vornahme einer chirurgischen Nagelextraktion ist nur bei einer kompletten Zerstörung des Nagels (Onychodystrophie) oder bei Tumoren indiziert, z. B. bei subungualen Exostosen (■ Abb. 14.3 und ■ Abb. 14.4).

> **Bei Verdacht auf ein Melanom darf mit der Nagelextraktion und der anschließenden Totalexzision des Tumors nicht gezögert werden (► Abschn. 11.3.1).**

> **Liegt eine Onychomykose vor, ist eine Nagelextraktion kontraindiziert, sie wird aber leider immer wieder verlangt und auch durchgeführt. Eine Extraktion verbessert niemals das Erscheinungsbild des Nagels, der nachwachsende Nagel weist eine hohe Empfindlichkeit auf und neigt in gesteigertem Maß zu Missbildungen und wieder zu Pilzinfektionen (► Abschn. 8.3.9).**

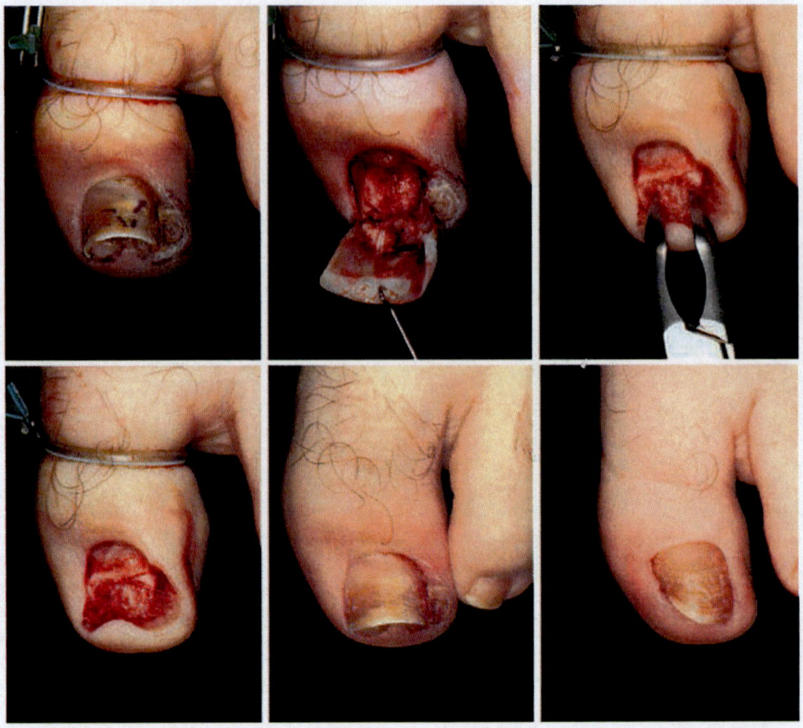

Abb. 14.3 Nagelextraktion und Entfernung einer Exostose. (Aus Petres u. Rompel 2006)

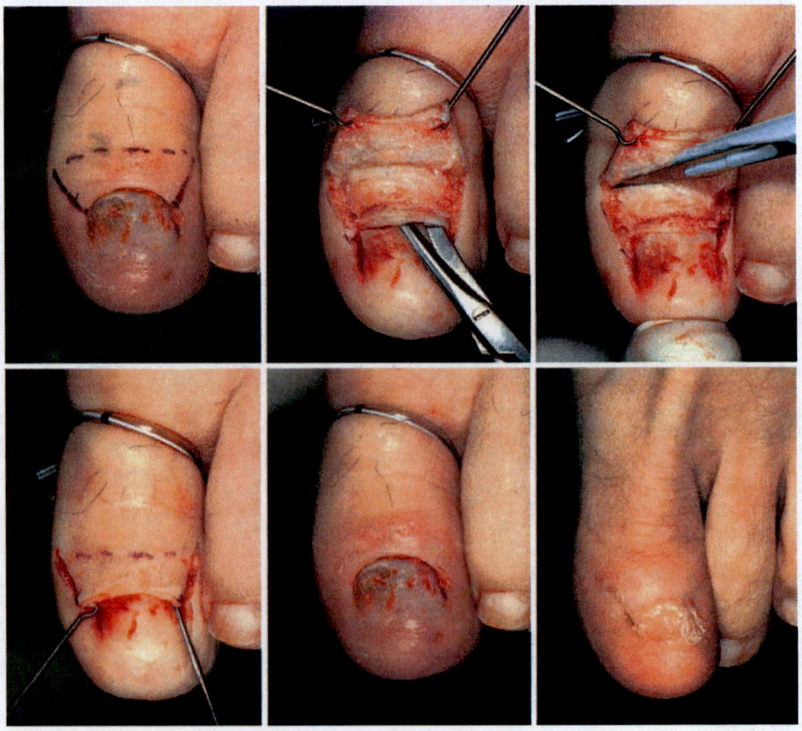

Abb. 14.4 Nagelextraktion bei Onychodystrophie. (Aus Petres u. Rompel 2006)

Onychodystrophien sind manchmal so störend und therapieresistent, dass keine andere Möglichkeit besteht als eine Totalexzision des Nagels. Heute wird bei der Nagelextraktion die Nagelplatte vom Nagelwall abgelöst und von Nagelmatrix und Nagelbett getrennt. Durch Schiebebewegungen lässt sich dann der Nagel entfernen. Die Einführung einer Sonde unter den Nagel, das Durchschneiden des Nagels in der Mitte entlang der Sonde und das türflügelartige Aufklappen der beiden Hälften wird heute nicht mehr ausgeführt. Nach Entfernung des zerstörten Nagels deckt der Chirurg das Nagelbett mit einem vorher präparierten Hautlappen (◘ Abb. 14.4).

14.4 Tumoren des Nagelbetts

Die meisten benignen Nageltumoren wie periunguale, epiunguale, intraunguale oder subunguale **Fibrokeratome** lassen sich ohne wesentliche Zerstörung des Nagels entfernen. Gleiches trifft für praktisch alle benigen Tumoren des Nagels und des Nagelbetts zu (▶ Abschn. 11.1). Die Tumoren werden von der Endphalanx exakt abpräpariert, die Exzisionswunde wird verschlossen, ein normaler Nagel heilt nach. Ist ein einfacher Verschluss nicht möglich, wie z. B. bei Vernarbungen des Nagelbetts, besteht die Möglichkeit einer Schleimhauttransplantation vom harten Gaumen. Dieses Gewebe heilt gut ein.

Die multiplen **Fibroakanthome** (Koenen-Tumoren) bei der tuberösen Hirnsklerose (▶ Abschn. 4.2.5) sollten möglichst bald entfernt werden, um eine bleibende Zerstörung des Nagels zu verhindern.

Subunguale **Exostosen** treten als Berufskrankheit bei Tänzerinnen auf. Am distal medialen Rand der Endphalanx bilden sich steinharte Knötchen, die den Nagel aufheben und Schmerzen verursachen. Nach Freilegung werden diese Tumoren vom Knochen abpräpariert, der Nagel wächst gesund nach.

Tumoren am Nagelwall werden mittels Totalexzision entfernt, der Defekt kann nach entsprechenden Entlastungsschnitten geschlossen werden und hinterlässt nur eine geringe Narbe. Größere Defekte erfordern ein Transplantat.

Myxoide Pseudozysten (mukoide Zysten) an der Dorsalseite der Zehen älterer Menschen werden geöffnet und verschwinden oft nach intrathekaler Injektion von Glukokortikoiden. Bleiben nach dieser Maßnahme die Tumoren bestehen, muss der gesamte Tumor exzidiert werden. Ist ein größerer Defekt nicht zu vermeiden, wird die Wunde mit einem Transpositionslappen verschlossen. In fast 80% der Fälle besteht bei den myxoiden Pseudozysten des Nagels eine Beziehung zum Gelenk. Deshalb wird in den Tumor Methylenblau injiziert. Bei der Exzision der Zyste wird alles blau gefärbte Gewebe operativ entfernt, etwaige Verbindungen zur Gelenkskapsel werden ligiert.

Subunguale myxoide Zysten wölben den Nagel vor und verursachen bei zentraler Lokalisation die Entstehung eines Zwicknagels. Die Lunula des betroffenen Nagels ist rot. Nur selten führen derartige Tumoren zu einer Onychodystrophie. Wie bei den myxoiden Pseudozysten besteht manchmal eine Verbindung zum distalen Interphalangealgelenk. Nach einer großzügigen Punktion, die das Ausfließen einer gelatineartigen Flüssigkeit ermöglicht, verschwindet die Zyste; ansonsten muss eine Exzision vorgenommen werden. Eine subunguale myxoide Zyste ist gegen einen Glomustumor zu differenzieren. Glomustumore verursachen im Gegensatz zu myxoiden Zysten starke Schmerzen.

Onycholemm-Zysten imponieren als subunguale Epidermoid-Geschwülste, die aufgrund ihrer Verkalkung einen zarten Röntgenschatten ergeben. Diese Tumoren zerstören mit der Zeit den gesamten Nagel, weshalb nach Nagelabtragung und bioptischer Sicherung der Diagnose eine Totalentfernung erfolgt.

Bei **pigmentierten Tumoren des Nagelbetts**, die eine longitudinale Melanonychie verursachen, wird eine lon-

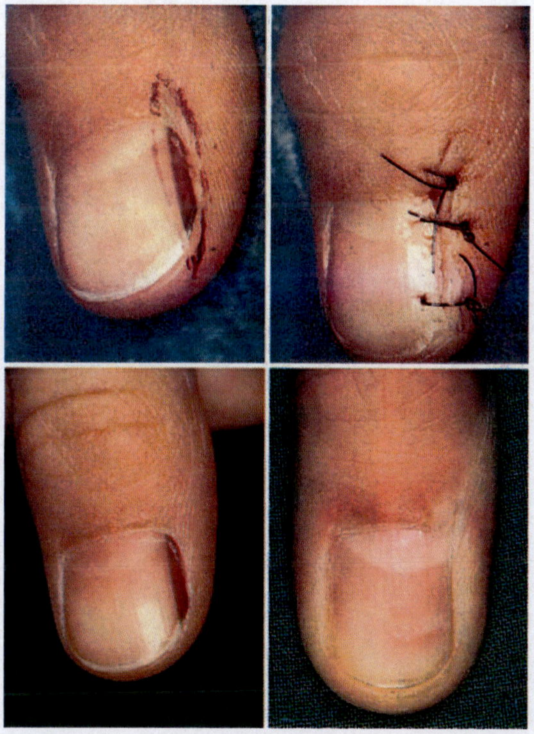

◘ **Abb. 14.5** Longitudinale Exzision eines Nävus. (Aus Petres u. Rompel 2006)

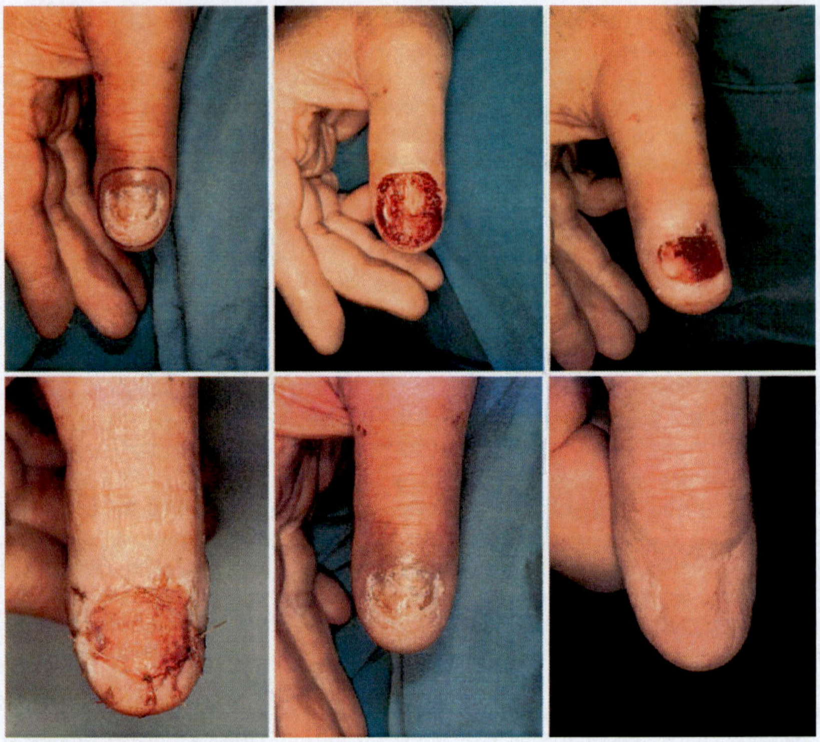

Abb. 14.6 Vollhauttransplantation nach Exzision eines Morbus Bowen. (Aus Petres u. Rompel 2006)

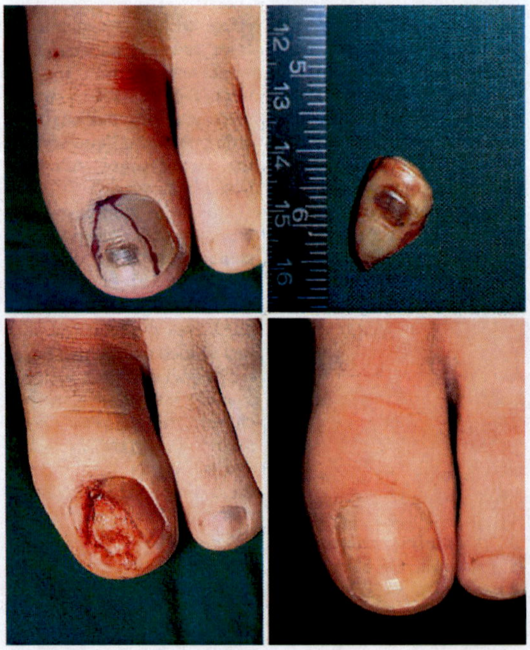

Abb. 14.7 Longitudinale Keilexzision der Nagelplatte bei Verdacht auf ein Melanom. (Aus Petres u. Rompel 2006)

gitudinale Exzision des seitlichen Nagelrandes und der seitlichen Nagelmatrix durchgeführt (Abb. 14.5). Durch die histologische Untersuchung kann dann ein benigner Tumor gegen ein Melanom differenziert werden. Wenn keine Veranlassung für ein weiteres Vorgehen besteht, wie z. B. bei einem Nävuszellnävus, heilt die Operationswunde per primam.

Beim **Plattenepithelkarzinom**, ebenso wie bei **Morbus Bowen**, muss eine Totalexzision erfolgen. Der Defekt wird mit Vollhaut verschlossen (Abb. 14.6).

In der Mitte der Nagelplatte sitzende dunkle Tumoren erwecken den Verdacht auf ein subunguales Melanom. Der Tumor muss in toto exzidiert werden (Abb. 14.7).

14.5 Longitudinale Matrixexzision

Die Klärung der Ursache eines pigmentierten Längsstreifens am Nagel erfordert oft eine Biopsie der Nagelmatrix. Um die Entstehung eines Spaltnagels zu verhindern (▶ Abschn. 14.2.2), muss der Defekt mit einem Matrixlappen verschlossen werden.

Krallen-, Klauen- und Hufveränderungen

15.1 Katzenkrallen – 136

15.2 Hundekrallen – 136

15.3 Vogelkrallen – 137

15.4 Klauenkrankheiten und Hufkrankheiten der Pferde – 137

Den Fingernägeln des Menschen entsprechen im Tierreich einerseits Krallen (Katze, Hund, Kaninchen, Meerschweinchen) und andererseits Hufe bei den Unpaarhufern (Pferd, Esel, Zebra) bzw. Klauen bei den Paarhufern (Kuh, Ziege, Schaf, Kamel, Hirsch, Schwein).

Krallen ähneln insofern den Nägeln des Menschen als es sich um nachwachsende Horngebilde handelt, die an der Spitze abgenutzt werden müssen.

Hufe stellen eine völlig andere Entwicklung dar. Unterschieden werden nach Form und Bedeutung der Hufe Unpaarhufer und Paarhufer. **Unpaarhufer** sind vierbeinige Säugetiere, bei denen die Mittelzehe am stärksten entwickelt ist, vom Huf umhüllt wird und Bodenkontakt aufnimmt. Zu den **Paarhufern** gehören Vierbeiner, bei denen die 3. und 4. Zehe sowie der Mittelfußknochen besonders stark entwickelt sind. Im Laufe der Entwicklungsgeschichte hat sich bei den Paarhufern die Mittelzehe aus den anderen Zehen herausgebildet. Rudimente der anderen Zehen lassen sich an den Griffelbeinen am Mittelfußknochen des Pferdes erkennen. Der Huf ist eine stark verhornte Haut, bei der die Subkutis fehlt. Dieses Horngebilde umschließt bei den Unpaarhufern das Zehenendglied und ist wichtig für die Fortbewegung. Bei den Paarhufern sind die Klauen nur von geringerer Bedeutung.

> **Krallen und Hufe bei Tieren unterscheiden sich ganz wesentlich von den Nägeln des Menschen, sowohl in ihrem Aufbau, in ihrer Bedeutung für den Vierbeiner und in ihren pathologischen Veränderungen. Aber auch bei Katzen, Hunden und Pferden ist für den Besitzer eine konsequente Pflege von Krallen und Hufen unerlässlich. Letztlich gilt, dass jede unnatürliche Form der Tierhaltung, wie sie durch den Menschen erfolgt, zu Störungen von Krallen, Klauen und Hufen führt.**

15

15.1 Katzenkrallen

Die Krallen der Katze bestehen außen aus einer harten Nagelsubstanz, dem Krallenhorn, das fortlaufend nachwächst. Im Inneren der Krallen findet sich das Mark mit Blutgefäßen und Nerven. In gewisser Weise ähneln also die Katzenkrallen mehr den Schneidezähnen eines Nagetiers als den Nägeln des Menschen. Die äußerste Schicht der Krallen wird ständig abgestoßen oder durch Kratzen an harten Gegenständen entfernt. Wenn die spontane Abstoßung der Krallenhülsen einmal unterbleibt, muss der Tierhalter mit einem Knipser nachhelfen. Nur so bleibt die Kralle scharf und erfüllt ihren Zweck zum Festhalten beim Klettern. Krallen sind auch Waffen, bei einem Angriff oder zur Verteidigung können sie blitzschnell ausgefahren werden. Auch dienen scharfe Krallen zum Festhalten der lebenden Beute. Spielerisch können Verletzungen des Tierhalters oder anderer Tiere im Haushalt erfolgen.

Freilandkatzen bedürfen keiner Krallenpflege durch den Tierhalter. Bei Stubenkatzen ist oft das Krallenschneiden mit einer speziellen Krallenzange nötig, das Wetzen am Kratzbaum reicht für eine adäquate Kürzung der Krallen nicht aus. Mit langen Krallen bleibt die Katze an Teppichen hängen und kann sich verletzen.

> **Besonderes Augenmerk ist auf die Daumenkrallen an den Innenseiten der Vorderpfoten zu richten. Diese besonders kräftige Kralle wächst in einem Bogen bis auf den Fußballen und kann dort einwachsen, wenn sie nicht vorher vom Tierhalter gekürzt wird.**

Um Verletzungen durch Katzenkrallen zu vermeiden, erlauben manche Staaten die Krallenamputation (*declawing*). Bei diesem verstümmelnden Eingriff werden allerdings nicht nur die Krallen, sondern auch Teile der Zehenknochen entfernt. Tierschutzorganisationen protestieren heftig gegen diese Maßnahme, die bei den betroffenen Katzen fast immer zu Verhaltensstörungen führt. Hier erhebt sich die humanitäre Frage, ob *declawing* bei Katzen nicht eine genauso verabscheuungswürdige, in die Natur des Tieres eingreifende Maßnahme bedeutet wie z. B. die Durchtrennung der Stimmbänder bei Hunden, deren Bellen stört. Von jedem Gesichtspunkt aus betrachtet wäre die Rückgabe der Katze an ein Tierheim bei Weitem vorzuziehen.

Heute wird zur Vermeidung von Kratzverletzungen in erster Linie eine **Ligamentation** durchgeführt, die Durchtrennung des Bandapparats, mit dessen Hilfe die Krallen ausgefahren oder zurückgezogen werden können. Eine ligamentierte Katze kann zwar nicht mehr kratzen, sie kann sich aber auch nicht mehr wehren, nicht mehr klettern oder ihr Spielzeug und ihre Beute festhalten. Auch dies stellt eine wesentliche Beeinträchtigung der Katzennatur dar.

Eine letzte Möglichkeit der Verhinderung von Verletzungen durch Katzenkrallen besteht in der Anbringung von Überzügen (*protectors*) aus Gummi oder Kunststoff, die über die Krallen geklebt werden und den Tierhalter oder andere Tiere im Haushalt vor Verletzungen schützen; diese **Krallencaps** werden aber meistens von dem Tier nicht toleriert und deshalb abgeleckt, abgeknabbert oder im Ganzen verschluckt, was zu toxisch oder mechanisch bedingten Magen-Darm-Störungen führen kann.

15.2 Hundekrallen

Für den Hund sind Krallen weit weniger wichtig als für die Katze. Sie verhindern nur das Rutschen beim Laufen. Bei den Krallen des Hundes liegen die gleichen anatomischen Gegebenheiten vor wie bei den Krallen der

Katze. Bewegt sich ein Hund ausschließlich auf weichem Grund, erfolgt kein ausreichendes Abnutzen seiner Krallen, der Hundehalter muss seinem vierbeinigen Freund regelmäßig die Nägel kürzen. Dazu sollte eine spezielle Krallenschere verwendet werden. Zu starkes Einkürzen verursacht Blutungen und Schmerzen.

An der Innenseite der Vorderbeine findet sich oberhalb der Pfoten die **Daumenkralle**, die in die Haut einwachsen kann und deshalb regelmäßig geschnitten werden sollte. An der Innenseite der Hinterbeine liegt bei manchen Hunderassen unterhalb der Ferse die sogenannte »Wolfskralle«, die häufig Beschwerden verursacht und deshalb schon beim Welpen vom Tierarzt entfernt wird.

Entzündete und verschmutzte Krallen führen zur Klauenkrankheit, die in erster Linie von Bakterien hervorgerufen wird. Die primäre Schädigung erfolgt meist durch Streusplit oder Streusalz. Prophylaktisch können Salben angewendet werden.

Unabdingbar ist immer die Reinigung der Pfoten nach winterlichen Spaziergängen im städtischen Bereich.

Als eher seltene Krallenkrankheit bei Hunden ist die immunologisch bedingte **symmetrische lupoide Onychodystrophie**, die Zerstörung und das Abfallen der Krallen anzuführen. Bei dieser Störung leiden die Hunde auch unter Schmerzen (**Onychalgie**). Über die Ursache dieser Erkrankung ist nicht viel bekannt, genetische Faktoren sind praktisch auszuschließen. Die Diagnose erfolgt durch eine Biopsie, im feingeweblichen Bild zeigt sich eine hydropische Degeneration der Basalzellschicht an der Krallenwurzel. In der Umgebung der Krallen kommt es zu einer bakteriellen Infektion. Zur Behandlung eignen sich am besten Tetrazykline kombiniert mit Niacinamid. Glukokortikoide und Zytostatika sind risikoreicher und weniger erfolgreich. Wichtig scheint für Hunde mit lupoider Onychodystrophie die lebenslängliche, gezielte Zufuhr von essenziellen Fettsäuren.

15.3 Vogelkrallen

Vogelkrallen wachsen regelmäßig nach und müssen bei Zimmervögeln wie z. B. bei Wellensittichen immer wieder gekürzt werden, da der natürliche Abrieb fehlt.

15.4 Klauenkrankheiten und Hufkrankheiten der Pferde

An erster Stelle der von Klauenkrankheiten befallenen Tierspezies sind die **Schafe** anzuführen. Ständiges Stehen oder Gehen auf nassen Weiden oder verschlammten Pferchen führt zu einer bakteriellen Entzündung der Klauenlederhaut. Den Tieren muss die Möglichkeit gegeben werden, feuchte Ablagerungen an ihren Klauen beim Weiden auf hartem, trockenem Grund abzuwetzen.

Auch Kühe, Ziegen, Pferde und Esel neigen zu bakteriellen Infektionen (»Moderhinke«) bei unsachgemäßer Tierhaltung. Klauenveränderungen beim Mufflon gehen oft auf einen Mangel an Spurenelementen zurück, Kupfermangel bei Elch und Rentier begünstigt Klaueninfektionen.

Pferdehaltung erfordert regelmäßige Hufpflege. Verzicht auf regelmäßiges Auskratzen der Hufe und auf tägliches Ausmisten, feuchte Einstreu und übersehene kleine Verletzungen führen zur **Strahlfäule**, der häufigsten Hufkrankheit. Diese bakterielle Infektion kann tief eindringen und sogar eine Sepsis verursachen. Anfangs genügen desinfizierende Umschläge am Huf, fortgeschrittene Fälle erfordern eine antibiotische Behandlung.

Verbleibende Fremdkörper am Huf, Verletzungen durch Nägel oder Steine, ungleiche Belastung der Hufe und schlechte Tierhaltung begünstigen die Entstehung von eitrigen Abszessen (Sohlenabszess, Kronrandabszess) oder sterilen Milchtaschen. Eine ungünstige Belastungssituation kann zur White-Line-Erkrankung führen, d. h. Einrissen mit Blutungen in den ausbrechenden Hufwänden.

Hufkrankheiten der Pferde sind ernst zu nehmen. Für diese Tiere haben die Hufe einen weit höheren Stellenwert als die Nägel für den Menschen. Gesunde Hufe garantieren ausreichende Beweglichkeit, Traben, Springen und Galoppieren.

16

Schlussbetrachtungen

Die Nägel des Menschen werden in der Medizin eher stiefmütterlich behandelt. Dabei kann ein gut informierter Arzt aus Nagelveränderungen wichtige Rückschlüsse auf den Gesundheitszustand seines Patienten ziehen. Durchblutungsstörungen, maligne Tumoren, Nervenkrankheiten, Dermatosen und Erkrankungen innerer Organe verursachen Störungen der Nagelmorphologie und dienen so als wichtige Hinweise für weitere notwendige Untersuchungen. Die überwiegende Mehrzahl aller Nagelveränderungen ist unspezifisch, d. h., es ist ohne weitere Untersuchungen keine Zuordnung zu einer Erkrankung oder Allgemeinstörung möglich. Aber die für Arzt und Patienten deutlich sichtbaren Symptome sollten zur Suche nach der Ursache veranlassen. Oft sind Nagelveränderungen erste Vorläufer für Allgemeinerkrankungen oder Dermatosen.

Die Tatsache, dass zahlreiche Nagelveränderungen angeboren sein können, entweder isoliert oder im Rahmen ektodermaler Missbildungen, erschwert die richtige Zuordnung und macht eine Prognose in Bezug auf eine Abheilung der Störung oft unmöglich. Aus der Sicht des Patienten werden die Schwierigkeiten des Arztes häufig verkannt und als Unfähigkeit bewertet; deshalb darf schon beim ersten Arztgespräch ein Hinweis auf die oft nur geringen Erfolgsaussichten der Behandlung nicht fehlen. Die Möglichkeiten einer Camouflage der störenden Nagelveränderungen durch Fräsen, Lackieren oder Anbringung von Nagelprothesen sollten besprochen werden.

Bei Dermatosen sind die Nägel als Anhangsgebilde der äußeren Haut oft beteiligt. Besteht als Grundkrankheit eine Psoriasis vulgaris oder ein Lichen ruber planus, darf mit dem Einsatz von Biologicals nicht gezögert werden, da sonst irreversible Nagelstörungen eintreten.

Für den Patienten selbst besitzen die Nägel im medizinischen Sinn nur geringe Bedeutung, außer es liegen so starke Veränderungen vor, dass die Greiffunktion der Hände behindert wird. In erster Linie wünscht sich der Patient schöne, gesunde, glatte Nägel, und er ist durchaus bereit, die diesbezüglichen Ratschläge seines Arztes oder Kosmetikers für die Nagelpflege zu befolgen. Bei ernsteren erscheinungsmedizinischen Störungen greift man nur zu gerne zur Camouflage, zu Nagellack und Nagelprothesen. Die meisten Betroffenen lassen sich im Nagelstudio beraten und halten weitere medizinische Untersuchungen für übertrieben. So ist die Tatsache zu erklären, dass nicht nur Onychomykosen viel zu spät diagnostiziert werden, sondern dass auch subunguale Melanome lange unerkannt bleiben – oder einfach mit Nagellack verdeckt werden.

Eine große Zahl von Medikamenten verursacht Nagelveränderungen. An erster Stelle sind hier die verschiedenen Zytostatika zu nennen. Über die bei der Verabreichung verschiedener, meist lebenswichtiger Medikamente auftretenden Nagelstörungen ist der Patient zu informieren. Bei den Rezeptorhemmstoffen des vegetativen Wachstumsfaktors (VEGF) sind die entstehenden Nagelveränderungen manchmal so schwer, dass die lebenswichtige Behandlung unterbrochen werden muss.

Viele Menschen denken nicht daran – oder wollen es nicht realisieren –, dass bakteriell oder myzetisch infizierte Nägel ein hohes Ansteckungspotenzial beinhalten. In Pflegeberufen sollte dies besonders ernst genommen werden.

Die Behebung von ästhetisch störenden Nagelveränderungen stellt nach wie vor in den meisten Fällen ein großes medizinisches und erscheinungsmedizinisches Problem dar. Die Behandlung der Grundkrankheit führt nicht immer – und wenn überhaupt, dann erst nach längerer Zeit – zu einem ästhetisch anmutenden Nagelbild. Spontane Heilungen von Nagelstörungen sind selten, besonders an den Zehen älterer Personen kann nicht damit gerechnet werden. Operative Eingriffe am Nagel sind schwierig und hinterlassen den Nagel mitunter in einem für den Patienten nicht unbedingt erfreulichen Zustand.

Für den Menschen ist ein gesunder Nagel zwar nicht unbedingt lebenswichtig, aber für viele tägliche Aktivitäten unerlässlich. Dies merkt der Patient erst, wenn er von einer Nagelstörung betroffen ist. Zu einem gesunden Menschen gehören gesunde, schöne Nägel.

Bei Störungen des Nagelzustands sollte nicht zu lange gezögert werden, ärztlichen Rat einzuholen. Wenn sich auch bei vielen Nagelveränderungen die restitutiven Maßnahmen für Patient und Arzt langwierig und leider oft auch frustrierend gestalten, sollten trotzdem alle Möglichkeiten möglichst früh ausgeschöpft werden. Auch hier gilt: Je früher eine Behandlung einsetzt, umso größer sind die Erfolgsaussichten.

Nagelveränderungen – Hinweise für Patienten, Ärzte und Fußpfleger

17.1 Hinweise für Patienten – 142

17.2 Spezielle Hinweise für Ärzte – 142

17.3 Hinweise für Medizinische Fußpfleger (Podologen) – 142

17.1 Hinweise für Patienten

Von Geburt an bestehende Nagelveränderungen sollten mit einem Arzt besprochen werden, da geklärt werden muss, ob isolierte Veränderungen vorliegen oder ob es sich um eine möglicherweise progrediente Systemstörung mit weiteren ektodermalen Symptomen handelt.

Sich langsam entwickelnde Nagelveränderungen müssen unbedingt einem Arzt vorgestellt werden. Zwar liegen in vielen Fällen nur Fehler bei der Maniküre oder nervöse Angewohnheiten vor, oft bestehen aber Infektionen mit Bakterien oder Pilzen; auch Geschwülste am Nagelbett sind nicht so selten. Gerade hier sollte nicht gezögert werden, ärztlichen Rat einzuholen. Nagelstörungen können auch Zeichen von Systemkrankheiten, Hautkrankheiten, nervösen oder vaskulären Störungen, Mangelzuständen, Erkrankungen des Immunsystems oder inneren Tumoren sein.

Ein gesunder Mensch besitzt gesunde Nägel. Nagelveränderungen sind in den meisten Fällen nicht nur erscheinungsmedizinische Störungen, also Bagatellsymptome im ärztlichen Sinn, sondern müssen medizinisch abgeklärt werden.

17.2 Spezielle Hinweise für Ärzte

Patienten vermeiden es häufig, wegen »solcher Kleinigkeiten« wie Nagelveränderungen den Arzt zu belästigen. Erst ab einem bestimmten Grad der erscheinungsmedizinischen Störung oder bei Auftreten von Schmerzen wird der Arzt konsultiert. Dem Arzt obliegt es nun, die Ursache der Nagelveränderungen zu diagnostizieren. ◘ Tab. 17.1 gibt hierzu eine grobe Übersicht.

Hierzu ist eine ausführliche Anamnese erforderlich, insbesondere ist nach Erbkrankheiten und Arzneimitteleinnahmen zu fragen. Die Nägel – alle Nägel – werden inspiziert, die Art der Nagelpflege wird erfragt. Da viele Hautkrankheiten zu Nagelveränderungen führen, muss auch das gesamte Integument untersucht werden. Bei Verdacht auf eine Onychomykose wird eine mikrobielle Untersuchung von Nagelmaterial vorgenommen. Nicht eindeutig zuordenbare, insbesondere pigmentierte Geschwülste sollten bioptisch abgeklärt werden. Letztlich sind bestehende Systemkrankheiten zu erfragen, im Zweifelsfall sollte eine Durchuntersuchung des Patienten eingeleitet werden.

Das therapeutische Repertoire der Medizin ist bei Nagelveränderungen weder besonders groß noch besonders erfolgreich. Wenn medizinisch relevante Ursachen für die vorliegenden Störungen ausgeschlossen werden können, ist die Behebung des optisch auffälligen Bildes angesagt. Eine Überdeckung der erscheinungsmedizinischen Störung ist vielfach durch Schleifung, Aufbringung von Nagellack oder Aufkleben eines künstlichen Nagels möglich – zur vollsten Zufriedenheit des Patienten. Die hier zur Verfügung stehenden Möglichkeiten sollten vom Arzt vorgestellt werden.

17.3 Hinweise für Medizinische Fußpfleger (Podologen)

Erkrankte Nägel, insbesondere die Zehennägel älterer Menschen, sind infiziert und infektiös. Nagelschleifungen, wie sie häufig zur Besserung des Zustandsbildes notwendig sind, sollten unter entsprechenden hygienischen Kautelen vorgenommen werden: Atemschutzmaske, Einmalhandschuhe und sterile Fräsköpfe. Die Haut des Patienten muss abgedeckt werden.

◘ Tab. 17.1 Nagelveränderungen und die ihnen häufig zugrundeliegenden Erkrankungen

Nagelbefall	Ursache
Alle Nägel	Erbkrankheiten, Immunopathien, Medikamente, Dermatosen, Mangelernährung, Magen-Darm-Störungen, Herz-Kreislauf-Erkrankungen, Nebennierenrinden- oder Schilddrüsenstörungen, Altersinvolution, Virusinfektionen, AIDS
Mehrere Fingernägel	Durchblutungsstörungen, Schlaganfall, Nervenläsionen, Manikürfehler, Onychomykosen
Ein Finger	Tumor, Trauma, bakterielle Infektion
Mehrere Zehen	Arterielle oder venöse Durchblutungsstörung, Nervenleiden, Onychomykose, Diabetes, Schuhdruck, Sportausübung mit falschem Schuhwerk
Eine Zehe	Tumor, Trauma

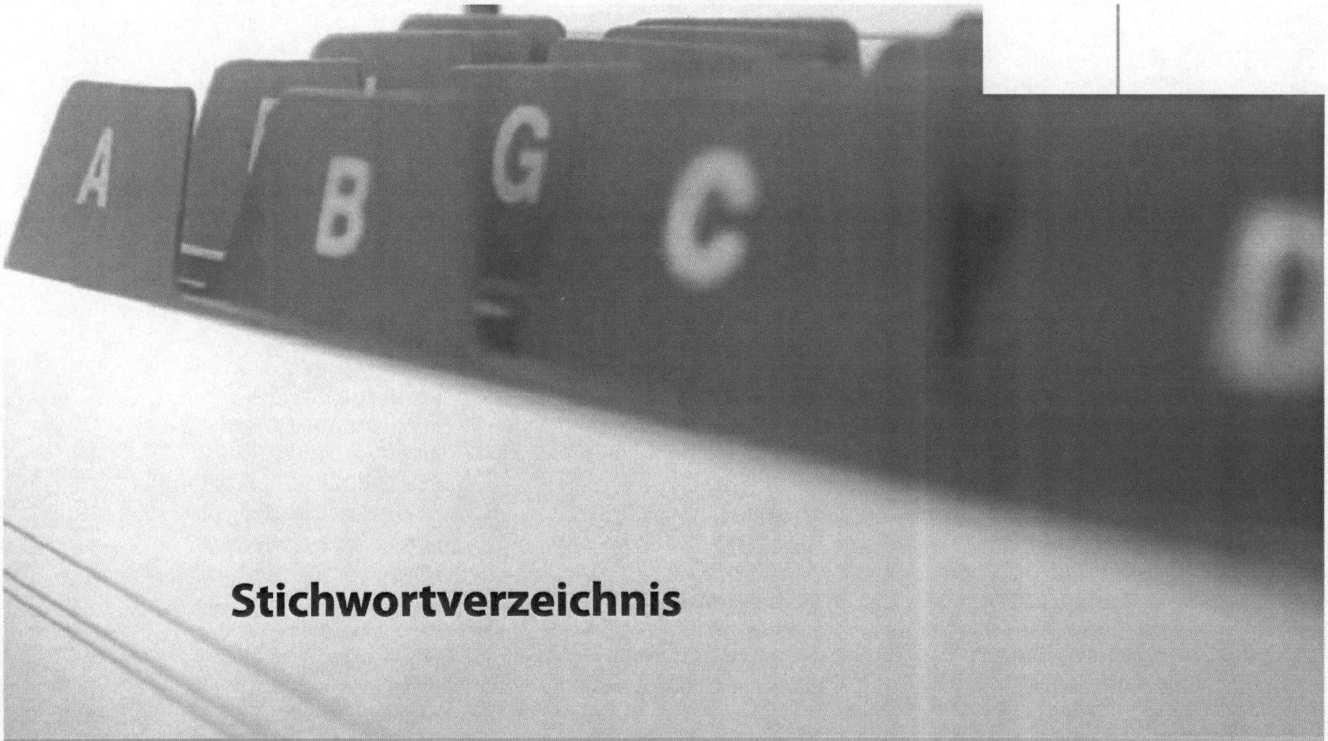

Stichwortverzeichnis

A

Abszess
- subungualer 94
Acetonitril 127
Acrodermatitis continua suppurativa Hallopeau 51
Acrokeratosis paraneoplastica 56
Adriamycin 117
AIDS 41
Akacid 79
Akrylatallergie 125 f
Akrylnägel 126
Allylamine 79, 82
Alopecia areata 54, 75
- Leukonychie bei 18
- Onychomadese bei 10
- *red nails* bei 22
- Tüpfelnägel bei 12
- Twenty-nail-Syndrom bei 27
Altersnägel 34
Amorolfin 83
- minimale Hemmkonzentration 84
Amorolfin 82 ff
Amyloidose 58
Anonychie 11, 27, 52
Antimyzetika 61, 73, 78 ff
Argyrose 22
Arzneimitteleruptionen 43
Arzneimittelexanthem, lichenoides 53
arzneimittelinduzierte Nagelveränderungen 115 ff
Aspergillus niger 23, 65
- Kultur 74
Avulsio unguis 10
Azathioprin 55
Azidothymidin 118
Azole 79, 82

B

bakterielle Infektionen der Nägel 91 ff
Barbiturate 116
Bazex-Syndrom 56
Beau-Reil-Querlinien 6, 18, 35
Bifonazol 85
Biologicals
- bei Lichen ruber planus 53
- bei Morbus Reiter 55
- bei Nagelpsoriasis 50
- bei Pytiriasis 51
- bei Scabies 58
Biotin 128
Bleomycin 117
Blutung
- subunguale 96 ff, 116
Brachyonychie 14
Brittle-nail-Syndrom 5, 9
Bulla rodens 93
bullöse Epidermolysen 55

C

Candida albicans 65, 71
- Kultur 74
Capicetabin 117
Chemoimmuntherapie bei Melanom 112
Chemotherapie 6, 9, 18 f
- Nagelveränderungen bei 116
Chevron nails 15
chirurgische Eingriffe 130 ff
- Indikationen und Durchführung 130
Chloronychie 23, 92
Ciclopiroxolamin 82 ff
- minimale Hemmkonzentration 84
Cimetidin 109
Clarke-Skala 112
Cyclophosphamid 117

D

Daunorubicin 118
Dermatology Life Quality Index 50
Dermatomyositis 56
Dermatophyten 61, 65
- im Nagelgewebe 73
Diabetes mellitus 38
- und Onychomykosen 76 f
diabetisches Fußsyndrom 77
Durchblutungsstörungen 35
- und Onychomykosen 66
Dyskeratosis congenita 56
Dyskeratosis follicularis Darier 31, 56
Dysplasien, ektodermale 29
Dystrophia mediana unguis canaliformis 98

E

Econazol 78
Eisenmangel 40
ektopische Nägel 98
Ekzem 53
Ekzemnägel 53
Emmert-Plastik 130
Emmert-Plastik, modifizierte 131
endobukkale Lentiginose 21
Endonyx-Onychomykose 71
Epidermolysis bullosa dystrophica 55
Epidermophyton floccosum
- Reinkultur 73
Ergosterol und Antimyzetika 82
Ernährungsdefizite 39
Erysipel 77
Erythronychie 22
Exostosen 107
- Nagelextraktion bei 132

F

Fibrome 106
Fingerhutnägel 11
Fluconazol 85 ff
- minimale Hemmkonzentration 86
Fräsen 80
Frostschaden 35
Fusariosis 78
Fußmykosen
- Formen 63
- Häufigkeit 62

G

Glomustumoren 107
Glukokortikoide 50
- bei Immundermatosen 57
- bei Lichen ruber planus 52
- bei Pemphigus 55
- bei Pytiriasis 51
- bei Scabies 58
Graft-versus-host-disease 57
Granuloma pyogenicum 94, 96, 108
Griseofulvin 86
- minimale Hemmkonzentration 86
Großzehennageldystrophie 16, 27

H

Hakennägel 14
Halb-und-Halb-Nägel 22, 34, 38
Hämangiom 107
Hämatom, subunguales 21
Hammerzehe 97
Harnstoff 80, 124
Hautkrankheiten
– Nagelveränderungen bei 45 ff
Hefen 61, 65
Hermaphroditismus 31
Herpes zoster 40
Hexachlorophen 78
Hohlnägel 26
Hufe 136
Hufkrankheiten 137
humane Papillomviren 108, 113
Hundekrallen 136
– Daumenkralle 137
Huriez-Syndrom 30
Hutchinson-Zeichen 20, 109
Hydantoine 116
Hydroxyurea 117
Hypovitaminosen 39

I

Ichthyose 29
Iloprost 58
Imiquimod 94, 109
Immundermatosen 56
Immunmodulatoren
– bei Nagelpsoriasis 50
Incontinentia pigmenti 31
Interfilamentmatrix 4
Itraconazol 49, 85 ff
– minimale Hemmkonzentration 86

K

Kantennägel 14
Katzenkrallen 136
– Daumenkralle 136
– Krallencaps 136
– Ligamentation 136
Keratin 2, 4
KID-Syndrom 31
Klauen 136
Klauenkrankheiten 137
Klebsiella pneumoniae 49
Koenen-Tumoren 30, 107
Koilonychie 14, 26, 39
– Ursachen 14
Krallen 136
Krallennägel 16
Krümelnägel 49
Kunstnägel 126 ff
– Entfernung 127
Kurznägel 14

L

Langnägel 15
Laufnägel 96
Laugier-Hunziker-Syndrom 21
Lebensqualität
– und Mykosen 76
Leberzirrhose 39
Lentigo der Nagelmatrix 106
Leukonychia psoriatica 47 f
Leukonychia trichophytica 67
Leukonychia vulgaris 18
Leukonychie 18, 26, 38
– als Folge eines Maniküschadens 123
– myzetische 68
Leukopathie 18
Lichen ruber planus 51, 75
– Behandlung 52
– Onychomadese bei 10
– Twenty-nail-Syndrom bei 27
– und Nagelwachstum 5
Lichen striatus 53
Lidekzem bei Nagellackallergie 126
Löffelnägel 26
longitudinale Matrixexzision 134
Lunula 3
Lupus erythematodes 56
Lymphome, kutane 113

M

Magen-Darm-Erkrankungen 39
Mangelkrankheiten 39
Manikürschaden 123
Masern 41
Maul- und Klauenseuche 41
Mees-Streifen 18
Melanom 19, 109 ff, 131
– amelanotisches 110
– Behandlung 112
– dermatoskopisches Bild 111
– Diagnose 111
– Früherkennung 111
– subunguales 109 ff
Melanonychie 19
– Ursachen 20
Melanose 19
Methotrexat 55, 117
Microbacterium verde 92 ff
Mikroonychie 27
Mohs-Mikrochirurgie 113
Mokassinmykose 63
Morbus Addison 42
Morbus Bowen 113
– Vollhauttransplantation nach Exzision 134
Morbus Darier 56
Morbus Reiter 55
Morpholine 79, 82
MRSA 93
Muehrcke-Bänder 19, 35
mukoide Fingerdorsalzysten 107
Mycophenolat 117
Mykosen 61 ff
– bei Diabetes mellitus 76
– Diagnoseschema 90
– Häufigkeit 61 f
– Nativbefund 72
myxoide Pseudozysten 107
– Exzision 133
Myzeten
– Eintrittspforten und Infektionswege 67
– Erkrankungen durch 60 ff

N

Naevus pigmentosus 106
– Differenzierung gegen Melanom 111
– subungualer 19, 106
Nagel
– Entwicklung 2
– Farbe 4, 17 ff
– mikrobiell bedingte Verfärbung 22
– morphologische Veränderungen 7 ff

– Substanznachweis im 6
Nägelbeißen 102
Nagelbett 2
– Tumoren 105 ff
Nagelbettpsoriasis 47
Nagelbiopsie
– Indikationen 130
Nagelextraktion 131
Nagelfalz 2
Nagelfalzpsoriasis 49
Nagelhärter 123
Nagelhaut
– Entfernung 122
Nagelhautentferner 124
Nagelkeratin s. Keratin
Nagellack 124 ff
– allergene Komponenten 125
– Allergien 125
– gegen Hyperkeratosen der Nagelplatte 124
Nagellackentferner 102, 122, 124, 126
Nagelmatrix 3
Nagelmatrixpsoriasis 47
Nagel-Patella-Syndrom 30
Nagelpflege 121 ff
– Basisbehandlung 122
– mechanische Schäden durch falsche 99
Nagelpflegeprodukte 123 ff
Nagelplatte 2
– Keilexzision 134
Nagelprothese 127
Nagelpsoriasis 47 ff
– Behandlung 50
– Erstsymptome 47
– Formen 47 ff
Nagelrandschienung 97
Nagelschiefstand 28
Nagelstörungen
– trophische 33
Nagelveränderungen
– Artefakte 102
– bei Allgemeinerkrankungen 38 ff
– bei Hautkrankheiten 45 ff
– chemisch bedingte 102
– Hinweise für Patienten, Ärzte und Fußpfleger 141 ff
– mechanisch bedingte 96 ff
– strahlungsbedingte 99 ff
– temperaturbedingte 99
Nagelverlust 10
Nagelwachstum 4
– Anregung 127
– Störungen 5
Nagelwall 2
Nahrungsmittelergänzungsstoffe 128
Nail Assessment in Psoriasis and Psoriatic Arthritis 50
Nail Psoriasis Quality of Life Score 50
Nail Psoriasis Severity Index 50
Nävus
– Exzision 133
Netherton-Syndrom 11, 30
Nied- oder Neidnägel 12
Nierenkrankheiten 38
Nukleosidanaloga 118

O

Ölflecke 48
Onychia punctata 11
Onychoatrophie 11
Onychoauxis 16
Onychochomalazie 9
Onychodysplasie 27
Onychodystrophia psoriatica 47
Onychodystrophie 10
– bei Akrylatallergie 125
– bei Lichen ruber planus 11, 52
– bei Morbus Reiter 55
– durch eine Warze 108
– myzetisch bedingte 72
– Nagelextraktion bei 132
Onychogrypose 16, 28, 97 f
– Behandlung 16
Onychoheterotopie 27
Onychologie
– Definition 2
Onycholyse 9, 48, 92
– bakteriell superinfizierte 92
– bei Arzneimitteleruption 116
– bei Psoriasis vulgaris 47 f
– bei schweren Erkrankungen 42
– distale 9
– durch Strahlung 99
– phototoxische 4, 99 ff
– proximale 9
– traumatische 97
– unter Zytostatikabehandlung 117
Onychomadese 10, 29
– bei Alopecia areata 54
– bei schweren Erkrankungen 42
Onychomalazie
– chemisch bedingte 102
Onychomykosebehandlung 78 ff
– Empfehlungen 80
– ergänzende Maßnahmen 80
– Indikationen für lokale 85
– lokale 81 ff
– systemische 86 ff
Onychomykosen 61 ff
– begünstigende Faktoren 66
– Diagnose 72, 74
– Differenzialdiagnose 74
– distale 68 ff
– Gefahren durch 77
– Häufigkeit 64
– Pathogenese 65
– subunguale 71
– totale dystrophische 72
– und Lebensqualität 76
– Ursachen für Rezidive 79
– Vorgehen bei Verdacht auf 89
Onychopapillom 107
Onychophagie 102
Onychorrhexis 4, 8
– chemisch bedingte 102
– durch Strahlung 99
– im Alter 34
– Ursachen 9
Onychoschisis 2, 4, 8
– bei Twenty-nail-Syndrom 27
– chemisch bedingte 102
– im Alter 34
– Ursachen 8
Onychotillomanie 74, 102
Osteoarthropathie 13
Osteochondrome 107
Oxaborole 86

P

Pachyonychia congenita 29
Panaritium subunguale 94
Papageienschnabelnägel 35
Parakeratose, subunguale
– bei Psoriasis vulgaris 48
Paronychia psoriatica 47, 49
Paronychie 93
– akute und chronische 93
– bakterielle 77
– bei Akrylatallergie 125
– Erreger 93

– myzetische 70
Pemphigoid 55
Pemphigus Hailey-Hailey 56
Pemphigus vulgaris 55
Peutz-Jeghers-Syndrom 21
photoallergische Reaktionen 101
– Pathogenese 101
photodynamische Reaktionen
– verursachende Medikamente 119
Photoonycholyse 101
phototoxische Reaktionen 99
– Pathogenese 101
– verursachende Medikamente 101
Pigmentfleckenpolypose 21
Pilzinfektionen der Nägel 59 ff
Pilzkultur 73
Pincer-nail-Syndrom 15, 50
Pityriasis rubra pilaris 51 f
Platonychie 14
Plattenepithelkarzinome 113
Plummer-Vinson-Syndrom 40
Polyarthritis rheumatica 42
Proteus mirabilis 92 ff
– Nachweis in Kultur 93
Pseudo-Hutchinson-Zeichen 20 f, 109
– Vorkommen 110
Pseudoleukonychie 18
Pseudomonas aeruginosa 23, 49, 92 ff
– Nachweis in Kultur 93
Psoriasis Area and Severity Index 50
Psoriasis pustulosa 50
Psoriasis vulgaris 4, 11, 46 ff, 75
– Onycholyse bei 10
– Tüpfelnägel bei 12
– Twenty-nail-Syndrom bei 27
– und Nagelwachstum 5
Pterygium inversum unguis 28, 52, 57
– bei Sklerodermie 57
PUVA-Behandlung 101
– bei Psoriasis 50
PUVA-Nägel 51, 101
Pyrazolonderivate 116
Pyridone 82

R

Raunägel 12
Raynaud-Syndrom 42
– Ursachen 42
red nails 22, 116
– bei Alopecia areata 54
– bei Lupus erythematodes 57
Retinoide 56, 118
Retinol 128
Retroonychie 97
Röhrennägel 15
– chirurgische Korrektur 131

S

Sarkoidose 43
Sauerstoffmangel 39
Scabies 58
Schimmelpilze 61, 65
Sertaconazol 86
Sezary-Syndrom 58
Silbersalze 118
Sklerodermie 57
Skleronychie 21
Spaltnägel 9
– chirurgische Korrektur 131
– posttraumatische 97
Splitterblutungen 57, 99
Sportarten
– und Onychomykoserisiko 67
– und Risiko für traumatische Veränderungen an den Zehen 97
Stanzung, doppelte 112, 130
staphylococcal scalded skin syndrome 55
Strahlfäule 137
streak 60 ff
Striae longitudinales
– bei Lichen ruber planus 52
Substanznachweis im Nagelgewebe 6
subunguale Blutungen 96 ff, 116
– Formen 98
subunguales malignes Melanom 110 ff
Sulfonamide 116
symmetrische lupoide Onychodystrophie beim Hund 137
Syndrom der eingewachsenen Großzehennägel 97
Syndrom der verbrannten (verbrühten) Haut 55

T

Taxane 117
Tennisschlägernägel 14, 26
– chirurgische Korrektur 131
Terbinafin 85 f, 88
– minimale Hemmkonzentration 84, 86
Terry-Nägel 22, 34, 38
Tinea interdigitalis 63
Tinea pedis 63
Tinea squamosa 63
toxische epidermale Nekrolyse 116
Trachyonychie 12, 35, 47
– bei Alopecia areata 54
– bei Lichen ruber planus 52
– bei Psoriasis vulgaris 47
– Ursachen 12
Trapeznägel 14
– chirurgische Korrektur 131
Trichophyton mentagrophytes 65, 67
Trichophyton rubrum 23, 65, 68
Trichothiodystrophien 30
Trommelschlegelfinger 13, 35
Trompetennägel 15
tuberöse Hirnsklerose 30
Tumoren des Nagelbetts 105 ff
– benigne 106 ff
– chirurgische Entfernung 133
– maligne 109 ff
– virusbedingte 108
Tüpfelnägel 11
– bei Psoriasis vulgaris 47
Turmnägel 15
Twenty-nail-Syndrom 10, 27, 46
two-feet-one-hand syndrome 64

U

Uhrglasnägel 12, 35
Ultraviolettstrahlung 99
Unguis incarnatus 27, 94, 96
– am Finger 97
– an der Großzehe 97
– chirurgische Korrektur 130
Unguis in turriculo 15

V

VEGF-Rezeptor-Inhibitoren 118
Verrucae vulgares 102, 108
– Behandlung 109

Vincristin 117
Vogelkrallen 137

W

Warzen s. Verrucae vulgares
Waschrumpelnagel 123
Worn-down-nail-Syndrom 103

Y

Yellow-nail-Syndrom 21
– im Alter 34

Z

Zehennagel, eingewachsener s. Unguis incarnatus
Zick-Zack-Nägel 15
Zinkmangel 40
Zinser-Cole-Engman-Syndrom 56
Zwicknägel 15
Zyanoakrylatkleber 126
Zytokine 51
Zytostatika 19, 35, 38
– bei Immundermatosen 57
– bei Nagelpsoriasis 50
– bei Scabies 58
– Nagelveränderungen bei 116